中华传统医学养生丛书

奇效中华验方

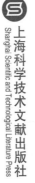

上海科学技术文献出版社
Shanghai Scientific and Technological Literature Press

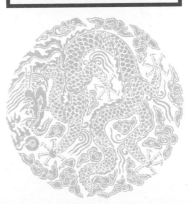

>>前　言

早在两千多年前，中华医学就已发展到了很高的水平，放眼当时寰宇，可谓一枝独秀，无可望其项背者。我国作为中医学的发祥地，自然有着悠久的历史，从古至今，一直流传着许多中医药方，这是传统中医文化智慧的结晶。

本书大量搜集了各类中医药方，在系统考察其出处、效用的基础上，取其精华，去其糟粕，精选出了一些高效、实用的良方、验方，并且根据药方主治功效加以分类整理，以便读者参阅。

全书大致分为内科、外科、骨科、妇科、儿科、五官科，详尽地介绍了各个药方的组成、用法、功效、来源，并附有真实病例供读者参考。

本书是集科学性、针对性、实用性于一体的普及读物，既可任药界同仁典藏入橱，亦可供普通百姓对症下药、活学活用。在此也希望读者能多提宝贵意见，使我们更加合理、全面地改进此书，使之受益于民。

编者
2016 年 8 月

目 录
contents

内 科

一贴灵治感冒 ·· 1

偏头痛方治头痛 ·· 1

活血止痛汤治头痛 ·· 2

治风热感冒方 ·· 2

治偏头痛验方 ·· 3

治风热头痛方 ·· 3

治头昏脑胀方 ·· 3

治伤风方 ··· 3

感冒发汗方 ·· 3

白果治头痛单方 ··· 4

葱治流感方 ·· 4

复方葛芷羹汤治感冒 ····································· 4

加味石膏三黄汤治感冒 ································· 5

青银汤治流行感冒 ·· 6

清空膏治疗顽固性头痛 ································· 7

头痛饮治疗多种头痛 ····································· 8

甘草防风汤治疗血管性头痛 ························· 8

复方清营汤治流行性脑膜炎 ························· 9

疫疬解毒清心汤治流行性脑膜炎 ·················· 9

清营复醒汤治病毒性脑炎 ····························· 10

云贯清温汤治流行性乙型脑炎 …………………………… 11

加味三仁葱豉汤治流行性乙型脑炎 ……………………… 12

乙脑汤治流行性乙型脑炎 ………………………………… 12

蒺蓼鳝血治面神经麻痹 …………………………………… 13

龙蝎饼治三叉神经痛 ……………………………………… 13

乌头地龙酒剂治坐骨神经痛 ……………………………… 14

三乌一草酒治坐骨神经痛 ………………………………… 14

丹参钩藤汤治坐骨神经痛 ………………………………… 15

乌蛇灵仙酒治坐骨神经痛 ………………………………… 15

治慢性支气管炎、肺气肿、肺结核病验方 ……………… 16

治支气管炎方 ……………………………………………… 16

穴位贴敷防治慢性气管炎方 ……………………………… 16

小青龙加石膏汤治急性支气管炎 ………………………… 17

肺脾益气汤治慢性支气管炎并发肺气肿 ………………… 17

哮喘贴脐方治哮喘 ………………………………………… 18

失哮散治哮喘 ……………………………………………… 19

重剂小青龙汤治疗支气管哮喘 …………………………… 19

蒲氏哮喘便方治哮喘 ……………………………………… 20

都气丸加味治老年哮喘 …………………………………… 20

鲜蚌银菊汤治支气管肺炎 ………………………………… 21

三子养亲汤加味治肺气肿 ………………………………… 22

加减桂枝龙牡汤治肺气肿 ………………………………… 23

清热排脓汤治肺脓疡 ……………………………………… 23

瓜蒂桃仁红花汤治肺积血（胸部外伤后） ……………… 24

双青煎剂治肺炎 …………………………………………… 25

大蓟根煎剂治肺结核 ……………………………………… 25

椒目瓜蒌汤治渗出性胸膜炎 ……………………………… 26

三参菊花饮治胸痹 ………………………………………… 26

益心汤治疗胸痹 …………………………………………… 27

治肝炎良方 ………………………………………………… 27

治黄疸型肝炎验方 ……………………………………… 31

治门静脉肝硬化方 ……………………………………… 31

螃蟹治湿热黄疸方 ……………………………………… 32

治疗胆石症的良方 ……………………………………… 32

华佗治肝痈神方加味治肝脓疡 ………………………… 32

三草煎剂治疗急性病毒性肝炎 ………………………… 33

益肾清解汤治慢性乙型肝炎 …………………………… 33

灭燠汤治乙型肝炎 ……………………………………… 35

芪茜汤治肝硬化 ………………………………………… 35

软坚化瘀散治肝硬化 …………………………………… 35

降脂复肝汤治脂肪肝 …………………………………… 36

化脾散治肝脾肿大 ……………………………………… 37

加味良附丸治急性胃炎方 ……………………………… 37

温胃止痛汤治慢性胃炎方 ……………………………… 38

荣胃散治萎缩性胃炎方 ………………………………… 38

补中益气汤治胃黏膜脱垂方 …………………………… 39

加味平胃散治胃溃疡方 ………………………………… 40

治胃寒腹胀痛方 ………………………………………… 40

开胃消积方 ……………………………………………… 40

温胃止痛、热性胃痛方 ………………………………… 41

治胃及十二指肠溃疡方 ………………………………… 42

鸡内金治胃下垂、胃扩张、胃功能症方 ……………… 42

胃痛家庭急救方 ………………………………………… 43

治消化不良性腹泻方 …………………………………… 43

大承气汤加味治肠梗阻 ………………………………… 44

加味大承气汤治老年性肠梗阻 ………………………… 45

止血合剂治上消化道出血 ……………………………… 46

三七郁金汤治疗胃出血 ………………………………… 46

粟壳金银花冲剂治疗慢性肠炎 ………………………… 47

治泻验方 ………………………………………………… 47

治疗老年习惯性便秘方 ……………………………… 48

治腹泻验方 …………………………………………… 48

治菌痢 10 方 ………………………………………… 48

治疗湿热痢验方 ……………………………………… 49

针矾丸治钩虫病（贫血） …………………………… 49

瓜仁驱绦汤治绦虫病 ………………………………… 50

五物驱绦汤治绦虫病 ………………………………… 51

苦参煎剂治滴虫性肠炎 ……………………………… 51

便秘验方 ……………………………………………… 52

治尿床症验方 ………………………………………… 52

治疗遗尿良方 ………………………………………… 52

治疗遗尿方 …………………………………………… 53

巩堤汤加减治尿失禁 ………………………………… 53

加味补中益气汤治尿失禁 …………………………… 54

加味益肾补气汤治尿失禁 …………………………… 54

加味赤小豆当归汤治血尿 …………………………… 55

飞廉莲子汤治乳糜尿 ………………………………… 56

乳糜血尿汤治乳糜血尿 ……………………………… 56

泌感合剂治急性泌尿系感染 ………………………… 57

苓皮导滞汤治肾炎 …………………………………… 58

加味导赤汤治急性肾炎 ……………………………… 59

葱治小便不通方 ……………………………………… 59

治肾虚腰痛方 ………………………………………… 60

芹菜治糖尿病方 ……………………………………… 60

洋葱治糖尿病方 ……………………………………… 60

玉米须治糖尿病方 …………………………………… 60

治糖尿病验方 ………………………………………… 60

枸杞粥治糖尿病方 …………………………………… 61

山药粥治糖尿病方 …………………………………… 61

马齿苋汤治糖尿病 …………………………………… 61

奇效中华验方

降糖饮 …………………………………………………………… 62

愈消汤治糖尿病 …………………………………………………… 62

利尿糊剂治尿潴留 ………………………………………………… 63

治高血压便方 ……………………………………………………… 64

高血压食疗 10 方 ………………………………………………… 64

敷脐降压散治高血压病 …………………………………………… 65

熄风降压汤加减治高血压病 ……………………………………… 66

加味益阴潜阳汤治高血压病 ……………………………………… 67

镇肝熄风汤加减治高血压病 ……………………………………… 67

七子汤治高血压病 ………………………………………………… 68

腐殖酸钠益寿丸治高血压性心脏病 ……………………………… 69

加味扶正升压汤治低血压 ………………………………………… 69

白萝卜降血压方 …………………………………………………… 70

大枣降血压方 ……………………………………………………… 70

芝麻降血压方 ……………………………………………………… 70

治疗低血压方 ……………………………………………………… 70

益气健心汤治病毒性心肌炎 ……………………………………… 71

补肾生血汤治缺铁性贫血 ………………………………………… 71

参芪二仙汤治再生障碍性贫血 …………………………………… 71

固本汤治甲状腺肿 ………………………………………………… 72

育阴汤加减治甲状腺功能亢进 …………………………………… 73

当归六黄汤合消瘰丸加减治甲状腺功能亢进 …………………… 73

加味生脉散方治甲状腺功能亢进 ………………………………… 74

海藻玉壶汤加减治甲状腺功能亢进 ……………………………… 75

平复饮（加味）治甲状腺功能亢进 ……………………………… 75

生脉散合甘麦大枣汤加味治甲状腺功能亢进 …………………… 76

三海汤治甲状腺炎 ………………………………………………… 77

冠心逐瘀汤治冠心病 ……………………………………………… 78

虻虫加味汤治冠心病心绞痛 ……………………………………… 79

失笑散加味治冠心病心绞痛 ……………………………………… 80

复方丹参饮治冠心病心绞痛 …………………… 80

风心方治风湿性心肌炎 …………………………… 81

玉竹寄生汤加减治风湿性心肌炎 ……………… 82

沈氏风心救逆汤治风湿性心脏病 ……………… 83

加味温阳风心汤治虚损性心脏病 ……………… 83

扶阳益阴汤治风湿性心脏病（心衰） ………… 84

松针合剂治血小板减少症 ………………………… 86

犀角地黄汤加味方治血小板减少症 …………… 86

羊鹤合剂治血小板减少症 ………………………… 87

加味脾阴煎治血小板减少症 ……………………… 88

熟田七粉治再生障碍性贫血 ……………………… 89

生血片治再生障碍性贫血 ………………………… 90

益血汤治再生障碍性贫血 ………………………… 90

治气血两虚引起眩晕方 …………………………… 91

治肾阴虚引起眩晕方 ……………………………… 91

治瘀血引起眩晕方 ………………………………… 92

治头痛眩晕方 ……………………………………… 92

治心悸一方 ………………………………………… 92

雄黄停痫丸疗癫痫 ………………………………… 93

治蛔虫病方 ………………………………………… 94

治阑尾炎验方 ……………………………………… 94

呕吐验方 …………………………………………… 94

祛臊方治口臭 ……………………………………… 95

久咳验方 …………………………………………… 96

治久咳不愈方 ……………………………………… 96

柿叶楂核汤治失眠 ………………………………… 96

健脑安神膏治失眠 ………………………………… 97

灵仙逐痹汤治风湿性关节炎 ……………………… 97

乌鸡汤治风湿性关节炎 …………………………… 98

五虫汤治类风湿性关节炎 ………………………… 98

头通塞鼻散治疗偏头痛 …………………………………… 99

中药蒸熏治头痛 …………………………………………… 99

川芎全蝎散塞鼻治头痛 …………………………………… 100

蒲氏番蜜膏治面瘫 ………………………………………… 100

身痛逐瘀汤加减治疗坐骨神经痛 ………………………… 101

柳枝粉治眩晕症 …………………………………………… 101

镇眩汤治疗眩晕症 ………………………………………… 102

加减茯苓四逆汤治内耳眩晕症 …………………………… 102

滋肾蓉精丸治疗肾虚型糖尿病 …………………………… 103

益气通阳方治病毒性心肌炎 ……………………………… 104

利湿通阳汤治自汗 ………………………………………… 104

黄鼠狼肉治再生障碍性贫血 ……………………………… 105

甲鱼炖大蒜治疗肝硬化腹水 ……………………………… 106

魏氏验方治郁症 …………………………………………… 106

云南白药治舌糜 …………………………………………… 107

止呕验方 …………………………………………………… 107

乌及散治血症 ……………………………………………… 108

百合汤治胃脘痛 …………………………………………… 108

归芍莱菔汤治肠道疾病 …………………………………… 109

便秘验方 …………………………………………………… 109

达原饮加味治疗便秘 ……………………………………… 110

四神丸加味治疗遗尿 ……………………………………… 110

白矾通关散外治小便不通 ………………………………… 111

蜈蚣鸡蛋治疗慢性肾炎 …………………………………… 111

芪戟地黄汤治疗蛋白尿 …………………………………… 112

鲤鱼汤治水肿 ……………………………………………… 113

千层楼汤治肺心病 ………………………………………… 113

甘草黄泽汤治室性早搏 …………………………………… 114

二陈化瘀汤治窦性心律失常 ……………………………… 114

强心汤治慢性充血性心力衰竭 …………………………… 115

蛇参枳澄丸治慢性胃窦炎 …………………………… 115

理中良附煎治浅表性胃炎 …………………………… 116

萎胃百合汤治萎缩性胃炎 …………………………… 117

养胃止痛汤治萎缩性胃炎 …………………………… 117

止呃逆方治呃逆 ……………………………………… 117

二石龙牡汤治呃逆 …………………………………… 118

益气止呃汤治呃逆 …………………………………… 119

胆豆丸治胆囊炎 ……………………………………… 119

大黄雪金汤治胆囊炎 ………………………………… 120

解痉止痛膏治胆绞痛 ………………………………… 120

葱白合剂治腹水 ……………………………………… 120

久泻方治腹泻 ………………………………………… 121

外 科

二至丸加味治脱发 …………………………………… 122

赞化血余丹加味治脱发 ……………………………… 122

新制生发汤治脱发 …………………………………… 123

加味天王补心丹（汤）治脱发（全脱） …………… 124

四物汤二至丸加减治斑秃 …………………………… 124

加减美髯汤治斑秃 …………………………………… 125

加味养血生发汤治斑秃（全脱） …………………… 126

巴豆油治头癣 ………………………………………… 127

大蒜汁治头癣 ………………………………………… 127

桑皮汁治癣 …………………………………………… 128

醋酸麝香液治癣 ……………………………………… 128

复方苦参汤洗剂外治慢性唇炎 ……………………… 129

跌打散治软组织挫伤 ………………………………… 129

葱蜜膏治后颈部疖肿（对口疮） …………………… 130

加味解毒内托治蜂窝组织（臀部）…………………………… 131

烧伤便方 ………………………………………………………… 132

治烫伤良方 ……………………………………………………… 132

烫火伤验方 ……………………………………………………… 132

水火烫伤验方 …………………………………………………… 133

萤火虫治火烫伤 ………………………………………………… 133

食盐外敷方治烫伤 ……………………………………………… 133

治老人长期腰痛小方 …………………………………………… 134

酢浆草治疗扭伤、血肿方 ……………………………………… 134

治急性扭伤验方 ………………………………………………… 134

加味枳橘二陈汤治外伤性气胸 ………………………………… 134

伤科通脉散治闭合性伤疼痛、休克 …………………………… 135

存命汤（初期用）玉真散加味（后期用）治破伤风 ………… 136

复方祛风定痉汤治新生儿破伤风 ……………………………… 137

新制消结汤治淋巴结结核 ……………………………………… 138

结核散治淋巴结结核 …………………………………………… 138

消炎通脉合剂 …………………………………………………… 139

清营拓脉饮治血栓闭塞性脉管炎 ……………………………… 140

治腮腺炎验方（一）…………………………………………… 140

流行性腮腺炎验方（二）……………………………………… 141

流行性腮腺炎验方（三）……………………………………… 141

含羞草治面瘫方 ………………………………………………… 141

祛风止痒汤治皮肤病 …………………………………………… 142

黄柏散治急性皮炎 ……………………………………………… 142

丹黄散治湿疹 …………………………………………………… 143

中药治各类湿疹 ………………………………………………… 144

屠氏方治皮肤瘙痒 ……………………………………………… 145

熏洗法治足癣感染 ……………………………………………… 146

梅叶酊治疗烂脚丫 ……………………………………………… 146

复方藿香洗剂治疗手足癣 ……………………………………… 147

奇效中华验方

奇效中华验方

大黄花椒洗剂治脓疱疮 …………………………… 147

龙骨糊剂治黄水疮 ………………………………… 148

猫油治冻疮 ………………………………………… 148

冻疮验方治冻疮 …………………………………… 148

紫草油治褥疮 ……………………………………… 149

枇杷清肺饮治痤疮 ………………………………… 149

清上黄芩汤治痤疮 ………………………………… 149

加味凉血利湿汤治丹毒（足背部） ……………… 150

大解毒汤治梅毒 …………………………………… 151

银屑病①号、②号方治银屑病 …………………… 152

如意黑白散治白癜风 ……………………………… 153

加味玉屏风散（汤）治荨麻疹 …………………… 154

荨麻疹汤治慢性荨麻疹 …………………………… 154

驱疹汤治顽固性荨麻疹 …………………………… 155

复方凉血汤治传染性红斑 ………………………… 155

加味四妙勇安汤治红斑性肢痛症 ………………… 156

汗斑散治花斑癣（汗斑） ………………………… 158

治鸡眼验方 ………………………………………… 158

葱白治鸡眼方 ……………………………………… 159

清凉油治鸡眼方 …………………………………… 159

治急性踝关节扭伤验方 …………………………… 159

急性扭伤、无名肿毒验方 ………………………… 160

中药治疗睾丸鞘膜积液方 ………………………… 160

艾灸阳池穴治疗急性睾丸炎方 …………………… 160

血氯散治肛裂 ……………………………………… 161

榆皮锭治肛瘘 ……………………………………… 161

马齿苋汤治淋病 …………………………………… 162

清淋汤治淋病 ……………………………………… 162

托毒汤治梅毒 ……………………………………… 163

疣灵搽剂治尖锐湿疣 ……………………………… 163

消疣汤治尖锐湿疣 ·· 164

化毒消疣汤治扁平疣 ·· 164

青年祛疣方治青年扁平疣 ·································· 165

川椒猪肠汤治直肠脱垂 ····································· 165

三棱化瘀汤治术后疤疼痛 ································· 166

苦参洗方治肛周湿疹 ·· 167

活通汤治副睾肿大 ·· 167

龙胆泻肝汤加减治睾丸炎 ································· 168

复方软坚药酒治慢性阴茎海绵体炎 ················ 169

痈脓内消汤治阑尾脓肿 ····································· 170

象牙抗增丸治骨质增生质 ································· 171

肾著效灵汤治增生性脊椎炎 ···························· 171

加减乌桂四物汤治腰椎骨质增生 ···················· 172

增损逍遥散治肩周炎 ·· 174

乳裂膏治乳头裂 ··· 174

疏肝消瘰汤治乳腺小叶增生 ···························· 175

乳癖消方治男性乳房发育症 ···························· 176

细辛振萎方治阳痿 ·· 176

华神散治阳痿 ·· 177

硝矾汤治阴茎水肿 ·· 177

复方软坚药酒治阴茎硬结症 ···························· 178

龟头炎方治龟头炎 ·· 178

蜂白散治早泄 ·· 179

苏叶枯矾煎治鞘膜积液 ····································· 179

三叶煎剂治阴囊湿疹 ·· 180

五子洗剂治阴囊湿疹 ·· 180

艾叶千里光煎剂治阴囊瘙痒 ···························· 181

贯众合剂治外伤性睾丸肿痛 ···························· 181

疏肝活血汤治附睾瘀积症 ································· 182

檫树根煎剂治前列腺肥大症 ···························· 182

地元白头翁汤治前列腺肥大症 ················· 182

黄芪甘草汤治前列腺炎 ····················· 183

猬皮散治遗精 ··························· 183

固精丹治遗精 ··························· 184

酸枣仁散治不射精症 ······················ 184

解毒益精汤治脓精症 ······················ 184

砂糖治溃疡 ···························· 185

鸦胆子浸液治鹅掌风、灰指甲 ················· 185

仙人掌姜泥贴敷治疗急性软组织炎症 ············· 186

芒硝外敷治乳腺炎 ······················· 186

三黄苦参糊外治痤疮 ······················ 187

血府逐瘀汤治胸腹壁静脉炎 ·················· 187

简效方治乳癖 ·························· 188

金钱开郁散治胆囊炎 ······················ 188

猪胆汁方治胆道蛔虫症 ····················· 189

通淋排石汤治尿路结石 ····················· 189

升提汤治疗老年性前列腺增生症 ················ 190

马齿苋配合日光浴治疗白癜风 ················· 190

补骨脂酊治疗白癜风 ······················ 191

乌蛇消风汤治疗白屑病 ····················· 191

鱼香草治疗寻常疣 ······················· 192

木贼外洗方治疗扁平疣 ····················· 192

冰硼散治带状疱疹 ······················· 193

验方治疗荨麻疹 ························· 193

汗斑散治汗斑 ·························· 193

五倍子外敷治疗脱肛 ······················ 194

珍珠生肌散治疗疡瘘及手术切口久不愈合 ··········· 194

冬蛤生精饮治无精子症 ····················· 195

健雄煎治疗阳痿 ························· 196

骨 科

风湿威灵方治骨质增生 ……………………………………… 197

复元活血汤治腹部损伤 ……………………………………… 197

身痛逐瘀汤治多种疼痛 ……………………………………… 198

生栀子散治疗扭伤 …………………………………………… 198

妇 科

俞氏验方治老妇行经 ………………………………………… 199

中药治疗外阴营养不良 ……………………………………… 199

痰咳净治阴部瘙痒 …………………………………………… 200

防风通圣散治妇科病 ………………………………………… 201

徐氏外洗方治湿毒带下 ……………………………………… 201

回魂汤治疗产后血晕 ………………………………………… 202

番泻叶回乳 …………………………………………………… 203

化瘀通乳饮治急性乳腺炎 …………………………………… 203

瓜蒌牛蒡汤治急性化脓性乳腺炎 …………………………… 204

脐痛舒治痛经 ………………………………………………… 204

散瘀见喜汤 …………………………………………………… 205

小柴胡汤加减治月经期发冷发热 …………………………… 206

十味血室汤治月经期感染 …………………………………… 207

加味调经汤治月经不调 ……………………………………… 207

加减清肝利湿汤治排卵期出血 ……………………………… 208

圣愈汤合失笑散加味治功能性子宫出血 …………………… 208

参芪阿胶煎治功能性子宫出血 ……………………………… 210

红花石榴皮汤治闭经 ………………………………………… 210

补脾调经汤治闭经 …………………………………… 211

止痛汤治痛经 ………………………………………… 211

南花汤治痛经 ………………………………………… 212

丹参煎治痛经 ………………………………………… 212

活血化瘀散治子宫内膜异位症 ……………………… 213

硝草煎治倒经 ………………………………………… 213

柴胡疏肝散加减治经前期紧张症 …………………… 213

加味六妙汤治慢性盆腔炎 …………………………… 214

当归补血汤治子宫内膜增殖症 ……………………… 215

温经汤治疗发育不良性不育症 ……………………… 216

通输卵管方 …………………………………………… 217

温中和胃饮治妊娠反应 ……………………………… 217

养阴清热汤治妊娠后高热 …………………………… 218

景岳胎元饮加减治先兆流产 ………………………… 219

加减保产无忧汤治习惯性流产 ……………………… 220

加减盘石饮治习惯性流产 …………………………… 220

加减茯苓导水汤治羊水过多 ………………………… 221

当归祛瘀汤治产后阴道出血不止 …………………… 222

黄芪建中合龟鹿二仙加味治流产后月经过多 ……… 222

补中益气汤合五苓散加减治产后尿潴留 …………… 223

补益通乳汤治产后缺乳 ……………………………… 224

加味补中益气汤治子宫脱垂 ………………………… 224

双蜕一虫散治外阴白斑 ……………………………… 225

白术通便饮治妇科手术后便秘 ……………………… 226

加减归脾汤方治同房发痉症 ………………………… 227

治白带症验方 ………………………………………… 228

治妇女白带多腥臭验方 ……………………………… 228

妇女增奶 10 方 ……………………………………… 228

治孕吐小方 …………………………………………… 229

治不孕症的中医验方 ………………………………… 229

治女子不孕症验方 …………………………………… 230

治妇女功能性子宫出血验方 ………………………… 231

儿 科

山栀外敷剂治小儿发热 ……………………………… 232

清热止咳汤治小儿发热 ……………………………… 232

小儿退热散治小儿发热 ……………………………… 233

银石饮治小儿发热 …………………………………… 233

退热饮治小儿发热 …………………………………… 234

石板柴汤治小儿发热 ………………………………… 234

绿豆糊剂治小儿发热 ………………………………… 235

银芩石草汤治小儿发热 ……………………………… 235

麦门冬橄榄汤治小儿夏季热 ………………………… 236

羊耳菊合剂治小儿夏季热 …………………………… 236

荷翠地枣汤治小儿夏季热 …………………………… 236

感冒香袋治小儿感冒 ………………………………… 237

金连香菊汤治小儿感冒 ……………………………… 237

明菊梅花汤治小儿咽结膜热 ………………………… 238

冰蝎散治小儿急性扁桃体炎 ………………………… 238

麻杏石甘汤加减治小儿痉挛性喉炎 ………………… 239

蠲饮汤治小儿胸膜炎 ………………………………… 239

吴茱萸外敷剂治先天性喉喘鸣 ……………………… 239

祛风化痰方治小儿支气管炎 ………………………… 240

止喘灵治小儿支气管炎 ……………………………… 240

消咳喘治小儿支气管炎 ……………………………… 241

僵黄饮治小儿肺炎 …………………………………… 241

肺炎外敷方治小儿支气管炎 ………………………… 242

止喘汤治小儿哮喘 …………………………………… 242

二黄二子汤治小儿哮喘 …………………………………… 243

蛇床子汤治小儿哮喘 …………………………………… 243

止咳化痰汤治小儿顽咳 ………………………………… 244

抗结核汤治小儿肺门淋巴结结核 ……………………… 244

儿茶汤治小儿流涎 ……………………………………… 245

止涎散治小儿流涎 ……………………………………… 245

白益枣汤治小儿流涎 …………………………………… 246

治鹅口疮方 ……………………………………………… 246

乌梅桔梗汤治鹅口疮 …………………………………… 246

地龙白糖浸液治鹅口疮 ………………………………… 247

鹅口疮方 ………………………………………………… 247

通幽汤治小儿先天性肥大性幽门狭窄 ………………… 247

扩幽解痉汤治新生儿幽门痉挛 ………………………… 248

止泻汤治婴幼儿腹泻 …………………………………… 248

白胡椒粉治婴幼儿腹泻 ………………………………… 249

薯蓣粥治婴幼儿腹泻 …………………………………… 249

小米芹菜汤治婴幼儿腹泻 ……………………………… 249

止泻粉治婴幼儿腹泻 …………………………………… 250

山药茯苓汤治婴幼儿腹泻 ……………………………… 250

大黄蝉蜕汤治婴幼儿腹泻 ……………………………… 251

止泻洗剂治婴幼儿腹泻 ………………………………… 251

消胀汤治小儿肠炎 ……………………………………… 252

苦木合剂治小儿肠炎 …………………………………… 252

止痢粉治小儿细菌性痢疾 ……………………………… 252

加减白头翁汤治小儿细菌性痢疾 ……………………… 253

三黄粉治小儿细菌性痢疾 ……………………………… 253

止呕泥治小儿呕吐 ……………………………………… 254

玄胡粉治小儿食滞 ……………………………………… 254

儿溃散治儿童胃及十二指肠溃疡 ……………………… 255

肾炎方治小儿肾炎 ……………………………………… 255

黄芪益母草汤治小儿肾炎 …………………………… 256

荔蓟煎合剂治小儿肾炎 ……………………………… 256

化疸复肝汤治小儿黄疸 ……………………………… 257

丹参清肝饮治小儿黄疸 ……………………………… 257

荆防板蓝根汤治水痘 ………………………………… 257

银翘一丁汤治水痘 …………………………………… 258

银石汤治水痘 ………………………………………… 258

消毒饮治腮腺炎 ……………………………………… 258

腮腺炎糊剂治腮腺炎 ………………………………… 259

梧桐花汁治腮腺炎 …………………………………… 259

蒲公英煎剂治腮腺炎 ………………………………… 260

百部煎剂治百日咳 …………………………………… 260

马齿苋煎剂治百日咳 ………………………………… 260

鸡胆百合散治百日咳 ………………………………… 260

苏杷合剂治百日咳 …………………………………… 261

马鞭草煎剂治白喉 …………………………………… 261

桑叶末治小儿汗症 …………………………………… 262

党参黄芪汤治小儿汗症 ……………………………… 262

五龙散治小儿虚汗 …………………………………… 263

皂荚散治小儿疳积 …………………………………… 263

冰黄酒治小儿痱子 …………………………………… 263

治疳散治小儿疳积 …………………………………… 264

鸡肝散治小儿疳积 …………………………………… 264

大黄甘草散治小儿厌食症 …………………………… 265

羊肝散治小儿重度营养不良 ………………………… 265

通便茶治婴幼儿便秘 ………………………………… 266

银菊饮治婴幼儿便秘 ………………………………… 266

地鸦矾汤治小儿便血 ………………………………… 266

木贼散治小儿脱肛 …………………………………… 267

脱肛丸治小儿脱肛 …………………………………… 267

大蒜外敷方治小儿龟头炎 …………………… 268

艾叶洗剂治小儿龟头炎 ……………………… 268

山药散治小儿遗尿 …………………………… 268

止遗敷剂治小儿遗尿 ………………………… 269

止遗方治小儿遗尿 …………………………… 269

儿麻散治小儿麻痹后遗症 …………………… 269

葛根全蝎散治小儿癫痫 ……………………… 270

止啼汤治小儿夜啼 …………………………… 270

大黄甘草散治小儿夜啼 ……………………… 271

灯芯搽剂治小儿夜啼 ………………………… 271

加减驱蛔汤治小儿荨麻疹 …………………… 272

蛋黄辣椒油治小儿冻疮 ……………………… 272

芥艾敷剂治小儿冻疮 ………………………… 272

鱼腥草敷剂治小儿脓疱疮 …………………… 273

祛湿汤治婴儿湿疹 …………………………… 273

复方丹参煎剂治婴儿湿疹 …………………… 273

蛇床子散治婴儿湿疹 ………………………… 274

大黄茶治新生儿不乳 ………………………… 274

止血肿方治新生儿头皮血肿 ………………… 275

疴明眼丸治儿童近视 ………………………… 275

蝉蜕酒治小儿破伤风 ………………………… 276

芦根茶治小儿叩齿 …………………………… 276

耳鼻喉科

耳炎灵治外耳道炎 …………………………… 277

芩柏滴耳液治外耳道炎 ……………………… 277

桑叶滴耳剂治中耳炎 ………………………… 278

中耳炎方 ……………………………………… 278

葱蜜滴耳液治中耳炎 …………………………………………………… 278

止聋方治耳聋 …………………………………………………… 279

菖蒲甘草汤治耳鸣 …………………………………………………… 279

止晕方治梅尼埃综合征 …………………………………………………… 280

白姜散治梅尼埃综合征 …………………………………………………… 280

参芪止晕汤治梅尼埃综合征 …………………………………………………… 281

杏仁散治鼻疮 …………………………………………………… 281

黄连膏治鼻疮 …………………………………………………… 281

芪术苍辛汤治过敏性鼻炎 …………………………………………………… 282

止涕散治鼻窦炎 …………………………………………………… 282

塞鼻止涕方治鼻窦炎 …………………………………………………… 283

麻黄酒治酒渣鼻 …………………………………………………… 283

枫核蓖仁泥治小儿冻疮 …………………………………………………… 284

乌梅肉散治鼻息肉 …………………………………………………… 284

止衄剂治鼻衄 …………………………………………………… 284

地骨皮茶治鼻衄 …………………………………………………… 285

凉血利咽剂治咽喉炎 …………………………………………………… 285

利咽冲剂治咽喉炎 …………………………………………………… 286

蝉蜕饮治失音(音哑) …………………………………………………… 286

咽喉消肿汤治扁桃体炎 …………………………………………………… 287

烧盐散治悬雍垂水肿 …………………………………………………… 287

口 腔 科

丁香粉治牙痛 …………………………………………………… 288

牙痛漱口剂治牙痛 …………………………………………………… 288

牙痛散治牙痛 …………………………………………………… 288

冰樟散治牙痛 …………………………………………………… 289

月黄散治牙周炎 …………………………………………………… 289

冰辛花散治牙周脓肿 …………………………… 289

柏子茶治口腔炎 ……………………………………… 290

板蓝根汤治口腔炎 …………………………………… 290

眼　科

秦皮汤治结膜炎 ……………………………………… 291

三草汤治结膜炎 ……………………………………… 291

青叶金银花汤治结膜炎 ……………………………… 291

三七散治霰粒肿 ……………………………………… 292

黄连粉治睑缘炎 ……………………………………… 292

丝瓜络糊剂治眼部带状疱疹 ………………………… 293

板蓝根液治急、慢性泪囊炎 ………………………… 293

清肝复明汤治病毒性角膜炎 ………………………… 294

豨莶草散治夜盲症 …………………………………… 294

车前子汤治青光眼 …………………………………… 294

菊花猪心汤治眼底病 ………………………………… 295

睛明饮治飞蚊症 ……………………………………… 295

祛脓散治前房积脓 …………………………………… 296

内 科

 一贴灵治感冒

【组成】 麻黄、香薷各 15 克，板蓝根、蒲公英各 10 克，桔梗 12 克。

【用法】 将上药共研为细粉，成人一般用量约 3.5 克，儿童用量约 1 克。将药粉倒入肚脐中心，然后用医用胶布贴敷固定，勿令药粉洒漏。

【功效】 解毒，止咳喘。

【临床】 此方治疗感冒 200 例，痊愈 196 例，无效 4 例。

【病例】 苗×，女，28 岁。自感畏寒发热，全身酸痛，头晕乏力而来就诊。查体温 39.9℃，舌淡红、苔薄白，脉紧。诊为风寒感冒。贴上药 1 小时后感觉全身舒适，病症减轻，体温下降，全身无不适感，继用 1 剂以巩固疗效。

【来源】 张群才等，《陕西中医》。

 偏头痛方治头痛

【组成】 生姜。

【用法】 取鲜生姜适量，切片，厚度及大小如 5 分硬币。患者侧卧，皮肤常规消毒后，将姜片盖于手少阳三焦经耳和穴上；搓捏艾炷如半截橄榄大小，放姜片上灸，施灸 1 炷为 1 壮，换姜片再灸 2 壮，连续灸 3 壮。施灸后如局部出现小水疱，只要注意不擦破，可任其自然吸收。

【功效】 散寒止痛。

【临床】　此方治疗偏头痛 43 例，痊愈 40 例，好转 2 例，无效 1 例。

【病例】　李××，男，42 岁。左侧偏头痛已 19 年，曾经中西医多种疗法不愈，某晚疼痛又发，时欲呕吐，用此治疗 1 次后疼痛减轻，3 天后疼痛消失。随访 1 年未复发。

【来源】　韩长根，《四川中医》。

 活血止痛汤治头痛

【组成】　川芎 35 克，菊花 12 克，当归 10 克，桃仁 9 克，白芷、白芥子、香附、柴胡各 6 克，甘草 3 克。

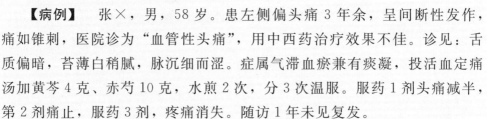

川芎

【用法】　水煎 2 次，混合药汁，分 3 次温服。

【功效】　活血行气，通络止痛。

【临床】　此方加减治疗偏头痛 84 例，痊愈 69 例，好转 11 例，无效 4 例。

【病例】　张×，男，58 岁。患左侧偏头痛 3 年余，呈间断性发作，痛如锥刺，医院诊为"血管性头痛"，用中西药治疗效果不佳。诊见：舌质偏暗，苔薄白稍腻，脉沉细而涩。症属气滞血瘀兼有痰凝，投活血定痛汤加黄芩 4 克、赤芍 10 克，水煎 2 次，分 3 次温服。服药 1 剂头痛减半，第 2 剂痛止，服药 3 剂，疼痛消失。随访 1 年未见复发。

【来源】　邵正泰等，《陕西中医》。

 治风热感冒方

【组成】　糯米粥 500 克，加鲜薄荷叶 15 克，煮沸 3 分钟，加白糖 30 克拌匀。

【用法】　放凉服用。

【功效】 清凉舒喉，消暑祛风。

治偏头痛验方

【组成】 生姜 200 克，食盐 300 克，水麻柳叶 300 克，花椒 100 克。
【用法】 将药入锅内焙 5 分钟后，用布包好，缓煨痛处，至痛止为宜。另外，内服羌活胜风汤，以增疗效。

治风热头痛方

元参性寒，入心、胃、肺、肾经，既可祛外感之风，亦可去内脏之热，寒而能补。用元参 1 味每取 50 克，煎浓汁 500 毫升温饮，1 次内服，对风热头痛，屡用皆效。

治头昏脑胀方

高血压性头昏脑胀：鲜茼蒿菜 1 把，洗净切碎捣烂取汁，每次服 50 克，温开水和服。1 日 3 次。

治伤风方

大葱捣烂卷入纱布，放进鼻孔 10～15 分钟。

感冒发汗方

生绿豆 1 把，洗净砸烂，放大碗中加白糖少许，以滚开水冲之。焖数分钟，饮其液，卧床盖被，见汗即愈。

 ## 白果治头痛单方

带壳生白果（即银杏）60 克，捣裂入砂锅，加水 500 毫升，文火煎至 300 毫升，分 2 次 1 日服完。以上 1 剂可连煎 3 次，服 3 日。

 ## 葱治流感方

流感：头痛鼻塞，甚至恶寒发热，用（火葱）葱白 3～5 根，淡豆豉 20～30 粒（中药方名葱豉汤），水煎服，微汗出即愈。如感冒较严重，可加生姜 5 片。茶叶 1 撮（约 1 杯茶量）效果更佳。

 ## 复方葛芷黄汤治感冒

【组成】 葛根 12～15 克，白芷 9～12 克，辛黄 9 克，连翘 15 克，板蓝根 30 克，浙贝母 9～12 克。

【用法】 水煎服，每日 1 剂。热重无汗者加荆芥穗 12 克；体弱者加明沙参 18～24 克；咳重者加杏仁 9～12 克；咳而咽干者，浙贝母改为川贝母末 6～9 克冲服；感冒夹湿者加白芷为 12～15 克，加车前草 12～15 克。

【功效】 辛平解表。

【主治】 风寒、风热之邪外袭为患。

【临床】 应用"复方葛芷黄汤"观察治疗感冒患者 1000 例，服用 2 剂而获痊愈者（临床症状完全消除）有 824 例；显效者（临床症状基本消除）128 例；有效者（服药至 6 剂后症状仅除半，而须换药者）有 40 例；无效（服药 2 剂后症状不减，而必须换药者）有 8 例。

按：风寒感冒之轻症（伤风），宜辛散解表，可用杏苏饮治疗；重症（伤寒），宜辛温发表，可用荆防败毒散治疗；风热感冒之轻症，宜辛凉解表，可用银翘散治疗，重症，仍宜辛凉解表，可用麻杏石甘汤加味治疗。此是历代医家辨证施治的法则，似乎存在着不能简化之难。自从"复方葛芷莪汤"组成后，将辛散、辛温、辛凉之药，寓于一方，似形成辛平解表之剂，抑或药入体后各专其长。从而"风热""风寒"之感冒皆可应用，只需将量随病情之轻重，适当的增减即可。且连翘、板蓝根能抑菌，板蓝根又可抑制病毒，感冒之病原多为病毒，经大量病例观察，其疗效是肯定的。

经临床实践证明，葛根之发汗解表，似有随着病机之演变，有"适可而止"之优。近年研究关于葛根解肌问题，已得到证实，对缓解肌肉痉挛效果较好，特别是缓解感冒引起的颈、背肌肉紧张（头项强痛）效果尤显。

"复方葛芷莪汤"对流感亦有较好疗效。流感与风寒、风热感冒有些症候是共同的，且亦是病毒感染，若加入佩兰 12～15 克，则疗效更为显著，可能是更加强了板蓝根抑制流感病毒之作用。经详细观察 20 例流感患者，效果亦为满意。

【来源】 赵棣华，四川中医。

 ## 加味石膏三黄汤治感冒

【组成】 葛根、生石膏各 15 克，黄芩、山栀各 10 克，黄连、黄柏各 5 克，麻黄 6 克。

【用法】 水煎服，每日 1 剂。

【功效】 解表清里，泻火解毒。

【主治】 外感温热，内伤房事，表里邪袭。

【病例】 宁××，男，30 岁，工人。患者于 1977 年元月 13 日从远方探亲而回，回家途中，乘长途公共汽车，身感疲倦，当晚即行房事。次日便感腰痛，身沉酸累，头痛，畏寒发热。在卫生所打针 4 天不见效，又到县医院诊治 2 天，症状未减。前来求治，症见体温 39.4℃，脉搏 86 次/分、血压 14.6/9.3 千帕，面红，口苦，唇干，无汗，诉其头痛难受，如箍似裂，心烦神躁，夜不得眠，不能食，脉弦浮，舌红苔黄。当时按普通感冒，用以"柴葛解肌汤"等方剂治疗，症状毫无减轻。再详问病史，改以温热夹色病治之，投以"加味石膏三黄汤"，服药 1 剂，症去大半，又进 2 剂，诸症全除，体健，饮食、睡眠如常。

徐××，男，34 岁，工人。患者于 1 周前在工地劳动时被雨淋湿，回家后又用冷水冲洗，休息间即行房事。当晚亦感身沉体酸，全身疼痛，至夜畏寒发热，口苦口干，曾呕吐 4 次，面赤，目红，不得汗出。卫生所曾用一般感冒药及抗生素治疗，效果不显，体温曾升高至 39.2℃，就诊时发现其舌淡苔薄带黄，脉弦浮。按温热夹色病治，服用"加味石膏三黄汤"1 剂，体温即降至正常，头痛大减，全身舒适，如卸重负，已能进食和安睡，再进 2 剂，诸症皆除，康复如常。

按：显然，此二例病者为受凉体乏后所患之重感冒。西医当以普通感冒治之不能收效，诊后，结合中医之辨证论治，考虑虽然均为感冒，但两者均与受冷体乏后即行房事有关，故当以温热夹色病而治，果收良效。1 剂病减，3 剂病除。

所用之方"加味石膏三黄汤"乃百色地区老中医卢炎光传授，方源自《通俗伤寒论》。试用此方，共治疗 4 例温热夹色病者，均收到良好效果。

【来源】　覃复佳，广西中医。

 ## 青银汤治流行感冒

【组成】　青蒿 6 克（后下），银柴胡、桔梗、黄芩、连翘、金银花、板蓝根各 12 克。

【用法】　水煎服，每日 1 剂。头痛，全身骨节痛者加桑枝 20 克，葛根 30 克，荆子 12 克；恶寒重口不渴舌苔白腻者加草果 6 克；高热不退者加紫雪丹 1.5 克（冲服）、生石膏 30 克；上焦热盛、咳喘有痰者加青天葵 10 克、桑白皮 12 克、天竺黄 12 克、川贝母末 3 克（冲服）；咽痛扁桃体肿大者加马勃6克、山豆根10克；饮食欠佳者加山楂叶12克；体虚者加党参12克、桑寄生30克；伤津甚者加西洋参6克（另煎）、石斛12克、知母12克。

【功效】 发汗解表，清热解毒。

【主治】 外感时疫邪毒。

【临床】 应用"青银汤"加味观察治疗506例流感患者，临床效果比较满意。服用2剂后热退好转者共447例。服3剂热退好转者29例，服4剂好转者16例，总有效率在97％以上。

按：方中黄芩、连翘、金银花、板蓝根为清热解毒药，从现代医学观点来看亦有消炎、抗菌、抗病毒的作用。桔梗宣肺利气化痰，同样具有清热抗菌之功。青蒿能发散风邪，银柴胡清热镇痛发汗，二者合用其发汗力更佳。故上方在应用时再结合患者情况，适作加减，当能收到更好的疗效。"青银汤"加减对于治疗急性化脓性扁桃体炎、腮腺炎、术后高热、乳腺炎、产后高热等也均有较好的效果。

【来源】 陈炯抗，广东中医。

清空膏治疗顽固性头痛

【组成】 川芎、羌活各10～15克，淡黄芩15克，川黄连、柴胡各10克，防风12克，炙甘草6～10克。

【用法】 每日1剂，水煎分服。

【功效】 祛风胜湿止痛。

【临床】 以清空膏治疗12例住院治疗的属顽固性头痛患者，全部有效。其中服1剂疼痛缓解者2例，2剂缓解2例，3剂缓解6例，6剂和9剂缓解者各1例。见效最快者服药后2小时疼痛即缓解。

【病例】 张××，女，29岁，干部，1990年2月21日入院。患者10年前发生右侧头面部剧痛，经常发作，深感痛苦。经检查诊断为三叉神经痛。曾经中西医各种治疗及多次局部封闭未愈。住院前1周头面痛骤发，呈电击火烙样，持续不已，无时。甚则面部抽搐，流泪不止，畏光畏风，局部不能触摸，不能漱口洗脸，妨碍讲话进食，苦不堪言。舌红、苔淡黄，脉弦。遂予清空膏加味。3 剂后疼痛缓解。此后病情一直稳定，随访至今未复发。

【来源】 《浙江中医杂志》1991 年第 6 期。

 头痛饮治疗多种头痛

【组成】 川芎 30～40 克，当归 10 克，蜈蚣 1 条（研末冲服）。

【用法】 前 2 味水煎 2 次对匀，蜈蚣研细末，分 2 次用煎药冲服。每日 1 剂。12 日为 1 个疗程。亦可以上煎剂之比例制散，每用 10 克，开水冲服，每日 2～3 次。

【临床】 经本方治疗各种头痛共 81 例，痊愈 41 例（头痛消失，相应兼夹症消失或减轻，半年内未见复发者）；有效 14 例（头痛减轻，3 个月内未见加重、复发者）；无效 4 例（头痛不减或稍减，1 个月内复发者）。总有效率为 95.1%。

【来源】 《中西医结合杂志》1991 年第 10 期。

 甘草防风汤治疗血管性头痛

【组成】 生、炙甘草各 50 克，防风、羌活、柴胡、升麻各 25 克，酒制地黄、酒知母、酒黄柏各 20 克，黄芪、人中黄各 15 克。

【临床】 治疗 47 例全部治愈，服 3～7 剂治愈者 35 例，服 8 剂以上者 12 例。

【病例】 朱×，男，40 岁，农民，1982 年 3 月 24 日初诊。10 年前患头痛，后逐渐加重，每月发作 3～5 次，主要为前额及双侧太阳穴疼痛难忍。临床诊断为血管性头痛，经用多种中西药无效。诊见舌黯红、苔白滑，脉沉弦而涩。此病久则必瘀、必虚。瘀则阻络，虚则清阳不升，清宫失利，治当举阳益气，化瘀散寒通络。上方加附子（先煎 60 分钟）、麻黄各 10 克,细辛 20 克,九香虫 30 克。服 3 剂后症状大减,疼痛已微,脉中取有力,舌淡红、苔薄白。继服 3 剂后病情稳定,随访 3 年未发作。

【来源】 《陕西中医》1990 年第 7 期。

 ## 复方清营汤治流行性脑膜炎

【组成】 乌犀角 1.5 克,玄参、丹参、金银花各 9 克,麦门冬、连翘各 12 克,鲜生地 25 克,黄连 3 克,竹叶心 4.5 克,紫雪丹 2.5 克(分 2 次冲服)。

【用法】 水煎服,每日 1 剂。

【功效】 凉营清热解毒。

【主治】 温邪入营,热盛引动肝风。

【病例】 樊××,女,29 岁。于 1971 年 12 月 14 日初诊。患者经检查确诊为"流脑"而收住医院治疗,其高热烦躁不安,衄血,夜间谵语,神志时清时昧,脉细数,舌绛。此乃温邪入营,且时作抽搐痉厥,系热极生风,风火相煽,筋脉失养。治当凉营清热解毒。诊后即投以"复方清营汤"。连进 2 剂,神转清,痉厥止。

【来源】 何任,浙江中医。

 ## 疫疬解毒清心汤治流行性脑膜炎

【组成】 生石膏 200 克,犀角、黄连各 10 克,黄芩、知母、丹皮、焦栀子、鲜菖蒲各 15 克,玄参、鲜生地各 50 克,生绿豆、白茅根各 100 克。

【用法】 水煎服,每日 1 剂。

【功效】 清营透热,清心开窍。

【主治】 温热疫毒,深入营血,内陷心包。

【病例】 刘××,男,42 岁,职员。患者病初起之时恶寒心痛,四肢酸痛。曾服平热散及荆防败毒散无效，又服攻下药仍无效，其后服温补药，遂致身大热，狂躁谵妄，昏不知人，二便闭结。急来诊治，经检查临床诊断为流行性脑脊髓膜炎。舌质绛，苔焦，脉沉细而数。此伤寒热病，脉见浮洪者顺，脉见沉细，乃脉病相悖，又况前医未明其症，治不得法，疫病初起，妄汗误攻，叠经温补，以致邪热炽盛，深入营血，内陷心包。据其病情分析，可急下存阴，但虑其屡经汗下，阴液耗伤，故变攻为润导，药虽不同，其理则一，遂投以"疫疠解毒清心汤"2剂。并配合用安宫牛黄丸2粒，当日早、晚分服，梨汁500毫升频频饮用。药后，微微汗出，身热渐退，二便已通，神志转清，脉沉弦细数，舌质红，苔黄褐而干，仍有谵语。此乃余热未清，将上方药量略减，用药2剂，加用安宫牛黄丸1粒。药尽，六脉平和，舌苔退而微干。再服2剂，然后服用牛黄清心丸，时过半月，病者已能起床活动。调养月余，其身健，症除，病获痊愈。

【病例】　王海滨，吉林中医。

 清营复醒汤治病毒性脑炎

【组成】　水牛角、鲜生地、鲜石菖蒲各30克，羚羊角粉0.6克（冲服），粉丹皮、陈胆星、天竺黄、郁金、淡竹叶各9克，木通3克，琥珀屑1.5克（冲服），麝香0.9克（冲服）。

【用法】　水煎服，每日1剂。

【功效】　清营泄热，涤痰开窍。

【主治】　邪热入营，痰热蒙心。

【病例】　任××，女，30岁。患者昏迷不醒已26天，二便失禁，四肢拘挛且瘫，自汗甚多，喉中痰鸣，脉细而数，舌质红苔腻。西医经检查后确诊为病毒性脑炎，经治疗效不著。此症系邪热入营，痰热蒙心。治当清营泄热，涤痰开窍。即投"清营复醒汤"1剂。药后神志逐渐清醒，四肢情况转佳。又当投以益气养阴调理之方10余剂，诸症悉除，病获痊愈。所投益气养阴调理之方为：大生地18克，麦门冬9克，鲜石斛9克，炙黄芪 12 克，制黄精 9 克，肥玉竹 9 克，知母 9 克，地龙 12 克，煅牡蛎 15 克，生甘草 4.5 克，太子参 9 克，党参 9 克，北沙参 9 克。

按："清营复醒汤"方乃以犀角地黄汤合涤痰汤方加减而成。

【病例】　徐纪昌，上海中医。

云贯清温汤治流行性乙型脑炎

【组成】　云母（金精石或银精石）15 克，连翘、贯众各 30 克。

【用法】　水煎服，日服 1 剂。方中云母用食盐泡水，洗净泥后沙入药。如角弓反张，抽搐者加当归、钩藤各 12 克；前额痛甚加石膏 30 克；腹痛加白芍、陈皮各 12 克；呕吐甚者加法半夏 10 克；便秘加大黄 5 克（兼症消失后，则分别停用加味药）。

【功效】　清热解毒，镇逆熄风。

【主治】　温热疫毒，内扰心包。

【病例】　王××，女，18 岁，初诊为 1967 年 8 月 11 日。患者就诊前 3 日感觉心中不适，欲吐，纳差，神疲乏力。当地医院疑为"感冒"，给服西药无效。晨起畏寒发热，头痛剧烈，神昏嗜睡，伴有抽搐。经详细检查后临床诊断为"流行性乙型脑炎"，行静脉补液及冬眠治疗 1 日，诸症仍无明显改善。体温波动在 39.5～40℃，辗卧不安，双手抱头，呻吟不已，皮肤弹性减低，眼眶凹陷，瞳孔双侧等圆，对光反射迟钝，四肢间见抽动，未大便。脉弦数，舌质红苔黄少津。

后停用西药，即拟"云贯清温汤"加大黄、当归、钩藤各 12 克，法半夏 10 克。浓煎 1 剂分 2 次服。12 日上午时体温降至 37.5℃，神智转清，脉缓，舌苔同前。呕吐、抽搐皆止，大便已下，思饮食即给稀粥一小碗（约 200 毫升）。此时仅微感头昏，周身乏力，继服原方去大黄 1 剂，停药观察 3 天，诸症悉除。

按：本方使用于流行性乙型脑炎及流行性脑脊髓膜炎患者，均能收到较好的效果。

曾观察 27 例流行性脑脊髓膜炎重型患者，大部分病例均经脊髓穿刺，脑脊液混浊、压力高，白细胞一般在1万或2万以上，血液检查白细胞在1万以上。其结果：27例均完全治愈，无后遗症。同时，本方还具有无副作用，药源广泛，制剂简单，价格低廉，容易掌握等特点。

【来源】 王定寰，湖南中医。

 ## 加味三仁葱豉汤治流行性乙型脑炎

【组成】 鲜藿香、杏仁、厚朴、法半夏、菊花、僵蚕各6克，薏苡仁12克，白蔻仁3克，白蒺藜、豆豉各9克，葱白9厘米（后下），六一散15克（布包煎），竹叶4.5克。

【用法】 水煎服，每日1剂。

【功效】 祛风利湿，调和三焦。

【主治】 风、暑、湿邪，合袭为患。

【病例】 陈××，女，4岁。于1964年8月15日诊治。患儿发热已8天，住院已5天，经检查确诊为流行性乙型脑炎。头痛剧烈，烦躁，昏睡，汗出时体温即降，小便少，大便干。舌淡苔为黄腻，脉浮滑数。此乃风、暑、温邪合病，治当祛风利湿，调和三焦，以加味三仁葱豉汤。服至8月17日复诊，见周身有微汗，体温已正常，头痛已除，大便尚偏干。于方中去葱白、豆豉，加神曲4.5克、槟榔4.5克，调治获愈。

【来源】 蒲辅周，北京中医。

 ## 乙脑汤治流行性乙型脑炎

【组成】 金银花、连翘、山栀子、地龙、钩藤各15克，生石膏、磁石各30克，大青叶、板蓝根、石菖蒲、郁金、远志各10克，川贝母7克。

【用法】 水煎服，每日1剂。

【功效】 凉营泻热，化痰止痉，清心开窍。

【主治】 暑热邪毒，耗损气津，伐伤营血，邪陷心包。

【病例】　刘××，男，6岁，患儿嗜睡已5天，且伴发热、头痛，曾抽搐3次。送门诊求治前5小时神志不清。经化验及腰穿等检查后，诊断乙型脑炎而收住医院治疗。查体温40℃，脉搏130次/分，呼吸48次/分，神志不清，瞳孔对光反射迟钝，肌张力增强，脉弦数，舌红苔黄。投以"乙脑汤"，服药后当日虽曾出现一次震颤样表现，但未发生抽搐，次日体温即下降至38.6℃，意识障碍转轻，第3日神志渐清，随后眼球转动灵活。继续以中药调理，患者痊愈出院。

【来源】　李传龙，湖北中医。

 ## 蔋蓼鳝血治面神经麻痹

【组成】　蔋蓼草（又名丛枝蓼、火红辣蓼、辣蓼）、鳝鱼血各适量。

【用法】　将蔋蓼草捣烂，取一半炒热备用。然后将鳝鱼血涂布于患侧面部（如左侧口眼斜涂右侧面部，右侧症则涂左侧），待鳝鱼血干后，即将炒过与未炒过的蔋蓼草混合拌匀敷在涂有鳝鱼血的部位，每天换1次，直至痊愈。一般在敷药10～20分钟后，患侧面部即有牵拉感，用药一天症状即有所减轻。治疗短的3天，长的7～8天，一般为5天。

【临床】　治疗25例，除1例因用药第2天自动放弃治疗外，其余24例全部治愈（福建省浦霞县沙江隆生院苏骏声等）。

【病例】　林×，女，56岁。口眼斜已7天，经中药大秦艽汤、牵正散及西药治疗无效。诊见：口眼右斜，左眼不能闭合，眼润外溢。口涎淋漓不断，语言失利，前额皱纹消失。用上方治疗，首次敷药20分钟，患侧面部即出现强烈牵拉感，连用5天，病愈。随访6年，无复发。

【来源】　《广西中医药》1984年第2期。

 ## 龙蝎饼治三叉神经痛

【组成】　地龙5条，全蝎20个，路路通10克，生南星、生半夏，白附子各 50 克，细辛 5 克。

【用法】 上药共研细末，加药末量的一半面粉，用酒调成饼，摊贴太阳穴，纱布包固定，每天 1 次。

【临床】 此方治疗三叉神经痛 45 例，痊愈 42 例，好转 3 例。

【病例】 邵×，女，55 岁。三叉神经痛间隙性发作 19 年，曾用中西药疗效数年未愈。近来发作频繁，发作时右侧三叉神经烧灼样剧痛，并有头晕及面部麻木感，有时伴面肌抽搐，舌红、苔薄黄，脉弦数。

【来源】 李志文，《陕西中医》。

乌头地龙酒剂治坐骨神经痛

【组成】 生川乌、生草乌、红花各 15 克，地龙、寻骨风、伸筋草各 30 克，生黄芪、全当归各 60 克。

【用法】 将上药浸入 1000 毫升白酒中，封闭 1 周后即成。每天早晚饭后各服 1 次，每次 5 毫升，服完为 1 个疗程。一般可连服 1～2 个疗程。治疗期间注意避风防寒。

【临床】 此方治疗坐骨神经炎 42 例，治愈 35 例，好转 7 例。

【病例】 李×，男，46 岁。3 天前睡觉醒来觉左臀及下肢呈放射性牵引疼痛，3 天后不能行走，疼痛剧烈，诊为坐骨神经炎，予消炎镇痛和维生素治疗，疼痛减轻不明显，改服乌头地龙酒剂，1 个疗程后疼痛明显好转，已能下床行走。服完第 2 疗程疼痛完全消失，活动自如。随访 6 个月未复发。

【来源】 左家明，《四川中医》。

三乌一草酒治坐骨神经痛

【组成】 制川乌、乌梢蛇、乌梅、紫草各 12 克。

【用法】 上药用白酒 750 毫升泡 7 天后，早、晚各服 15 毫升。

【临床】 此方治疗坐骨神经痛 500 余例，均收到满意疗效，一般服 3～6天痊愈。

【来源】 陈鹤美，《山东中医杂志》。

丹参钩藤汤治坐骨神经痛

【组成】 丹参 30 克，钩藤、豨莶草各 25 克，赤芍、牛膝各 12 克，木瓜 10 克，柴胡 6 克，甘草 3 克，蜈蚣 2 条。

【用法】 每日 1 剂，水煎服。

【临床】 此方治疗坐骨神经痛 46 例，显效 40 例，有效 4 例，无效 2 例。

【病例】 杨××，男，55 岁。1 周来从左臀部起，沿左腿后侧下至左小腿外侧、右足底疼痛，夜不能寐，行走则疼痛加剧而呈跛态，站立则左足跟不任地，仰卧时直腿抬高受限，舌苔薄白，脉弦。诊为左侧坐骨神经痛。处以丹参钩藤汤 3 剂。复诊时症状基本消除，仅行走后尚有微痛。再进 3 剂痊愈，随访 2 年未复发。

【来源】 吴桂泉，《湖南中医杂志》。

乌蛇灵仙酒治坐骨神经痛

【组成】 乌梢蛇、川芎各 10 克，威灵仙、千年健、鸡血藤、当归、黄芪、独活、红花各 15 克，土鳖虫、细辛各 5 克。

【用法】 将上药放入瓶内，加黄酒至瓶满，封闭瓶口，3 日后开始服用（随服用随加酒），每日服 2 次，每次 10 毫升，1000 毫升酒为 1 个疗程。孕妇忌服。

【临床】 此方治疗坐骨神经痛，痊愈 24 例，显效 7 例，无效 1 例。

【病例】 王×，男，53 岁。3 年前因宿外受凉，左腿从髋至腘窝部疼痛难忍，拉赛格氏症阳性，曾服中西药及针灸理疗，均不显效。诊为坐骨神经痛。服乌蛇灵仙酒 1 个疗程后，诸症十去八九，继服 1 个疗程痊愈。1 年后随访未复发。

【来源】 王兴锋，《辽宁中医杂志》。

 ## 治慢性支气管炎、肺气肿、肺结核病验方

每日用干银耳 5 克，水发后，微火煮烂如胶样，少加白糖（有糖尿病的不用糖），1 次服完，或用鸡汤、鸭汤、肉汤煮银耳，少加盐（要去掉汤面上浮油）。常吃补肺益气。

 ## 治支气管炎方

【组成】 石膏 20 克，马兜铃 15 克，麻黄、杏仁、陈皮、茯苓、桔梗各 12 克，法半夏、冬花各 10 克，甘草 6 克。

【用法】 水煎服，每日 1 剂。

【病例】 陈××，男，68 岁，喘咳已 3 年余，入冬加剧，气短、气紧，动则喘息更甚，畏寒，神疲身倦，腰酸，尿频，痰白清稀不畅，食少，胸闷，舌淡，脉弱。诊断为肺肾亏虚，痰浊中阻。连服 3 剂上方后，有所好转。但觉背凉。四肢不温。前方加肉桂 12 克、炮附子 10 克、再进 3 剂而大大好转，将前方药量加倍，研末为散，每次 3 克，日服 2 次，连服 1 月余而愈。

 ## 穴位贴敷防治慢性气管炎方

【组成】 百部 75 克，白芥子 25 克，氨茶碱 10 克，醋酸强的松 0.5 克，扑尔敏 0.4 克，生姜适量。

【用法】 共研成极细粉末，贮瓶备用。如在夏秋季节发作或偏于热

性咳喘者加石膏约 0.2 克。具体用法如下：

1. 取穴：选用肺俞（双侧）、膏肓俞（双侧）、风门。

2. 操作方法：将鲜姜切成碎末，加药粉 0.5 克，拌匀后摊在胶布（约 6 厘米×6 厘米）正中约 3 厘米×3 厘米的范围。咳重者贴敷肺俞穴，喘重者贴敷膏肓俞，咳喘均重者可同时贴敷以上四穴，待症状好转后再改用两穴。如有外感，加贴风门穴。药物贴敷 20 小时后撕下，休息 1 日，再照原法贴敷，每周 2～3 次。症状消失后，改为每周 1 次，连贴 2 个月。

 ## 小青龙加石膏汤治急性支气管炎

【组成】 麻黄、桂枝、白芍、干姜、细辛、五味子、大枣、甘草各 20 克，半夏 30 克，生石膏 120 克。

【用法】 水煎服，每日 1 剂，分 2 次服。

【功效】 温化水饮，开郁清降。

【主治】 寒饮郁肺，失其肃降。

【病例】 观察治疗急性支气管炎患者 100 例，全部治愈。疗程最短者 1 天，最长者 6 日，平均疗程为 3.2 日。治疗刺激性干咳病例平均疗程为 2.1 日。

张××，女，37 岁。于 1979 年 12 月 27 日开始诊治。患者于诊前因淋雨受凉而发病，初恶寒发热、咽痒、咳嗽，西医诊为急性支气管炎。用过青链霉素、庆大霉素、棕色合剂、非那西丁、可待因等药物，用药后仍然咳嗽频剧，咳时弯腰曲背，小便自遗。常夜不能寝，心烦，其舌淡、苔薄白，脉浮紧。投以"小青龙加石膏汤"，服完 2 剂，病告痊愈。

按：方中细辛等药用量较大，遇体弱等情况可酌减。

【来源】 熊永厚，四川中医。

 ## 肺脾益气汤治慢性支气管炎并发肺气肿

【组成】 党参 15 克，黄芪、当归、白芍、焦术、茯苓、制半夏、紫菀、山茱萸肉各 9 克，陈皮、远志、旋覆花各 6 克，煅牡蛎 30 克（先煎），麻黄 2 克，桂枝 1.5 克、防风 1.5 各克。

【用法】 水煎服，每日 1 剂。

【功效】 培土全生，补脾益肺。

【主治】 肺脾气虚。

【病例】 临床共观察治疗 7 例，分别服药半年至 1 年余，均获较好疗效，部分病例达到临床基本治愈。

张××，男，51 岁，工人。于 1978 年 1 月 16 日来就诊。患者患慢性支气管炎已 10 年余，并发肺气肿近 6 年，嗜烟酒（已戒），面色萎黄，每至冬季复发，咳嗽，痰白，胸闷，早晨尤甚，动则胸不舒，气促加重，胃纳差，夜寐不安，脉沉细而弱，舌淡胖，苔薄白。西医检查：一般情况尚可，心界不大，心律齐，两肺呼吸音弱，腹平软，肝上界第七肋间，肋下 2 厘米，脾未触及。胸透：两肺纹理增粗，透亮度增加，诊断为慢性支气管炎合并肺气肿。中医辨证系肺脾气虚。治宜培土生金，敛纳肺肾之气。投以"肺脾益气汤"。服药 30 剂后去麻黄、桂枝。坚持服药至 1978 年 12 月 7 日，前后共服 122 剂，此时眠食转佳，痰少咳止，已能上夜班工作，并能上山锻炼身体。于 1979 年 3 月胸透检查，右下肺纹理稍增重，两肺未见实质病灶，心膈无特殊。尔后改用都气丸、百合固金丸各 10 克，每日早、晚交替服用，至夏季停服所有药物，健康状况一直良好，冬季亦未见复发。

按：此"肺脾益气汤"乃由四君子汤方加减而成。临床实践证实，以此方为基本方，若再结合具体患者情况加减应用，对于慢性支气管炎合并肺气肿者，治疗效果是可靠的，唯要坚持服用。

【来源】 杨锡安，浙江中医。

 ## 哮喘贴脐方治哮喘

【组成】 麻黄、吴茱萸、白芥子各适量。

【用法】 上药共研细末，加姜汁少许共捣成糊状备用。用时将药塞入患者脐孔内，压紧按平，外以胶布固定，2日换药1次。

【临床】 此方治疗寒性哮喘，一般10～15天可痊愈。

【来源】 谭孝清，《四川中医》。

失哮散治哮喘

【组成】 干地龙、炙皂荚各15克，炙水蛭、蜈蚣各10克，麻黄6克，蟾酥150毫克，参须3克。

【用法】 将上药干燥后研末，装胶囊，体盛者每次服6克，体弱者每次服3克，每日3次，参须3克煎汤送服。

【临床】 此方治疗支气管哮喘49例，近期痊愈41例，有效6例，无效2例。

【病例】 彭×，男，61岁，农民。哮喘反复发作34年，长期应用激素、氨茶碱、抗生素等药物治疗，只能暂缓解。痰多而稀，舌紫暗，苔白腻，脉细数，近年来发作频繁，3天前因受凉而哮喘骤发，持续3天，服西药不解。端坐呼吸，喉中哮鸣，有痰鸣声，不能平卧，气促胸闷。投失哮散，每次服6克，参汤送服，每天3次。第1天服2次后哮喘消失，诸症悉减。以后减为每次服3克，每天1～2次，并加服七味都气丸善后，随访1年余未发。

【来源】 鄢声浩，《湖南中医杂志》。

重剂小青龙汤治疗支气管哮喘

【组成】 炙麻黄15克，桂枝、五味子、干姜各9克，制半夏、白芍各30克，细辛6～9克，甘草9～15克。

【用法】 每日1剂，水煎2次，分2次服。

【临床】 治疗6例哮喘发作，经中西药治疗无效者一般在服药30分钟后喘平，服2～3剂后稳定，后以益气固本，补肾纳气之品调理，以巩固疗效。

【病例】　骆××，女，32 岁。1980 年 11 月 14 日因"哮喘持续状态"住院。患哮喘 15 年，常发作，入冬尤甚，受凉即发；胸闷气急，身寒肢冷，日轻暮重。以"支气管哮喘继发感染"给予抗菌、平喘等中西药治疗 1 月之久，哮喘未能缓解。中医辨为寒邪束肺，痰湿壅阻，肺气上逆。处以上方，细辛用 6 克，甘草 15 克，加旋覆花（包煎）10 克。水煎 2 次，合药液，睡前顿服。药后 30 分钟，喘渐平，自觉身热，平卧入睡。停用一切西药，继服 1 剂巩固疗效。后用益肾纳气，固本培元善后。

【来源】　《上海中医药杂志》1981 年第 12 期。

蒲氏哮喘便方治哮喘

【组成】　高粱酒 500 毫升（麻油亦可），麦芽糖 500 克。

【用法】　将麦芽糖放在酒内浸化，冬至起，每夜饮 1 杯（不能喝醉），服至九九尽止，年年照此，久服自愈。

【病例】　赵×，男，69 岁，1979 年 10 月 8 日就诊。自述咳嗽已数十年，近十多年来常常咳嗽气喘，寒冬加重，气短，坐卧不宁，曾经中西医诊治乏效。平时自备麻黄素、氨茶碱等，初时尚能减轻症状，久之虽量加数倍亦难取效。面青唇紫，大便干燥，尿黄，痰黏，口干苦，舌红，脉浮数无力。症属热性哮喘。先以西药缓其标，继以蒲氏哮喘便方入九（冬至）开始服用，八九某日去病家，见患者安然。1980 年冬又如法服用，哮喘明显好转。1981 年冬再服，已不再咳喘，步行几十里而无不适。

【来源】　《四川中医》1983 年第 3 期。

都气丸加味治老年哮喘

【组成】　熟地、丹皮、泽泻、淮山药、五味子、山茱萸肉各 10 克，茯苓 20 克，枸杞子、补骨脂、巴戟天各 15 克，胡桃肉 12 枚。

【用法】　水煎服，每日1剂。于早、晚饭后1个半小时后服200毫升。1个月为1个疗程。服药期间忌食生冷油腻，避免受凉。

【临床】　经治16例老年哮喘症，有效（症状消失，经两个冬春未复发）7例；好转（症状消失，入冬间有复发，但症状明显减轻，服药仍有效）8例，无效1例。

【病例】　王××，男，58岁，干部，1984年11月3日初诊。哮喘6年，肺气肿2年。至诊时因天气寒冷喘促，咳嗽痰多，动则加重；口唇淡紫，面色白，虚汗津津，舌淡红、苔薄白，脉虚滑数。此为肾阳虚极，不能摄纳，肾气上奔，发为喘血。治以温补肾阳，固摄下元，纳气喘。以上方加减调治2个疗程，呼吸自如，重返工作。后以此方制成药丸，服用3个月，随访两个冬春，至今未见复发。

【来源】　《新中医》1989年第6期。

 鲜蚌银菊汤治支气管肺炎

【组成】　鲜蚌5～7只，金银花、菊花各20克。

【用法】　鲜蚌以壳薄、色黄、肥大者为佳，将其蚌置木炭火上，蚌壳微张开而其液体未流出时，即将液体从蚌体内倒出，与金银花、菊花煎剂混合，待凉服用，每日1剂。

【功效】　清热止咳。

【主治】　风热犯肺，肺燥发热。

【病例】　李××，女，50岁，农村妇女。发热咳嗽，头痛。经某医院检查诊断为"支气管肺炎"，治疗后胸痛、头痛减轻，余症如常，仍发热、咳嗽，痰稠黄，渴喜冷饮，胃纳甚差，唇舌红、苔黄津少，六脉细数无力，人体消瘦，倦怠思睡。症系风热犯肺，投以"鲜蚌银菊汤"。服药1剂诸症大减，精神转佳，知饿索食。服完3剂，诸症皆除，病获痊愈。随告以饮食调理，而完全康复。

按："鲜蚌银菊汤"治疗流行性感冒、上呼吸道感染等疾患也均能收到良好的效果。不少患者服下此药之后，有甘泉凉彻肺腑之感。

【来源】 邓超振，广东中医。

 ## 三子养亲汤加味治肺气肿

【组成】 苏子、白芥子、莱菔子各 10 克，生山药 60 克，元参 30 克。

【用法】 水煎服，每日 1 剂。

【功效】 扶正祛邪，标本兼顾。

【主治】 痰涎壅盛。

【病例】 应用"三子养亲汤加味"治疗多例肺气肿咳喘患者，均获得良好疗效，一般服药 1～3 剂后即可见效，服至 10 剂多可临床治愈。

高××，男，67 岁。1977 年 3 月因气喘病重而来求治。患者咳喘已 8 年，经常需服用氨茶碱等药物。症见：咳嗽气喘，呼吸困难，痰极多质黏，带有泡沫，胸满闷痛，且伴有头昏无力，心烦，口干渴，饮不多，舌红赤少津，脉细数，胸透诊为肺气肿。症属痰热久蕴，肺阴受损，阴虚则生内热，热甚则炼液成痰，痰阻气逆，则喘症发作，乃正虚邪实，虚实夹杂之症，治宜扶正祛邪，标本兼顾。投以"三子养亲汤加味"。服药 3 剂，诸症大减，咳喘大见好转。继服 3 剂，诸症皆消，多年之喘症，竟然顿除。随访到今已 3 年未见复发。

按："三子养亲汤加味"善治老年人咳喘气逆。痰多胸痞，痰多则气滞，气郁则生火，所以用苏子降气行痰，白芥子畅膈除痰，莱菔子消食化痰，使气顺痰消，咳逆自平。故用此方以治标实。山药色白入肺，味甘归脾，液浓益肾，故而能补肺、补肾、兼补脾胃，其性能滋阴又能利湿，能滑润又能收涩，最善宁嗽定喘，且其性甚和平，故重用之。元参色黑，味甘微苦，性凉多液，气薄味厚，善滋阴液而能降，其中心空而色白，是也能入肺以清肺之燥热，疗肺热咳喘最宜。故用此二药治本虚而兼清虚火，且山药、元参并用，大能止咳定喘，张纯氏早倡其言，再与三子合方，扶正祛邪，实乃老年痰喘之效方也。

其"三子养亲汤"方源自《韩氏医通》。

【来源】 刘长天，陕西中医。

加减桂枝龙牡汤治肺气肿

【组成】 龙骨 20 克（先煎），牡蛎 30 克（先煎）、代赭石 30 克（先煎），桂枝 2～5 克，白芍、当归、炙苏子（包煎）、麦门冬各 10 克，太子参 15 克，五味子 5 克，沉香 3 克（后下）。

【用法】 水煎服，每日 1 剂。舌光、咽干、痰带血者去桂枝，加石斛、北沙参；咳痰加款冬花、百部、炙紫菀；自汗加炙黄芪；苔腻加二陈汤；病情稳定后可加山药、冬虫夏草等调补更佳。

【功效】 纳肾，定喘。

【主治】 肾不纳气，气虚喘咳。

【病例】 陆××，男，60 岁。1979 年 4 月 2 日初诊。每日午后咳嗽气急难平，怕冷、心悸，头昏，胸闷，自觉虚火上升，夜半苦于脘中气冲。脉虚弦，舌淡红，边有齿痕。X 光透视提示：肺气肿、左侧胸膜炎、肺结核吸收期。投以"加减桂枝龙牡汤"，服药 3 剂后于 4 月 7 日复诊，患者气急平，胸闷除，已能平卧，畏寒好转，夜半气攻亦平，睡眠改善，胃纳增加。遂在上方基础上酌加黄芪、山药、南北沙参、茯苓、薏苡米等调治 20 余天，临床治愈。

按："加减桂枝龙牡汤"应用于老年慢性气管炎、肺心病、支气管哮喘、癔症性喘息等，也均能收到较好的疗效。

【来源】 黄煌，江苏中医。

清热排脓汤治肺脓疡

【组成】 冬瓜子、金银花、蒲公英、生薏米各 30 克，鲜芦根 60 克，桔梗、丹皮、枳实、葶苈子、川贝母、苏子、桃仁各 10 克，黄芩 15 克。

【用法】 水煎服，每日 1 剂，分 2 次服。

【主治】　外感风温病毒，病邪集结在肺，损伤血脉，血受热灼而发生肉腐变痈脓。

【功效】　清热解毒，祛痰排脓。

【病例】　崔××，男，45岁。患者发高热，咳嗽，吐黏脓痰，有臭味，胸部疼痛，呼吸促，口渴，舌质红，苔黄，脉滑数有力。诊断为肺痈。给以"清热排脓汤"服用。服药2剂后，诸症减轻，唯痰仍有臭味，又按原方继续服用，连进5剂。诸症皆除而获痊愈。

按：治疗肺痈首先应辨清虚实，一般以突然高热，咳嗽痰黏有臭味，胸痛，舌质红苔黄，脉滑数有力，属于实证，即以清肺热解毒排脓为主，药量宜大。如因循守量，必致阳亢无制，阴更耗竭。治疗要在未成脓之时见效较速，若已成脓必须治以活血排脓，清热解毒，方能保全肺气与津液，从而得到痊愈。

"清热排脓汤"中之金银花、蒲公英、鲜芦根、黄芩等清肺热解毒；冬瓜子、丹皮、枳实、桔梗、薏米、川贝母等清肺热而排脓；桃仁活血化瘀；葶苈子、苏子等降气泄肺。诸药协同，故能迅收全功。

【来源】　崔洪勋，天津中医。

 ## 瓜蒂桃仁红花汤治肺积血（胸部外伤后）

【组成】　瓜蒂9克，桃仁、红花各30克。

【用法】　水煎，浓服。

【功效】　活血行瘀。

【主治】　肺内外伤积瘀。

【病例】　一男子××，胸部受猛击，重度呼吸困难，翌晨病笃，西医诊其脉搏沉绝，叩诊肺部左右俱呈浊音，充实如肝脏，心音弱微，诊为不治。来此，急予瓜蒂9克，桃仁、红花各30克浓煎顿服，大吐，肺内积瘀亦由咳而咯出，呈黑色，卒庆生还。

按：本案尚载于台湾庄慈祥著《中医用药秘法奇验集》中。庄氏按曰：此病虽云危，究在初起，瘀血尚易推动，然欲其使顿时消散亦属难矣，直达胸部，而后瘀积之血可假逆热倾吐而出，较诸或消或下或针灸诸法尤为便捷确效。

【来源】　黄满荣，台湾中医。

 双青煎剂治肺炎

【组成】　四季青、大青叶、野荞麦根各 30 克，金银花、连翘各 15 克，荆芥、防风、桔梗、杏仁各 9 克。

【用法】　每天 1～2 剂，分 4 次服。除必需输液外，一般不加用任何抗生素及其他药物。

【临床】　此方治疗肺炎 30 例，用药后 3 天以内退热、症状改善，15 天内 X 线显示炎症吸收共 22 例；3 天以上退热，15 天以上 X 线显示炎症吸收及加用西药者共 8 例。

【来源】　王左，《辽宁中医杂志》。

 大蓟根煎剂治肺结核

【组成】　干大蓟根 100 克，猪瘦肉 30～60 克（或猪肺 30 克）。

【用法】　水煎，每日 1 剂，分早、晚连服 3 个月为 1 个疗程。有效而未愈者可继续服第 2 个疗程，2 个疗程未愈者停药。服药期间停用西药抗结核药。

【临床】　此法治疗肺结核 26 例，其中痊愈 4 例，好转 17 例，无效 5 例。

【病例】　陈××，男，57 岁。胸片证实为右上浸润型肺结核，用西药治疗半年多，病情未见好转。诊见：咳嗽、胸痛、盗汗、消瘦。经用上方治疗 1 个疗程，胸片复查结核病灶比原来缩小 1/2 以上，咳嗽、胸痛、盗汗基本消失。体重由治疗前的 46 千克增加到 52 千克，血沉由治疗前的 60 降为 38。第 2 疗程结束时胸片复查，右上肺病灶已完全吸收钙化血沉降至 15。随访 1 年未再复发。

【来源】 萧天仁，《浙江中医杂志》。

 椒目瓜蒌汤治渗出性胸膜炎

【组成】 椒目、生姜各 10 克，橘红、半夏、桑皮、全瓜蒌各 12 克，茯苓 15 克，苏子、葶苈各 6 克。

【用法】 每日 1 剂，水煎服。

【病例】 靳×，男，23 岁。1 周前不慎受凉，即出现右侧胸痛、气短、咳嗽、咯白黏痰、舌暗红、苔白腻中微黄、脉弦滑。X 线片揭示右肺底积液。辨证为痰饮阻于胸胁，宜泻肺逐饮，健脾化痰为主，佐以清热散结。方用椒目瓜蒌汤加减，连服 2 周，症状消失，X 线片复查示右侧膈肌粘连。继以前方加桔梗、枳壳各 10 克，宣降气机，桃仁、红花活血祛瘀，消除粘连而痊愈。

【来源】 赵鹏辉，《陕西中医》。

 三参菊花饮治胸痹

【组成】 赤丹参、党参、参三七、白菊花各适量。

【用法】 各药用量按悸、闷、痛三症轻重，并结合舌脉及血压分别侧重。以悸、闷为主，重用党参、白菊花；以痛为主，重用丹参、参三七；血压偏高者，重菊花轻党参；痛症不重，可去参三七。本饮以沸水泡服，取效不亚煎剂。

【临床】 笔者以本方治疗 89 例胸痹症（包括冠心病、风心病、病毒性心肌炎、肺心病），治愈 12 例（症状消失、心电图复查正常，病情稳定 2 年以上未复发），有效 69 例（症状基本控制，情绪波动或过劳后偶有出现），无效 8 例（服药后仍反复发作）。药后缓解症状最短 7 天，最长 1 个多月见效。

【来源】 《新中医》1987 年第 4 期。

益心汤治疗胸痹

【组成】 党参、丹参、黄芪各 15 克，葛根、赤芍、川芎各 9 克，山楂、决明子各 30 克，菖蒲 4.5 克，降香 3 克。

【用法】 上药熬煎浓缩成 100 毫升，每次 50 毫升，每天服完。

【临床】 益气养心，活血通络。

【病例】 张×，男，58 岁。冠心病多年，胸闷作痛，痛彻项背；伴心悸气短，神疲乏力，怔忡少寐，遇劳则发；舌紫、苔薄白、脉细涩、时有歇止脉。心电图示Ⅱ度室传导阻滞，房性早搏，偶见室性早搏。诊断为快慢综合征。年近古稀，气虚血瘀，心脉受阻，不通则痛。方用益心汤，琥珀粉 1.5 克（另吞）。服药 10 剂，精神佳，胸闷大减，心悸怔忡亦安。舌红、苔薄黄腻，脉弦细。药已对症，原方继用 3 个月，胸闷作痛消失，余症好转，复查心电图正常。随访多次，胸痛未发。

【来源】 《江苏中医》1992 年第 4 期。

治肝炎良方

方一 焦决明子 10 克，煮浓汁，对入大半碗稠粳米粥内，加麦芽糖 30 克。

特点：清肝明目，有类似咖啡的香味。

方二 嫩马兰头（鸡儿肠、泥鳅串）50 克切碎，在稠粳米粥内烫熟，加盐、味精、麻油适量。

方三 青垂盆草叶 25 克，入粳米粥烫熟，加盐、味精、麻油各适量。

特点：清肝祛火。

方四 金银花露 30 克，对入大麦片粥 500 克，葡萄糖 50 克。

特点：清热、解毒、舒肝。

奇效中华验方

方五 嫩茵陈叶 25 克，入粳米粥内烫熟，加盐、味精适量。

特点：清热利湿，可退黄疸。

方六 绿豆 25 克，粳米 25 克同煮粥，加葡萄糖 50 克。

特点：清热解毒，保肝。

方七 大、小蓟嫩苗挤汁 50 克，对入大麦片粥，加葡萄糖 50 克。

特点：清肝凉血，有一定的降血压作用。

方八 红梅梢（茅莓，天青地白草）的果子 10 个，加入大麦片粥，加葡萄糖 20 克。

特点：酸甜可口，清热解毒，滋养肝阴。

方九 嫩菥蓂（遏兰菜、大荠、败酱草）挤汁 50 克，对入粳米粥，加盐、味精、麻油各适量。

方十 绿菊花瓣 30 克洗净，用葡萄糖拌后，撒在大麦片粥上。

方十一 青桑叶 10 克，切成细丝，拌入粳米粥内烫熟，加盐、味精、麻油适量。

特点：清肝明目。

方十二 鲜地耳 25 克与粳米同煮粥，甜、咸自便。

特点：清肝、滋阴。

方十三 地梨小丁 50 克，葡萄糖 50 克，拌入沸粳米粥煮熟。

方十四 黄洋桃（五棱阳桃）2 只切碎，加蜜糖 250 克渍 3 天后，每天清晨用 40 克蜜洋桃，拌入粳米粥内。

方十五 猕猴桃果酱 50 克，拌入粳米粥内。

方十六 番茄小丁 30 克，胡萝卜、芹菜末、猪油各 15 克拌入粳米粥烫熟，盐、味精各适量。

特点：清肝、滋阴、养肝。

方十七 墨旱莲汁 50 毫升，麦芽糖 50 克，拌入粳米粥。

特点：养肝、清肝、凉血。

方十八 大田螺 10 个，挑肉去尾，加盐、味精、葱、姜、酒等调料若干，入沸粳米粥内烫熟。

方十九 泥鳅 5 条，加盐、酒、味精等调料适量，放烘箱里烘干，研粉；每次 10 克，拌入粳米粥内。

特点：味鲜美，滋阴、养肝。

方二十 大鲍鱼 3 个，连壳烫熟，将肉切碎放在汤里煮粳米粥，加葱、姜末、酱油、味精、麻油各适量。

特点：清肝、养阴、潜阳、可止肝风头晕。

方二十一 绿心黑豆、白粳米各 25 克，同煮粥 1 碗，甜、咸自便。

特点：温补肝肾，适用于虚寒性肝炎。

方二十 二猪肝 100 克，小茴香 5 克，同煮熟后去茴香，加糖、酱、油、酒，再用小火煮 10 分钟；取出猪肝切碎，拌入粥内，加入酒、葱、姜末各少许。

特点：补胆温经，适于虚寒型肝炎。

方二十三 五味子冲剂 1 块（或五味子粉 5 克，白糖 30 克），拌入粥内。

特点：补肝、宁神、降血压。

方二十四 杭白芍 50 克（磨粉），每次取 5 克与粳米煮粥，加麦芽糖 30 克。

方二十五 鲜车前子 25 克，煎水取汁，与粳米煮粥，甜、咸自便。

特点：养肝、清热、解毒、利水。

方二十六 红枸杞子 20 粒，入沸粳米粥内煮熟（鲜的为佳，可不必煮，略烫一下即可），加麦芽糖 30 克。

方二十七 女贞子 10 克，煎水取汁，与粳米煮粥，加麦芽糖 30 克。

方二十八 墨桑椹 10 个洗净，加蜜糖 30 克，拌入粳米粥。

方二十九 红覆盆子 20 个，蜜糖 30 克，拌入粳米粥内。

特点：养肝明目。

方三十 紫云英 25 克，切碎，入粳米粥烫熟，加盐、味精、麻油各适量。

方三十一 野白菜 25 克，切碎，入沸粳米粥烫熟，加盐、味精、麻油各适量。

方三十二 菊花脑（菊花菜）25 克，切碎，入沸粳米粥烫熟，加盐、味精、麻油各适量。

特点：清热养肝。

方三十三 鲜蘑菇片 50 克，盐、味精、麻油各适量，入沸粳米粥略烫。

特点：养阴保肝，对传染性肝炎效佳。

方三十四 灵芝 10 克，煎浓汁，对入稠粳米粥内，加麦芽糖 30 克。

特点：补肝、宁神。

方三十五 大头菜籽 10 克，煎浓汁，对入稠粳米粥，加麦芽糖 30 克。

方三十六 蜂房 5 克，煎浓汁，对入稠粳米粥，加蜜糖 30 克。

特点：清肝解毒。

方三十七 甲鱼 1 个（1 千克重为好），去内脏炖烂，加葱、酒、姜、盐、味精各适量，再炖入味后鱼肉做菜，鱼汤熬粳米粥。

方三十八 乌龟 1 个（1 千克重为好），分离壳肉做菜，去内脏，将肉、壳加葱、酒、姜、盐、味精各适量，炖入味后，龟肉做菜，龟肉汤熬粳米粥。

特点：滋阴潜阳，调补肝肾，软坚，特别适于有轻度肝硬化者，入冬后服较好。

方三十九 水发金针菜（萱草、忘忧草、黄花菜）25 克（鲜金针更好）切碎，入粳米粥同煮，加盐、味精、麻油各适量。

方四十 大佛手 1 个，切末，加蜜糖渍 3 日，每日清晨取 50 克拌入粳米粥。

特点：舒和肝气，消痰化浊。

方四十一 荠菜 25 克，盐、味精、麻油各适量，入沸粳米粥内烫熟。

方四十二 蓬蒿菜（好菜）25 克，盐、味精、麻油各适量，入沸粳米粥内烫熟。

特点：清肝、凉血、护肝。

方四十三 肝麦苗 1 把，煎水取汁，与粳米同煮粥，加葡萄糖 50 克。

方四十四 青糯稻苗 1 把，煎水取汁，与粳米同煮粥，加葡萄糖 50 克。

方四十五 苦瓜末 10～25 克，加盐、味精略腌一会儿，加入沸粳米粥内烫熟。

特点：清肝、舒透肝气。

方四十六 黑洋酥（黑芝麻与糖轧的粉）30 克，拌入粳米粥内。

特点：养肝、明目、乌发、有一定的抗脂肪肝作用。

方四十七 宝塔菜做酱菜 7 枚，配粳米粥吃。

方四十八 小黄瓜 30 条，加糖、醋、盐适量腌渍，每天取 3 条配粳米粥吃。特点：有清肝、解毒作用。

 ## 治黄疸型肝炎验方

黄疸型传染性肝炎，是由肝炎病毒引起的一种传染病，临床以全身皮肤及两眼巩膜深黄色，尿浓茶色小便，全身乏力，不思饮食，厌油腻、肝区疼痛、肝脏肿大及肝功能损害为特点。治疗本病，采用单味草药凤尾草，常收到较好疗效。

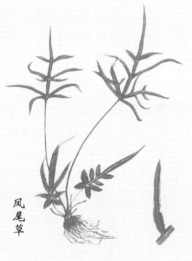

凤尾草

【组成】 凤尾草 60 克，红枣 10 枚，冰糖 15 克。

【用法】 水煎，每日 1 剂，2 次分服，连服 15 天为一疗程。

取适量凤尾草洗净，加少许白糖捣烂成浆，取食指肚大小 1 团，敷在左手戴表处内侧，用纱布包好，过约 10 小时皮肤感到灼热起泡时除去，用经酒精消过毒的针刺泡至黄水流尽。2～3 日全部退黄，10 天左右康复（刺破处涂点抗菌药物，如红霉素软膏等）。

 ## 治门静脉肝硬化方

门静脉肝硬化：鲜鲤鱼 500 克，去鳞去脏，赤小豆 50 克，加水煮熟，不加调味，每日早饭时 1 次服尽。长期坚持必有疗效。

螃蟹治湿热黄疸方

治湿热黄疸：蟹烧存性研末，以酒和丸，如梧桐子大，共服 50 丸，白汤调服，日服 2 次。

治疗胆石症的良方

胆石症的诊断目前并不困难，但要以内服药消除其结石却非易事。许多胆石症患者常因反复发作缠绵不愈而非常苦恼，且畏惧手术，希望能靠服药来治疗胆结石。现向胆结石患者介绍一个中药良方：用明矾、玄明粉各 500 克（一般中药房都有供应），将 2 味研极细末均匀拌和，装入空心胶囊；可用一点装一点，置干燥阴凉处保存。1 粒约 0.5 克，每次服 4 粒，1 日 3 次，饭后温开水送服，连续服用 1～2 年。绝大多数能改善症状。

华佗治肝痛神方加味治肝脓疡

【组成】 当归、生甘草、柴胡、龙胆草各 10 克，金银花 60～100 克，连翘、蒲公英、白芍、茵陈各 30 克，栀子 15 克。

【用法】 水煎服，每日 1 剂。

【病例】 张××，男，2 岁。反复寒战高热，右肋疼痛 10 余天，伴口苦口臭，食欲不振，大便秘结，小便短赤。体温 39.8℃，肝区叩击痛（＋＋＋），肝肋下 4 厘米，压痛明显。超声波检查见右腹前线第 8 肋间至腹中线第 9 肋间，可见一波平段。粪检 3 次发现阿米巴原虫。诊断为肝脓疡。经用青链霉素及红、氯霉素等治疗，未见好转，而求治于中医。来诊时舌质红赤、苔黄厚腻，脉弦数。此为肝胆湿热，结毒成痈，乃用上方治之，3 剂后热退，右肋痛减轻；再进 3 剂，超声波检查液平段已消失。再以上方去栀子、龙胆草，加沙参、麦门冬调治1周痊愈。随访1年未见复发。

【来源】 《浙江中医杂志》1990年第7期。

三草煎剂治疗急性病毒性肝炎

【组成】 白花蛇舌草30克，金钱草20克，益母草10克。

【用法】 上药加水600毫升，浓煎去渣取汁400毫升，加糖适量，每日3次，每次服100毫升，连服2周为一疗程。儿童剂量减半。

【功效】 清热解毒、利湿退黄、散结消肿。

【临床】 共治93例，治疗1个疗程后检查，治愈90例，显效3例，总有效率达100％。3年后，随机对其中的71例作了追访，未发现慢性或迁延性肝炎病变及其他损害，肝功能多次复查未见异常。

按：本组病例，除服三草煎剂外，每天静脉滴注10％葡萄糖溶液500～1500毫升、维生素C13克、维生素B₆50～100毫升，口服酵母、多酶片外，均不用其他护肝药物。中医认为，本病多因湿热之邪，侵犯肝胆，肝胆失于疏泄所致。白花蛇舌草有清热解毒，利湿退黄、散结消肿功效。药理研究，认为其能有效地对抗病毒对肝细胞的炎性损害和变态反应，防止纤维化和癌变；金钱草利胆退黄，利湿解毒，能促进胆汁代谢，加快黄疸消退；益母草活血化瘀，利尿消肿兼解毒。药理研究，其能降低血液黏稠度，直接扩张血管等作用，从而改善肝脏血流和供氧，使受损的肝细胞及时修复与再生。三药合用，使邪去正安，收满意疗效。且药源广，无毒副作用。

【来源】 《浙江中医杂志》1992年第4期。

益肾清解汤治慢性乙型肝炎

【组成】 巴戟、肉苁蓉、制首乌各20克，仙灵脾、菟丝子、丹参、黄芪、白芍、黄柏各 15 克，虎杖、旱莲草各 30 克，晚蚕砂、郁金各 10 克。

【用法】 水煎服，每日 1 剂。

【临床】 用于治疗慢性乙型肝炎及 HBV 长期携带者。其临床症状、肝功能、HBV 抗原体系统各项指标均有较显著的改善。

按：益肾法在临床功用中具体为温肾滋肾，兼顾肝脾，扶正与祛邪并用，重在温补扶正。既提高机体免疫力，又抑制其免疫反应，减轻肝组织损伤。补肾阳宜选用温而不燥之品，如巴戟、菟丝子、仙灵脾、肉苁蓉等，滋肾阴宜选用滋而不腻之品，如生地、枸杞子、首乌、旱莲草等。肾阳偏衰时以温肾阳为主，同时益肾气，滋肾阴以助肾阳化生；肾阴偏衰时以滋肾阴为重，同时温肾阳，补肾气以助肾阴生化。当视肾阴肾阳孰盛孰衰，于阴中求阳，阳中求阴，灵活调理，以平为期。

慢乙肝患者临床始终以"肾虚挟湿兼瘀"为主要矛盾。针对病因，兼顾肝脾。益气健脾常用党参、黄芪、白术。张锡纯谓"黄芪性温而升，以之补肝，原有同气相求之妙"。清热利湿解毒则多用黄柏、虎杖、猪苓、薏苡仁，苦而不甚寒，利而不伤阴。药理实验证明：黄柏、虎杖对抑制和杀灭 HBV，降低和清除 HBSAg 有显著的、肯定的作用，且能治疗因体液免疫亢进出现的肝外损害。猪苓淡渗利湿，不仅对 HBV 及其复制指标具有显著的抑制作用，而且所含猪苓多糖具有显著免疫增强效果，正所谓"以通为补"，与益肾药有异曲同工之妙。本病病位在血脉，病久入络，多兼气滞血瘀之症，症见肝区刺痛，齿衄，红丝赤缕，妇女月经量少、色黑、有块，或量多、色红、难尽，舌有瘀斑瘀点，脉细涩等；肝穿刺可见明显的肝纤维化改变。常选用丹参、郁金以理气活血化瘀。丹参既能清除肝脏的胶原蛋白含量，又能促进肝纤维的重吸收，预防和治疗肝硬变。笔者根据上述理论指导自制益肾法，在慢乙肝治疗中具有整体调控和局部侧重双重优势，证明"治肝多用补"的理论是十分正确实用的。临床所见，以肾之阴阳虚损为主的病例，细胞免疫功能大多低下，抗原抗体系统检验可能正常或趋向正常，此病应重在温补扶正，做到温阳不助火，滋阴不碍湿，清热不损阳，利湿不伤阴，祛瘀不动血，就能灵活运用益肾法，提高本病的治疗效果。

【来源】 《新中医》1991年第9期。

灭澳汤治乙型肝炎

【组成】 茵陈、鸡骨草、白花蛇舌草各30克，桑椹、山楂、丹参各15克，白芍12克，柴胡、枳实各10克，玄胡、郁金、炙甘草各9克。

【用法】 每日1剂，水煎2次，分早、晚各服1次，13岁以下用量酌减，30天为1个疗程。

每1个疗程结束后复查1次肝功能和乙型肝炎抗原，同时观察临床症状和体征，一般不超过4个疗程。

【临床】 此方加减治疗慢性乙型肝炎53例，临床治愈21例，显效20例，好转9例，无效3例。

【来源】 罗日升，《陕西中医》。

芪茜汤治肝硬化

【组成】 黄芪、红花各20克，茜草、炒白术各15克，莪术30克，姜黄6克，白矾2克，生甘草12克。

【用法】 每日1剂，水煎服。

【临床】 此方治疗早期肝硬化78例，显效37例，好转23例，改善10例，无效8例。

【来源】 高荣慧，《辽宁中医杂志》。

软坚化瘀散治肝硬化

【组成】 大黄、赤芍、葫芦、虫笋、五味子、半边莲、马鞭草各60克，杏仁、虻虫、黄芩、蛴螬各40克，牛膝、桃仁、生地、甘草各50

克，水蛭 30 克。

【用法】 上药共研细末，每天 3 次，每次 10 克，温开水冲服。

【临床】 此方治疗肝硬变腹水 34 例，痊愈 10 例，显效 12 例，有效 10 例，无效 2 例。

【病例】 王×，男，55 岁。1978 年以来多次以乙型肝炎、肝硬变住院治疗，无明显效果。常感腹胀、恶心、下肢水肿。检查：神清，膜无黄染，胸部可见蜘蛛痣，腹膨隆，腹壁静脉曲张，肝右肋下 2.5 厘米、质硬，脾左肋下质硬，腹水呈阳性，膝关节以下凹陷性水肿。诊为肝硬化合并腹水。每天服软坚化瘀散 3 次，每次 10 克。6 周后腹水消失，身体逐渐恢复。但出现牙龈出血、鼻出血，检查血小板正常。给茜草黑糖煎剂后症状消失，复查肝功能各项指标正常。再以该药每次 5 克，每天 2 次，口服半年，病情稳定，可以上班，随访未见复发。

【来源】 王志一，《陕西中医》。

 ## 降脂复肝汤治脂肪肝

【组成】 生山楂、制首乌各 30 克，丹参 20～30 克，益母草 15～30 克，菊花 20 克，白芍、草决明各 15 克，醋柴胡 10 克。

【用法】 每日 1 剂，水煎成 360 毫升，分 3 次服，每次 120 毫升，28 天为 1 个疗程。

【临床】 此方治疗脂肪肝 35 例，4 个疗程后，临床治愈 15 例，显效 8 例，有效 10 例，无效 2 例。

【病例】 张×，女，44 岁。因腹胀、肝区胀痛伴口苦、溲黄而就诊。患者形体肥胖，腹部稍隆起，肝肋缘下 1.5 厘米、质中等硬；舌质红、体胖边有齿印，苔薄黄，脉弦细。服降脂复肝汤 1 个疗程后，腹胀、乏力、肝区胀痛、口苦均消失。B 超复查肝脏较前缩小，原方继服 3 个疗程经复查达到临床治愈。

【来源】 李书奎，《陕西中医》。

化脾散治肝脾肿大

【组成】　鳖甲、穿山甲各适量。

【用法】　上药研细末，每次 4 克冲服。

注：该方有腥臭味，对消化道有轻度刺激，以用蜂蜜调服或饭后服为佳。

【临床】　此方治疗肝脾肿大 100 例，显效 78 例，无效 22 例。

【病例】　宋×，女，27 岁。自述乏力纳差，腹胀，肝区不适 2 年，伴头晕、牙龈出血半年，于 1986 年 8 月 12 日以慢性迁延性肝炎入院。症见面色晦暗，颈部有 2 个蜘蛛痣，口臭，牙龈渗血，肝肋下 1.5 厘米、脾肋下 3.5 厘米，质中等硬度。诊为慢性迁延性乙型肝炎，肝脾肿大。口服化脾散 2 个疗程，临床症状消失，肝肋下未扪及，脾肋下侧卧时刚扪及，临床痊愈。随访 2 年未发现肝脾肿大及血小板低下。

【来源】　殷义才，《陕西中医》。

加味良附丸治急性胃炎方

【组成】　高良姜 6～15 克（酒炒），香附 9～15 克（醋炒），青皮 9 克，郁金 9～18 克，砂仁 9 克。

【用法】　水煎服，每日 1 剂。

【功效】　理气止痛，温中散寒。

【临床】　应用"良附丸加减"方，临床上已治疗因饮食生冷而患急性胃炎的患者数百例，均获良好疗效。尤其是对于治疗青少年患者，效果尤佳，一般服药 1～3 剂即愈。

按：实践体会到，在临床上只要是苔白，而舌质不红，脉沉滞而不弦劲的肝胃气痛、寒痛，投以"良附丸加减"方均可奏效。然而，肝胃有郁火或胃阴亏竭，舌质红绛者忌用。

【来源】　祝汉臣，山东中医。

温胃止痛汤治慢性胃炎方

【组成】　桂枝、砂仁、炮姜、白芍、云苓、当归、元胡各9克，吴茱萸6克，丁香3克，红枣3枚，白术12克。

【用法】　水煎服，每日1剂。

【功效】　温中散寒，理气止痛。

【主治】　脾胃虚寒。

【病例】　观察30例慢性胃炎患者，采用"温胃止痛汤"治疗，均取得了满意的效果。

伍××，男，31岁，农民。于1970年3月6日初诊。胃脘胀痛已多年，时发时止，按之痛减，喜热畏寒，口吐清水，痛时肢冷，舌质淡，苔薄白，脉沉迟，症属脾胃虚寒，感受外邪，脾阳不运，寒凝气滞所致。治宜温中散寒，理气止痛。方用"温胃止痛汤"加减，共服药6剂，诸症皆除，唯食后腹有胀感，再嘱其服用香砂六君子丸，以善其后。

按：慢性胃炎为现代医学诊断名称，属于中医之"胃痛"范畴。按中医之辨证，胃痛可分为脾胃虚寒型、肝气郁结型、气滞血瘀型、食滞型等类型。此"温胃止痛汤"主治脾胃虚寒型，脾胃虚寒乃中阳不运，感受寒邪，寒凝气滞而疼痛。因此用"温胃止痛汤"温中散寒，理气止痛，其阳气得复，诸症自除矣。

【来源】　万孟仪等，江西中医。

荣胃散治萎缩性胃炎方

【组成】　西洋参、金钗石斛、白木耳、香蘑菇、灵芝各60克。

【用法】　共为细末，装入胶囊，每日3次，每次3~4粒；可单独服用，也可作辅药用。

有瘀血征象者加田三七 60 克；脾阳虚者，西洋参改用红参 60 克；贫血明显者加用胎盘 1 具。

【功效】　荣胃散瘀。

【主治】　脾胃虚挟瘀。

【病例】　胡××，男，40 岁，军队干部。患萎缩性胃炎已 5 年，经常上腹隐痛，时轻时重，食欲不振，面色白，舌质紫黯，苔白，曾数次反复呕血、黑便，在某院作过抢救治疗。经纤维胃镜检查，胃窦部充血水肿，红白相间，并有许多结节，取活检，病理报告未见癌组织，诊为萎缩性胃炎。曾服用中药治疗五年，再作胃镜检查，未见好转。来此诊治，投以丹参饮失笑散方并加三七，以荣胃散（加三七）作辅用药，治疗 8 个月余，胃镜检查为浅表性胃炎，结节消失，红白相间区缩小，自觉症状明显减轻。嘱其继续服荣胃散，以巩固疗效。

按：临床实践证明，荣胃散对于恢复胃黏膜而防止恶性病变有明显的效果，且药力平和，持久，故可适用于各型胃炎的治疗用药及辅助用药。

【来源】　宋善安，河南中医。

 ## 补中益气汤治胃黏膜脱垂方

【组成】　党参 15 克，白术、陈皮各 10 克，柴胡、升麻各 6 克，黄芪 30 克，甘草 3 克。

【用法】　水煎服，每日 1 剂。

胃痛重者加川楝子 15 克，元胡 10 克，炒枳壳 10 克。

【功效】　调胃补中益气。

【主治】　中气不足，胃气不和。

【病例】　临床已治疗数例，均获痊愈。

刘××，男，50 岁，冶金厂工人。患者感觉进食不舒，每每进食后胃即疼痛，身体日趋消瘦，行动艰难。经某医院作 X 光钡餐透视检查，发现为胃黏膜脱垂。予以"补中益气汤加减"方进行治疗，服药 3 个月余，病获痊愈。

【来源】 郝耕圃，河北中医。

加味平胃散治胃溃疡方

【组成】 炒苍术、厚朴、陈皮、五灵脂、生蒲黄、广木香各10克，甘草9克，归尾、紫草各12克。丹参、山药、薏米、煅瓦楞各15克。

【用法】 水煎服，每日1剂。

【功效】 燥湿化热，养血健胃理气。

【主治】 脾湿胃热，热伤血络。

【病例】 李××，男，45岁，干部。患胃病已近5年，饥饱皆痛，时常呕酸水，大便为紫褐色，有时为乌黑色，潜血试验经常为阳性。经检查，临床诊断为胃溃疡。投以"加味平胃散"加减，共用药3周，诸症消失，饮食增进，大便检查，试验已转为阴性。后又投以丸药，以巩固疗效，方为：当归120克，熟地120克，党参130克，白术10克，茯苓150克，甘草100克，广木香100克，陈皮100克，砂仁70克，玄胡90克，沙苑子120克，枸杞120克，乌贼骨120克，丹参150克共研末，以白蜜1.6千克作丸，每日2次，每次10～15克，早、晚姜汤送服。一料服完，随访2年余，未见复发。

【来源】 黄慎之，湖北中医。

治胃寒腹胀痛方

鲜荔枝根30～60克，水煎后加红糖适量调服。

开胃消积方

方一 山楂糕切条或切丁，白糖30克。

方二 麦芽或谷芽 50 克煎水去渣，与粳米 50 克煮粥，甜、咸自便。

方三 萝卜丁 60 克，加入玉米面粥同煮，加盐、味精、葱、油若干。

方四 炒鸡内金粉 5 克，拌入粳米粥内，甜、咸自便。

特点： 开胃、消积、消痰。

方五 麦片 50 克，白糖 30 克煮粥。

方六 豆蔻 5 克，白糖 30 克，拌入粳米粥内。

特点： 芳香醒脾，开胃化浊。

方七 浓咖啡 200 克，白糖 30 克，对入稠粳米粥内。

方八 苹果末 5 克，拌入粳米粥内。

特点： 去积、开胃。

 ## 温胃止痛、热性胃痛方

方一 干姜 5 克，饴糖 30 克，煮粳米粥 500 克。

方二 五香粉拌猪肉末 30 克，酱油、味精、姜末若干，炒熟后拌入粥内。

特点： 温中散寒。

方三 肉桂粉 2.5 克，丁香 2.5 克，大小茴香、酱油、盐若干，熟鸡蛋打碎壳，同煮 1 小时，取出切片，将原汤拌入粥内吃。

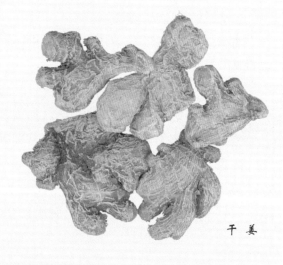

干姜

方四 猪肚 100 克，胡椒粉、黄酒若干，煮烂后猪肚切碎连汤与粳米煮粥，加盐、味精各适量。

方五 茄泥 60 克，辣椒酱、酱油、味精各适量，拌炒后加入粥内。

特点： 温中、健胃、止痛。

方六 沙茶酱、牛肉末、酱油、味精、黄酒各适量，炒熟拌入粥内。

方七 刺猬 1 只去皮（可加煎服），取肉切末，干姜 2 片，丁香 2 只，酱油、味精、盐各适量，炒熟焖烂，拌入粥内。

特点：散寒、止痛。

 ## 治胃及十二指肠溃疡方

方一 乌贼骨 5 个，水煎取汁，对入稠糯米粥，盐、味精各适量。

方二 鸡蛋壳（连衣）3 个，水煎取汁，对入稠糯米粥，麻油、盐、味精各适量。

方三 百草霜 30 克，与炒黄豆粉 50 克，煮粥糊，加白糖 30 克。

方四 苏打饼干 6 块，切成小块，加入沸水锅内，鸡蛋 1 个，浇成蛋花、盐、味精、麻油各适量。

方五 卷心菜丝 50 克，入沸粥内烫熟、盐、味精、麻油各适量。

特点：护胃膜、促愈。

方六 蛋黄数个，在勺子内熬出蛋黄油，每次 15 克拌入粥内，甜、咸自便。

特点：护胃膜，有胆道疾患者忌。

方七 牛奶半瓶，蜂蜜 30 克，加入沸粥内拌匀。

方八 山药 100 克，阿胶 10 克，同炖，烂酥后加白糖 3 克。

方九 水发鱼肚 50 克，与粳米同煮粥，盐、味精各适量。

方十 猪肚剁成肉酱，加山芋淀粉及调料做成肉丸子，放在砂锅里炖熟，每次一个连汤入米粥（冬至后服）。

特点：滋补、护膜、促愈。

 ## 鸡内金治胃下垂、胃扩张、胃功能症方

胃下垂、胃扩张的患者往往胃内积有气体，因而导致食欲不振。鸡内金能逐出胃内气体，并促进胃液分泌，故除胃下垂、胃扩张外，还能治疗

胃神经官能症。

【组成】　①先在锅内放入 1 千克米糠，在火上炒至黄褐色；②放入 100 克鸡内金，再炒；③炒至鸡内金像虾片似的胀起来时，将锅从火上拿下来；④稍冷却后，筛去米糠；⑤把鸡内金捣成粉末状。成人每次服用 1～2 克，小儿每次 0.5 克。

【用法】　每天服几次要根据病情而定。成人可用威士忌酒等（也可用黄酒）送服；小儿可用洗净的手漫一下冷开水，然后蘸鸡内金粉末顺牙床送进小儿嘴里。大一点的孩子可用开水送服。

取用的鸡内金一定要附有黄色薄膜。

 ## 胃痛家庭急救方

胃病患者如遇突发性难忍疼痛，可用温开水吞服 1/4～1/3 汤匙的洁净明矾粉末（最好是用胶囊裹的明矾，可解除明矾的涩味），胃痛便会很快消失。这时，你就可以去医院诊断胃痛的原因，进行治疗。

 ## 治消化不良性腹泻方

【组成】　党参、白术、生姜各 9 克。炮干姜、吴茱萸各 6 克，细辛 1.5 克。

【用法】　水煎服，每日 1 剂。

【功效】　益补肾气。

【主治】　肾虚作泻。

【病例】　陈××，男，70 岁。患者 3 年来多在晨起腹泻，食谷不化。曾经多方治疗而无效，且用过理中汤、四神丸、附子理中丸等药，往往服药后 3～5 日内可见好转，继复作泻，迄今未能治愈。经检查，诊断为消化不良性腹泻。查其舌净，两脉俱弱。此乃肾虚作泻，下焦之泻，仍用以理中去甘草加味而施治，投以"理中加减汤"。连服药 3 剂，病获痊愈，追访 3 个月未见复发。

　　按：患者病程已达 3 年之久，曾服理中、四神等品，只收暂时之效。观附子理中，其双补脾肾，可暂时收效，但其内有甘草为中焦之药，有碍附子下行专力温肾。故用原方去甘草，加细辛、吴茱萸为治，药尽 3 剂而获愈，且经久而不发。强调"必去甘草者"，乃防其将肾经药物缓停中焦，以削弱暖下之力；加细辛者不但引药入肾，其自身更可激发肾阳，故有利于驱逐阴浊之邪，阳虚阴水不化以致泻，亦水不守本位而别走他路，今水得正气，气复即可消，其泻可止。加吴茱萸者，本为温肝之品，肝肾同居下焦，温肝可暖肾，故东垣云："浊阴不降……泻，宜吴萸治之……用这如神，诸药不可代也"。清人杨时泰，进一步说明吴萸治泻之理："吴萸暖膀胱，水运既清，大肠自固……畅水中之覆阳，降土中之滞阴，故可止泻。"

　　【来源】　岳美中，北京中医。

 ## 大承气汤加味治肠梗阻

　　【组成】　大黄、枳实各 9 克，元明粉 18 克（冲服），川朴 6 克，茯苓、白芍各 12 克，元胡 15 克，甘草 3 克。

　　【用法】　水煎服，每日 1 剂。

　　【功效】　泻下燥实，肃清里热。

　　【主治】　邪热结于肠胃，中焦津液干枯，上下之气亦不能升降，郁而化热。

　　【病例】　舒××，男，22 岁，复员军人。上腹痛伴有剧烈呕吐，病初腹痛呈阵发性加剧，曾吐出咖啡色物，已 3 天未进食，腹胀，大便闭结，无虚恭。经当地医院治疗无效而转来。

　　患者于 2 年前曾因患阑尾炎穿孔并发腹膜炎手术。检查于脐旁可触到索条状肿物。西医诊断为粘连性肠梗阻，经灌肠、阿托品解痉、胃肠减压、静脉输液等治疗。腹痛未减，且腹胀满、拒按，舌质偏红，舌根白苔，脉滑数。于入院第三日，始以中药医治。拟用"大承气汤加味"。用药 1 剂，于当天下午 4 点服下，至下半夜 11 点左右解大便 2 次，量多，甚臭，随之腹痛缓解。次日早晨吃稀饭 1 碗。二诊改以小承气汤出入：枳壳 9 克，川朴 8 克，白芍 18 克，茯苓 12 克，元胡 15 克，麦芽 20 克，甘草 3 克，苏梗 12 克。用药 2 剂，诸症消失。患者出院，让其带回四君子汤加白芍、枳壳、元胡 3 剂，以善其后。

【来源】　朱菲菁，浙江中医。

 ## 加味大承气汤治老年性肠梗阻

【组成】　生大黄、江枳实各 10 克，元明粉、川厚朴各 5 克，莱菔子 15 克，草果仁 3 克。

【用法】　水煎服，每日 1 剂。

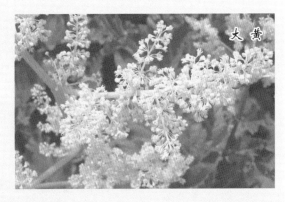
大黄

【功效】　急下存阴。

【主治】　脾虚食滞。

【病例】　朱××，男，60 岁，职工。于 1962 年 2 月 11 日初诊。患者年高体衰，病因饱餐，脘腹胀痛，时至中午，满腹剧痛而辗转不安，手足发麻，呕吐残渣，虽吐数次，诸症未解，虽有便意，终未能排。前去某医院急诊，X 光透视证实为高位性肠梗阻。因其拒绝手术治疗，前来此求治。望其面容苍白，表情痛苦，额汗淋漓，触其腹部，疼痛拒按，舌红少津，苔薄而黄，口渴欲饮。治当急下存阴，以冀腑运痛止，投以"加味大承气汤"。药进 1 剂，排便排气，疼痛大减，呕吐停止，2 剂尽后，更衣数次，解出尽是恶臭之便，疼痛全消，自觉腹中空虚，欲食，神疲乏力，脉缓，舌干苔少，腑气已通，胃气下降，虽急流挽舟已成，年高之人不可攻伐太过，改方以调补之剂：西党参 12 克，炒白术 10 克，云茯苓 10 克，生甘草 5 克，炙黄芪 12 克，当归身 10 克，广陈皮 6 克，软柴胡 5 克，六神曲 10 克。药进 5 剂，诸症尽除，身体恢复如常。

【来源】 言庚孚,湖南中医。

 ## 止血合剂治上消化道出血

【组成】 地榆炭、仙鹤草、煅瓦楞子各30克,三七2克,甘草3克。

【用法】 以上为1剂量,先将药物煎好,浓缩为60毫升,加防腐剂消毒保存,随到随用。每天服2次,每次60毫升,大便潜血试验连续3天转阴性后停药。

【临床】 治疗34例,全部病例均在1周内吐血或黑便停止,大便潜血试验连续3天皆呈阴性,出血伴随症状明显改善而治愈。潜血转阴最快1日,最长3日。服药最少者4日8剂,最多者5日10剂,平均8.6剂,未见任何副作用。

【来源】 《湖南中医杂志》1989年第4期。

 ## 三七郁金汤治疗胃出血

【组成】 三七7~10克,郁金、熟大黄、牛膝各10克。

【用法】 水煎服,每日1剂,每剂水煎,2次分服。

【病例】 胡××,男,60岁。有慢性胃炎病史已5年,2天前因劳累而突然呕血。先夹有食物残渣,后全为鲜血,大便色黑结硬,兼见头昏、汗出、口苦、乏力。于当地服中西药无效,前来就诊。大便隐血试验强阳性,脉象细弱而涩,舌稍紫、舌苔薄黄。诊断为慢性胃炎合并出血。即予"三七郁金汤"加味:三七7克,郁金、大黄、牛膝、炒栀子各10克,茅根15克。服药1剂,输血300毫升,呕血立止。连服5剂,隐血试验转为阴性。后以柴芍六君子汤加三七、郁金,调理月余诸恙悉退而愈。

【来源】 《中医杂志》1982年第12期。

粟壳金银花冲剂治疗慢性肠炎

【组成】 金银花60克，罂粟壳10克。

【用法】 将金银花（干）炒黄研细末，用罂粟壳加水1000毫升煎至500毫升。冲服金银花末，每日3次，每次10克，1～2剂即效。有高血压、冠心病者慎用。

【临床】 经治20余例，均效。

【病例】 段××，男，54岁，军人。患慢性肠炎1年多，经中西药治疗效果不佳，后服粟壳金银花剂2次痊愈。

【来源】 《新中医》1981年第8期。

 ## 治泻验方

【组成】 羌活、苍术各90克，川乌60克，生大黄100克，生苦杏仁70克，颠茄片8毫克×100片（5毫克×100片亦可）。

【用法】 苍术用米泔水浸泡1夜，切片，麻油拌和，文火炒之；杏仁去皮尖。6味药共碾细末，装瓶备用，切勿漏气。3岁以下小儿每次服0.3～0.6克；4岁以上小儿每服0.6～0.9克；成人每次服1～1.5克。日服3次。菌痢白多于红：车前子、生姜各15克，煎汤送服；红多于白：生、熟山楂各30克，车前子15克，煎汤送服；消化不良腹泻及水泻不止：车前子、生姜各30克，煎汤送服；慢性肠炎：小米粥送服；噤口痢（毒痢）：用生腊肉骨或火腿骨煎汤送服。

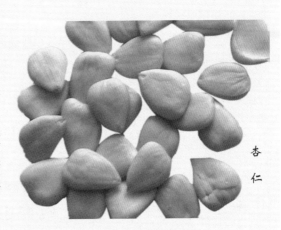

杏仁

【主治】　菌痢、慢性肠炎、消化不良出现的腹泻。

注意：服药期间，忌食生冷油腻及不消化食物。孕妇痢轻者勿服。

 治疗老年习惯性便秘方

【组成】　肉苁蓉、生首乌、胡桃肉、熟地、生黄芪各15克，当归、党参、白术、柴胡、升麻、炒枳壳各9克，蜂蜜20克（分2次冲）。

【用法】　每日1剂，水煎服，1日2次。如服之呕吐者，可用生姜2～3片煎水服，即能止呕。

【功效】　老年习惯性便秘，伴少气，面色苍白，头晕目眩，腰膝酸软，耳鸣耳聋，脉沉细而弱或细而数，舌红或淡红，苔薄黄或薄白等。

 治腹泻验方

夏季进食过量的生冷饮食或瓜果，或夜里不盖被或脱光上衣休息，可能引起寒湿腹泻。

下面介绍几个民间腹泻的便方。

方一　大米10克，放锅内炒黄后，加水500毫升、红糖10克、艾叶15克（鲜的30克），煎沸数分钟，离火待微温时1次服完，每日1剂，一般服2剂可见效。

方二　白术10克，干姜3克，煎汤400毫升，1次服完，每日服1～2剂，连服2日多能见效。

 治菌痢10方

方一　金银花50克，焙干研末，白糖150克，混匀，分3次开水冲服。

方二　胡黄连研末，每次2克，每日3次，开水冲服。

方三　马齿苋（鲜）捣烂取汁半杯，加蜂蜜半杯，隔水炖温服下。

方四　苦草 30 克，每日 1 剂，水煎 2 次服。

方五　仙鹤草 30 克，每日 1 剂，水煎 2 次服。

方六　凤尾草 30 克，桃仁 7 个，水煎 2 次服。

方七　地锦草、铁苋、凤尾草各 30 克，每日 1 剂，水煎 2 次服。

方八　白头翁、秦皮各 6 克，黄柏 9 克，每日 1 剂，水煎 2 次服。

方九　马鞭草 60 克，土牛膝 15 克，每日 1 剂，水煎 2 次服。

方十　苦参 15 克，水煎 2 次服。亦可另取苦参 8 克，焙干研末，以温开水调成糊状，敷于肚脐上，每日 1 次。

 ## 治疗湿热痢验方

【组成】　黄芩、槟榔各 10 克，酒白芍、木香各 9 克，黄连 5 克，生山楂 30 克，白头翁 20 克。

【用法】　水煎服，每日 1 剂。素体脾胃虚弱者加焦白术 10 克。

【病例】　临床诊治一病例，某患者因 2 日前出现高热，腹痛，其苔黄，里急后重，便下浓血，日 20 余次，脉数。服上方 2 剂后遂愈。

 ## 针矾丸治钩虫病（贫血）

【组成】　针砂（打铁时落下的铁屑）、茯苓、煅青矾各 15 克。苍术 9 克，生地、熟地各 6 克，

【用法】　诸药照如上比例称取后共研为极细粉末，后用甜酒汁调至糊状，装入瓦钵，九蒸、九晒、九露后制成黄豆大小的丸药即可。每日服 2 次，早、晚饭前米粥送服，每次服用 9～15 丸。服七日后量酌减。

九蒸、九晒、九露制法：药为细末甜酒调拌，装入瓦钵，清早放于铁锅中蒸，上面加盖，蒸 1 小时左右，将瓦钵取出，放在房上晒，其上用纱布罩之，夜晚亦露在房上。第 2 日清早，再蒸如上，如此操作共 9 次即成。

奇效中华验方

【功效】　健脾补血。

【主治】　脾胃受损，气血虚弱。

【病例】　陈××，女，47岁。近月来面色不华，四肢乏力，饮食减少，唯爱食肥猪肉，上腹有胀满之感。经县医院化验检查，大便中发现钩虫卵，诊为钩虫病，给以灭虫宁30粒，回家中分两晚服用，服药后头晕眼花，呕吐且卧床不起，求其诊治。症见面色极度苍白且黄，眼巩膜浅黄，自感头晕、眼花，四肢无力，不能起床，并见两眼睑及下肢足背水肿，发热，小便淡黄，心悸，舌质淡，边有齿痕，脉细弱而数。症系脾胃受损、气血虚弱。治宜健脾补益气血。投以针矾丸，禁其忌茶。服药1周后，病情大见好转，面色转红润，两下肢有力，能起床行走，头晕、眼花、心悸均见好转。药量减，早、晚仍各服1次，半月后痊愈。

按：针矾丸一方乃家传验方，屡用有效。然应用时须注意先补血时勿忘杀虫，而先杀虫时勿忘补血。

【来源】　李少林，湖南中医。

 ## 瓜仁驱绦汤治绦虫病

【组成】　槟榔120克，南瓜子60克，雷丸、桃仁、使君子各15克。

【用法】　上药除南瓜子外，诸药用水浸4～6小时后，煎2次共得药液300毫升。嚼食咽下南瓜子，1小时后服下药液150毫升，3小时后服余下150毫升药液。

【功效】　杀虫驱虫。

【主治】　饮食不洁，食入幼虫。

【病例】　统计26例就诊的绦虫病患者，男15例，女11例，服药后有19例排出绦虫送检为猪绦虫，1例未见排虫，6例不详。

李××，男，41岁，工人。自述近几个月来渐觉消瘦，有时腹痛，时痛时止，时而食欲差，时而食欲亢进，时而体倦，近1个月来眼花，似有异物遮睛，伴有头晕。于1972年8月7日来眼科门诊求治，经检查，发现眼内有绦虫幼虫包囊一个，确诊为绦虫病，转中医科治疗。投以"瓜仁驱绦汤"1剂，服药后5小时腹部微痛即排便，虫体即随大便排出，送化验检查有间节。随又转入眼科，经手术从眼内取出幼虫包囊1个，又经中西药治疗后而痊愈出院。

按：服用"瓜十二驱绦汤"可照常进食，不必空腹，肠中虽有食物，不影响驱虫，而虫体可随大便一同排出。所用瓜仁以南瓜子为佳。但由于南瓜子较缺，可用老窝瓜子代替，观察之26例患者，均用老窝瓜子，效果满意。

【来源】 丁世名，河北中医。

 五物驱绦汤治绦虫病

【组成】 槟榔120克，雷丸、贯众、二丑各30克，大黄1.5克。

【用法】 将诸药浸泡于冷水中1夜，次晨水煎至300毫升，空腹用；紧接再煎300毫升，再服下。服药后至排虫前禁食。

【功效】 驱虫。

【主治】 饮食不洁，误食幼虫。

【病例】 多数病例服药后0.5～1小时，其虫体缩成一团随粪便一齐排出体外。

李××，女，27岁，工人。大便中发现绦虫节片，曾服用南瓜子槟榔等驱虫，虫未被驱出，大便中仍然不断出现绦虫节片，故前来求治。服上方半小时后，随大便排出完整绦虫1条。事过2个月后，患者又发现大便中有虫节片，再照上方服药1剂，1小时后又排出完整绦虫1条。

按：部分患者每服中药后有剧烈呕吐者，不宜采用此方治疗。

【来源】 齐金成，河南中医。

 苦参煎剂治滴虫性肠炎

【组成】 苦参、黄柏、蛇床子、白鲜皮各30克。

【用法】 上药浓煎过滤为60毫升，对15%醋酸溶液60毫升，作保留灌肠，每天 2 次，连用 3～5 天。

【临床】　此方治疗滴虫性肠炎 48 例，全部有效。

【病例】　翟×，男，12 岁，学生。腹泻反复发作，服痢特灵、黄连素等药无效。大便镜检发现滴虫（＋＋＋），诊为滴虫性肠炎。用上方治疗 3 日后，症状消失，大便镜检阴性，随访 2 年未复发，大便镜检未见滴虫。

【来源】　唐嗣景，《湖南中医杂志》。

 ## 便秘验方

【组成】　黑芝麻 500 克，糯米 250 克。

【用法】　先将黑芝麻炒熟，糯米炒至黄色，混合研成粉末。然后对药粉 1 汤匙，加白蜜半汤匙，于空腹时用开水冲服。每天 1 次。连服 1 个月。

【主治】　用于大便燥结（习惯性便秘）、产后及热性病后期便秘，一般坚持服用 1 个月可愈。

【病例】　李××，男，52 岁，1990 年 9 月 4 日就诊。主诉大便干燥，持续下 2 年余，屡服中西药效果不佳。症见面色苍白，眩晕心悸，舌淡苔白，脉细。即用此便秘验方治之，服用 20 天，大便正常，症状消失。

【来源】　《湖南中医杂志》1991 年第 4 期。

 ## 治尿床症验方

将鸡肠子在砂锅里焙干，研成细末，用黄酒冲服，每日 2～3 次，每次用黄酒 50 克，鸡肠粉末适量，连服。

 ## 治疗遗尿良方

用枯矾、煅牡蛎各适量，共研细粉。装入胶囊内备用。每日服 2 次，每次服 6 克。用夜关门 30 克及红枣 7 只煎水后代茶吞服药丸。一般用 1～2 周即可见效。

 ## 治疗遗尿方

用下方治疗遗尿患者，效果显著。其法是：鸡肠子 1 具，装入碾碎的泽泻。6 岁以下用 2～6 克；7～15 岁用 10 克；成人用 15 克。煮熟后食肠，数次即愈。

巩堤汤加减治尿失禁

【组成】　补骨脂、菟丝子、巴戟天、熟地各 20 克，韭子、白术、茯苓、附子、党参各 15 克，桂枝、益智仁各 10 克，砂仁 8 克。

【用法】　水煎服，每日 1 剂。

【功效】　补益肾气，温补肾阳。

【主治】　肾气不足，肾阳衰微，膀胱失约。

【病例】　侯××，女，73 岁。1977 年 10 月 16 日就诊。主诉：小便失禁已 4 年。患者于 4 年前原因不明小便频数，尿色清白，伴有腰酸腿软，咳嗽气短，周身无力，肢凉怕冷，之后病情逐渐加重，小便失禁，不能控制，有尿即遗，不分昼夜，3 年来未曾正常小便，甚为痛苦。检查所见：面白无华，言语无力，舌淡苔薄白，脉沉弱。此系肾气不足，肾阳衰微，膀胱失久，治宜补益肾气，温补肾阳。投以"巩堤汤加减"方。患者服药 5 剂，病情显著好转。又遵上方加减，共服 16 剂而痊愈。

按：肾为先天之本，是人体发育生殖之源，并与其他脏腑组织有密切关系。肾与膀胱相表里，膀胱的开阖，主宰于肾，有赖肾的气化，称谓"肾司二便"。只要肾气充实，气化功能正常，则膀胱开阖正常；肾气虚，气化失权，则膀胱失约，故小便频数，甚则失禁。气为阳，肾气虚弱，必然导致肾阳不足，故出现一派虚寒表现，诸如恶寒、面白、舌淡、脉沉等。由此可见，本症病标在膀胱，而病本却在肾。根据治病必求其本的原则，故采取补益肾气，温补肾阳的治法，肾气得复，肾阳得补，膀胱失约自愈。方中补骨脂、韭子、菟丝子、巴戟、熟地等皆为补肾之品，党参、白术、茯苓益气健脾，扶土制水，附子、桂枝温补肾阳，加砂仁以防群药甘腻。

 ## 加味补中益气汤治尿失禁

【组成】 黄芪、党参、覆盆子各12克，益智仁、当归、桑螵蛸、白术各9克，柴胡、升麻、陈皮各4.5克，甘草6克。

【用法】 水煎服，每日1剂。

【功效】 补肾固摄。

【主治】 肾气虚，膀胱失约。

【病例】 郑××，女，30岁。于1971年12月20日初诊。患者面色白，小便不能自控。其脉弱，苔薄。余诊后即用以"加味补中益气汤"，连投5剂，患者面色转正常，诸症见瘥。唯仍脉弱苔薄。仍遵上方加减再投5剂，以巩固疗效。

按：方用补中益气汤，加桑螵蛸、覆盆子、益智仁等药，补肾固摄，故收捷效。

【来源】 何任，浙江中医。

 ## 加味益肾补气汤治尿失禁

【组成】 黄芪4.5克，柴胡、炒枳壳各2.4克，炒杜仲、菟丝子各10克，潼沙苑、覆盆子、桑椹子各6克，生薏苡仁、淮山药各12克，乌药1.8克。

【用法】 水煎服，每日1剂。

【功效】 调气益肾。

【主治】　肾气虚亏，膀胱失约。

【病例】　胡××，女，16岁，中学生。于1967年5月6日初诊。患者病已半年余。其于半年前乘火车赴京，车上乘客拥挤不堪，寸步难移，2日未曾饮食，亦无法小便。其后感下肢沉重，水肿，小便频数，不痛，日常达20余次，有时不能自约，点滴外流，腰有酸痛不适，饮食如常，尿检查无异常所见。此乃由于尿道括约肌束缩过度，导致松弛。中医症系肾气虚亏，膀胱束摄无权。治当调气益肾。投以"加味益肾补气汤"。服药1剂即见小便次数减少，共进4剂，水肿全消，腰痛转失，小便日解4～5次，余症尽除，始如常人。

按：如上小便失禁，中医当谓"虚淋"。根据有尿频为淋，肾气受损属虚，故称之虚淋。两均为忍尿不解引起，若忍尿时间长，除尿不能自禁外尚有腰痛水肿等症；若忍尿时间短，仅见小便频数。病情虽有轻重，然发病机理相同。始为膀胱津液满盈，本应气化而了，而强行约束当出不出，致损肾气；肾气既损，不当出而出之，乃膀胱失约之故。方中之菟丝、桑椹、覆盆、沙苑等益肾；山药涩精气；乌药暖膀胱；黄芪补气；柴胡调气（柴胡为厥阴经药，厥阴脉通膀胱而与遗尿、癃闭等有关）；枳壳降气，意在调气；薏苡仁等药性平和取其补中，为辅助药物。诸药共伍，效如桴鼓。

【来源】　程亦成，安徽中医。

 ## 加味赤小豆当归汤治血尿

【组成】　赤小豆30～45克，当归9～12克，马齿苋30克。

【用法】　水煎服，每日1剂。

【功效】　清热泻火止血。

【主治】　热在下焦，伤及血络。

【病例】　陈××，女，26岁，已婚，五个月来持续镜检尿中红细胞（＋）到（＋＋＋），有时出现微量蛋白。初起行膀胱镜检查诊为慢性炎症，当时伴有腰酸及小便灼热感等，以后如下症状均消失，但镜检血尿仍未愈。经X光腹部拍片，肾盂静脉造影，尿培养，24小时尿抗酸杆菌等检查均无异常发现。5个多月来经多种中西药治疗未见好转，而前来求治。检查尿蛋白：白细胞少数，红细胞（＋＋＋），余无特殊。给予服用"加味赤小豆当归散（汤）"，服药6剂，复查尿常规正常。嘱患者遵上方继续服用1个月，以期巩固。曾多次化验小便，除有时偶见红细胞，余均良好。

【来源】　李学铭，浙江中医。

 ## 飞廉莲子汤治乳糜尿

【组成】　飞廉45克，石莲子30克，山药15克。

【用法】　3味共煎以代茶饮，每日1剂，以30天为1个疗程。

【功效】　清热利湿，健脾导浊。

【主治】　膀胱湿热。

【病例】　江××，女，50岁，教师。其患乳糜尿已多年，曾服用海群生、中药等未效，并曾在某医学院附院作电灼治疗，仍未愈。患者服用"飞廉莲子汤"100余剂治愈，至今已5年未复发，坚持日常工作。

【来源】　何宏敏，安徽中医。

 ## 乳糜血尿汤治乳糜血尿

【组成】　黄芪、益母草、土茯苓、仙鹤草各30克，杜仲、丹参、生蒲黄（包煎）、淡秋石各15克。续断、当归、川牛膝各10克。

【用法】　水煎服，每日1剂。

【功效】　固肾益气，活血化瘀。

【主治】　瘀阻膀胱，肾气不固。

【病例】　应用"乳糜血尿汤"治疗观察十余例，均获痊愈。以本主化裁，用于其他水之疾，疗效也非常满意。

马××，男，42岁，工人。1997年8月7日初诊，血尿已5个月多，经久不愈，近来腰肋胀，尿中兼有紫色血，伴有米泔样的尿液，全身乏力，精神十分紧张、恐惧，曾在省级医院作过肾造影及膀胱镜检查，均未发现结石及肿瘤，诊断为乳糜血尿。尿检查：蛋白（＋），乳糜试验（＋＋＋＋），有血块。参阅既往病史，均用过中西药止血之品无效。舌质淡，脉细涩，即投"乳糜血尿汤"7剂。

二诊：服完7剂后诸症骤减，尿检查：乳糜试验（＋），未见蛋白及血块，唯有腰肋胀，再守上方加木香6克，服5剂。

三诊：尿常规各项检查均为阴性，仅有些腰酸、疲困、头晕，以六味地黄丸调理，月余而愈。追访2年未见复发。

按：乳糜血尿系中医"尿血""尿浊"之范畴，根据病史已达5月受害久，且有紫色血块，《血证论》说："故凡血证，总以祛瘀为要，世为血块为瘀……"方中丹参、生蒲黄、桃仁、益母草、当归、川牛膝以祛瘀生新；黄芪用以益气摄血，淡秋石用以清利别浊；杜仲、续断以固肾气；生蒲黄、仙鹤草以活血止血。后以六味地黄丸调理，故能获得全功。

【来源】　彭义士，江西中医。

 ## 泌感合剂治急性泌尿系感染

【组成】　大青叶30克，蒲公英、旱莲草各15克，连翘、川黄柏、知母、滑石各10克，川续断、怀牛膝各12克，栀子4.5克，甘草、海金沙各3克。

【用法】　水煎服，每日1剂。

【功效】　清热化湿解毒。

【主治】　膀胱湿热。

【病例】　郑××，女，45岁，职工。1972年8月6日就诊。主诉近3天来发热恶寒、尿急、尿频、尿痛、尿色深红伴有腰痛，倦怠，曾服西药无效，故要求服中药治疗。检查：脉滑数，舌苔黄腻。化验：红细胞（＋），蛋白（＋）。此症属淋症范畴。按其脉症为湿热内蕴，下注膀胱，引起一系列泌尿系症状。因其病程短，发病急，应以"急则治其标"，首先以清热化湿解毒。方用"泌感合剂"。

8月10日复诊：服药后泌尿系症状显著好转，尿检查：脓球（＋），红细胞少数，蛋白（±），但声音嘶哑。于前方中去川续断、旱莲草，加生地31克，玄参25克，凉血滋阴，再进3剂。

8月13日再诊：全身症状消失，尿检转阴性，追访10个月未再复发。

按：中医淋症范围甚广，所谓五淋即膏、石、气、血和前列腺疾患等。总的说来，各种淋症均有其共同特征，也有其独有特征。若能按其病情辨证施治，应用"泌感合剂"，灵活加减，均能收到理想效果。

【来源】 张从善，河北中医。

 ## 苓皮导滞汤治肾炎

【组成】 川朴45克，枳壳、枳实、陈皮、广木香、大腹皮、泽泻、云苓各15克，车前子30克，猪苓、茯苓皮各18克，莱菔子、青皮、姜皮各12克，木通、竹叶、沉香各6克，灯芯草3克。

【用法】 每日1剂，每煎50分钟，早、中、晚服。

【功效】 宣降肺气，开郁破滞，温阳利水。

【主治】 肺失宣降，三焦气闭，水湿停留，命门火衰，肾阳虚而水。

【病例】 杨××，64岁。1978年3月13日前来求治，患者头面及全身水肿，按之没指，体重身酸无力，腰痛小便不利，尿检蛋白（＋＋＋＋），腹闷，气短，不欲食，舌苔白腻，舌质淡，脉滑数。前后共服用"苓皮导滞汤"16剂，肿消症除，尿化验恢复正常，病获治愈。

按：应用"苓皮导滞汤"进行加减化裁，近年来治疗水肿疾患，多收到良好的效果。

根据肾炎的发病机理和临床表现，观察到"本寒标热"三焦气郁是主要矛盾。因寒热的轻重不同，本脏中邪程度各有所异，用"苓皮导滞汤"反复实践，以行气、降气、温阳、利水之法来调畅气机、和胃降逆、肃肺逐郁，达到升清降浊，三焦气顺，水行正道，"阴霾四散，晴霁放出，离照当空"，症消疾除。但理气之品性用之太过易耗液伤阴，肿消之后应予减去，加养阴之药当归、杞果，温煦肾脾之附子、肉桂、干姜等以善其后。

【来源】　杨立箴，河北中医。

 加味导赤汤治急性肾炎

【组成】　生地、木通、萹蓄、石苇、海金沙各 12 克，大小蓟、白茅根各 30 克，甘草梢 6 克，竹叶 9 克。

【用法】　水煎服，每日 1 剂。

【功效】　清热利尿止血。

【主治】　湿热下注，灼伤肾与膀胱之阴。

【病例】　李××，男，18 岁，学生。于 1963 年 4 月 14 日来诊。患者病已 2 周，小便频有尿血、腰痛、发热、头晕、水肿、面色赤、舌质红、苔薄黄、呼吸急促、脉弦尺濡数症状。尿检：红细胞满视野，白细胞 6～8 个，蛋白（＋＋），西医诊断为急性肾炎。此为湿热型血淋病，治以清热利尿止血法。投以"加味导赤汤"，服药 5 剂，小便频急热痛减半，血尿止，水肿亦消大半，此是三焦气化渐复，湿热去之象，仍用前方加连翘 12 克，以清十二经之热。又进 8 剂后，小便转正常，水肿消，诸症悉除，尿液检查亦已正常。嘱其再进 3 剂，以使疗效巩固。

按：此例为湿热下注灼伤肾与膀胱之阴络血淋症，如脉弦数、尺濡数及湿热之脉，面赤、舌红、苔薄黄、头晕、发热均为湿热之邪郁而上蒸之象，水肿是湿热阻滞三焦气化失职，玄府不畅，湿邪留注之症，小便频急热壅，尿血腰痛是湿热注于下，灼伤阴分清热利尿、凉血止血，于"加味导赤汤"中重用大小蓟、白茅根使湿热清。阴络复，血尿止，病归痊愈。

 葱治小便不通方

小葱葱白 3 个，田螺肉 2 个，同捣烂贴神阙穴（即肚脐眼），再将热水袋放在药上，小便会渐通。

治肾虚腰痛方

肾虚腰痛、两腿必发软、酸困：鹌鹑1只，去毛及肠，加枸杞子30克，杜仲9克，加水共煎，去药食肉饮汤。

 ## 芹菜治糖尿病方

民间自古流传芹菜可疗糖尿病的说法。取鲜芹菜500克，洗净捣烂挤汁1日2次分服。连用有效。

 ## 洋葱治糖尿病方

洋葱：挥发油可降血糖。每餐可炒食1个葱头，1日2次，炒时以嫩脆为佳，不可煮烂。

 ## 玉米须治糖尿病方

乌龟1～2只洗净，除内脏、头爪，玉米须60～120克（干的减半），文火熬煮，饮汤吃肉。或用独味玉米须50克，加水煎服，每日1剂，分2次服。10天为1个疗程。

 ## 治糖尿病验方

在夏季每天喝绿豆汤或煮绿豆粥，即降尿糖，又止渴消暑。或西瓜皮

（去绿皮）切成片或块煮汤或炒，同样可起到降血糖、降尿糖、消暑气、止口渴的作用。

枸杞粥治糖尿病方

枸杞子 30 克，粳米 100 克，煮粥。适宜于老年糖尿患者食用。

山药粥治糖尿病方

干山药片 40～50 克，或鲜山药 100～120 克，洗净切片，粳米 100～150 克同煮粥。据记述，上海天厨味精创制人吴蕴初，患糖尿病，延医诊治，注射胰岛素无效。遂有人劝告吴改服中药黄芪、山药。吴君曾留学日本，精通化学，乃日服黄芪，而亲验其小便，一星期病如故，吴再易山药服，日验其尿，尿中糖分逐渐减少，不久，病即痊愈。

马齿苋汤治糖尿病

【组成】　干马齿苋 100 克。

【用法】　每日 1 剂，水煎 2 次，早、晚分服。用于阴虚燥热型糖尿病。

【临床】　此方治疗糖尿病 7 例，效果较好，特别是对未曾服过西药的患者和起病不久的患者疗效显著，一般服药 1～2 周尿糖即可转阴；坚持服药 1 个月以上，血也可恢复正常。

【病例】　胡×，女，34 岁，因多饮、多食和全身疲乏无力前来就诊。检查尿及血糖，发现糖尿病片象，故诊为糖尿病。前医用益气养阴之品，无明显效果。用上方治疗，服药 7 天，尿糖（一），血糖下降，再服 1 月，血糖降至正常。

【来源】　王豪,《浙江中医杂志》。

降糖饮

【组成】　生黄芪、生地各 30～50 克,葛根 15～25 克,玄参、生牡蛎各 15～30 克,麦门冬 10～15 克,苍术、党参各 15 克,五味子 12 克,云茯苓 10 克。

【用法】　每日 1 剂,水煎服。用药期间注意配合精神疗法和节食疗法,并应节制性生活。

【临床】　此方加减治疗糖尿病 38 例,痊愈 21 例,好转 17 例,均未出现其他不适反应。

【病例】　刘×,女,50 岁。患糖尿病 3 年余,口渴多饮,日饮 3 水瓶开水尚不能止渴,多食而善饥,小便频数、清长,大便干燥通畅,形体日渐消瘦,面色无华,心烦失眠,腰酸脚软,两目干涩,视力减退,经多家医院诊断为糖尿病,服药后效果不显。近周来症状加重,后发际出现多处疖肿,用抗生素治疗少效。舌红、苔微黄少津,脉滑数;查空腹血糖及尿糖。症属热损肺卫,气阴两伤,治疗养阴清热,益气生津,随症加减服上方 16 剂后,睡眠转佳,渴饮、尿频、消谷善饥等现象大有好转,又服 10 剂诸症基本消失,唯口稍干。查空腹尿糖、空腹血糖有所改变,再予原方 10 剂以巩固疗效,翌年 11 月 6 日随访,定期尿检从未有阳性出现。

【来源】　张和平,《陕西中医》。

愈消汤治糖尿病

【组成】　黄芪、山药、浮萍、花粉、生地各 30 克,茯苓、白术、枸杞、山茱萸肉各 15 克,人参 10 克。

【用法】　每日 1 剂,水煎分早、中、晚 3 次服,饭前 30 分钟服。30天为 1 个疗程。待尿糖阴性,血糖基本正常后,改为 2～3 天服剂的方法递减，服 1 个月停药以巩固疗效。

【临床】 此方治疗非胰岛素依赖型糖尿病 146 例，痊愈 28 例，显效 74 例，好转 29 例，无效 15 例。

【病例】 靳××，女，58 岁。自诉 3 年前确诊为糖尿病，经用中西药对症治疗，配合饮食控制，病情时好时环。症见口干口渴，多饮，多食，易饥饿，乏力，体重减轻，每昼夜小便 10 余次，量达 8000 毫升左右，形体瘦弱，舌淡红、苔白，脉沉细。检查空腹血糖 20.9mmol/L，尿糖（＋＋＋），酮体阴性。服愈消汤 10 日后，症状明显好转，复查空腹血糖 16.7mmol/L，尿糖（＋＋～＋＋＋）。继服上方 20 日，口干渴、多饮多尿症状消失，食量正常，无饥饿感，体重增加 1 千克，复查空腹血糖 7mmol/L，尿糖阴性（～±）。原方继续服 1 个月后，连续 3 次复查尿糖阴性，空腹血糖 6.11mmol/L。为巩固疗效，改为每 2 日 1 剂，又服 20 日停药。停药后随访 1 年未复发。

【来源】 邱希昌，《湖南中医杂志》。

 ## 利尿糊剂治尿潴留

【组成】 麝香 0.5 克，田螺 1 个。

【用法】 将田螺去壳，与麝香共捣如泥，外敷脐部，用纱布覆盖并固定。必要时 30 分钟可重复 1 次。

【临床】 此方治疗尿潴留 7 例全部有效。

【病例】 李××，男，38 岁，干部。患者因患椎肿瘤在某医院手术后致上肢瘫痪，小便一直不能自行排出，长期依靠导尿持续达 34 日之久。患者极度痛苦，于 1986 年 1 月 29 日求诊。经用上方外敷约 30 分钟后，即开始排尿，半年内小便一直正常。

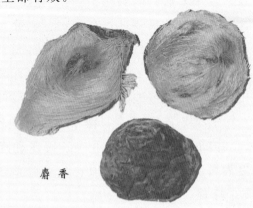

麝香

【来源】 宫和玉,《湖南中医杂志》。

 ## 治高血压便方

桑枝含鞣质、桑素、桑色烯等成分。有祛风利湿,活络关节之功,主治风寒湿痹、四肢拘挛、脚气水肿、肌体风痒等症。据报道,睡前洗脚30~40分钟,洗完睡觉,对高血压患者有效。

 ## 高血压食疗 10 方

高血压病系一种慢性疾患。临床上使用的降压药大多具有副作用,长期服用对人体有一定危害。患者常因不能坚持服药而影响疗效。食疗不仅具有一定的预防和治疗效果,而且一般无副作用。介绍降压食疗 10 方如下,仅供参考选用。

方一 芹菜:性凉味甘,含多种维生素,特别是 P 种维生素和磷、钙的含量较高。具有清胃、涤热、祛风的作用,对早期高血压症疗效显著。服食方法:每日取芹菜茎(连根)250 克,大枣 10 个,水煎,食枣饮汤,连服 30 天为 1 个疗程。

方二 蚕豆花:具有凉血、止血和降压的作用,对高胆固醇症也有疗效。食用方法:取蚕花 15~30 克,水煎服,连服 15 天左右。

方三 黄瓜藤:具有利水、解毒、镇惊和降压的效果。服用方法:取黄瓜藤 90 克,水煎服,每日 1 剂,30 天为 1 个疗程。

方四 海带:性寒滑味咸甘,有散结、利尿、化痰和降压的作用。服用方法:将海带洗净、晒干研末,每日吞服 3 次,每次 3~4 克,连服 1~3 个月,或荸荠 10 个,海带、玉米须各 25 克,水煎服,每日 2 次。

方五 花生:具有止血、降压和降低胆固醇的作用,尤以其茎叶效果更为显著。服食方法:取花生及叶茎各 30 克,水煎服,每日 1 剂。28 天1 个疗程。

方六 荸荠：性寒滑味甘凉，具有消食、明目、祛痰、降血压的功能。服食方法：取荸荠 10 个。海带、玉米须各 25 克，水煎服，日服 1 剂。

方七 莲子心：性寒味苦，具有利尿、降压的作用，适用于烦热症状的高血压症。服食方法：莲子 5～9 克，开水冲泡而饮。

方八 玉米须：性平味甘，具有利尿降压的作用，并能增加血中凝血酶原而加速血液凝固，对肾脏疾患引起的高血压症效果显著。服食方法：干玉米须 60 克，水煎。每日 1 剂，分 3 次服，20 天为 1 个疗程。

方九 香蕉：性寒味甘，具有降压作用，可每天食用 3～5 枚，连续一段时间。香蕉对动脉硬化、冠心病也有疗效。

方十 黑木耳：味甘性平，具有滋养、润燥、活血、降压之功效，适用高血压、眼底出血者。服食方法：黑木耳 6 克，清水浸泡 1 夜，蒸 1 小时后加冰糖，睡前服，可连续服用一段时间。

 ## 敷脐降压散治高血压病

【组成】 胆汁制吴茱萸 500 克，龙胆草醇提物 6 克，硫黄、醋制白矾各 100 克，原砂 50 克，环戊噻嗪 12.5 克。

【用法】 上诸药混合研末备用。

肚脐用温水洗净后，取药末 200 毫克敷于肚脐内，上盖以棉球，按紧，用胶布固定，每周换药 1 次。

【功效】 潜阳降压。

【主治】 肝阳上扰。

【病例】 观察 201 例患者，应用敷脐降压散后，显效者 88 例，有效者 51 例，无效者 62 例。总有效率为 69.2%。对Ⅰ、Ⅱ期高血压患者有效率较高，总有效率 78.4%。

王××，女，62 岁，市民。于 4 年前发现患有高血压。常服西药降压药控制血压升高。自诉平时有头痛、心悸、不欲食、怕热、失眠多梦等症。胸透心肺未见异常，心电图无异常改变，血脂不高，下肢轻度水肿，舌胖色淡，苔薄白，脉弦细，诊为原发性高血压Ⅰ期。停用降压药1周后改用敷脐降压散治疗，用药4天后血压降至17/12千帕，用药至2周时血压降正常范围内，同时症状亦觉明显好转。停药观察，3个月后未见血压上升。

按：在观察治疗的201例患者中，少数患者初用药时腹内有轻微肠鸣不适感，继续坚持用药渐消失。个别人出现腹泻，停药后即止。故对于原有慢性肠炎及其他胃肠疾患者，应该慎用。该药用法简便，是其优点。

【来源】　李忠，河南中医。

 ## 熄风降压汤加减治高血压病

【组成】　旋覆花、煨天麻、全瓜蒌、钩藤、牛膝各15克，陈胆星、制半夏各10克，牛角丝20克，珍珠母25克，蜈蚣3条，全蝎5克，代赭石30克，石决明40克。

【用法】　水煎服，每日1剂，分2次服。

【功效】　镇肝熄风，清热化痰。

【主治】　风痰上逆。

【病例】　张××，男，48岁，干部。于1979年4月25日来诊，患高血压已2年，经常发作剧烈头痛，失眠，晕眩，四肢麻木，语言有时不利，反应迟钝，动作缓慢。曾服用过利血平、降压灵、复方降压片，均不甚效。检查：体温36.8℃，血压25/15千帕，呼吸20次/分，脉86次/分；胸透：心呈主动脉型，升主动脉、在心室扩大。眼底检查：双视网膜动脉硬化。肾功能正常。舌质红，苔白腻，脉弦滑。症系风痰上逆，治宜镇肝熄风，清热化痰。投以"熄风降压汤加减"方。患者服药18剂后，于5月18日来诊，自觉症状全部消失，血压已有所降。于上方减天麻、胆星、蜈蚣、全蝎，加入沙参15克，百合15克，当归30克。又连服6剂，服药后血压降至基本正常。2个月后随访，情况良好，未见血压上升。

加味益阴潜阳汤治高血压病

【组成】 玄参 12 克，麦门冬、牛膝、茯苓、钩藤、菊花各 9 克，蝉蜕、炙远志各 6 克。代赭石、生龙骨、生牡蛎各 15 克。

【用法】 水煎服，每日 1 剂。

肾阴亏甚者可加熟地、女贞子、龟胶；血压持续不降者可酌加桑寄生、复柘草、生杜仲。

【功效】 滋水涵木，潜阳熄风。

【主治】 肾阳亏损，水不涵木，肝阳上扰清空。

【病例】 伍××，女，74 岁。于 1977 年 5 月 23 日就诊。患高血压病已 5 年之久，屡治乏效。头晕项痛，心悸，胸闷，四肢乏力，大便干结，尿多色黄，舌有裂纹，苔薄白，脉象细弦。症系肾阴亏损，水不涵木，肝阳上扰清空。治宜滋水涵木，潜阳熄风。予以"加味益阴潜阳汤"。服药 3 剂，头晕已减，项痛止，而大便仍干，小例见少，血压已降为基本正常。此将上方又略作加减，病者再服 10 余剂，其血压已有所降，感觉身体轻快有力。1 个月后随访，血压仍然稳定，身体状况良好。

【来源】 沈仲圭，北京中医。

镇肝熄风汤加减治高血压病

【组成】 白芍 40 克，玄参 25 克，天门冬 25 克，茵陈 25 克，牛膝 40 克，丹参 40 克，生牡蛎 40 克，生槐花 50 克，夜交藤 40 克。

【用法】 水煎服，每日 1 剂。

【功效】 育阴潜阳。

【主治】 阴虚阳亢。

【病例】 用"镇肝熄风汤加减"方，据症药物稍作增减观察，治疗阴虚阳亢型高血压病 39 例，有效率 94.9%（降压疗效）。对原发性高血压的主要症状，如头晕、头痛、心悸、头胀、失眠乏力、肢麻等均有明显改善，心电图也有进步。

剂××，男，50岁，工人。主诉头晕已5年，右半身麻木1年。病初当时舒张压多波动于11/13千帕（90/100毫米汞柱）。去年又感到右侧肢体麻木。就诊时血压力23/14千帕（175/110毫米汞柱）。查眼底视神经乳头界清，黄资区中心凹反射（±），周围可见色素沉着，心电图报告，左心室高电压。舌质浅红，苔薄白，脉弦。西医诊断：高血压病Ⅱ期。拟用"镇肝熄风汤加减"方，再加地龙15克，蜈蚣1条。服6剂后自述头晕、头痛、肢体麻减轻，血压降了一些，继服14剂；头痛、心悸消失，体力大有恢复，血压降为正常范围，心电图报告大致正常，脑血流图正常。

 ## 七子汤治高血压病

【组成】　决明子24克，枸杞子、菟丝子、沙苑子、桑椹子各12克，女贞子15克，金樱子9克。

【用法】　水煎服，每日1剂。

【功效】　滋补肝肾，降压熄风。

【主治】　肝肾阴虚。

【病例】　余××，女，51岁。患高血压已5年余。经常头昏、头痛，性情急躁易怒，失眠多梦，腰膝酸软，四肢麻木，面色潮红，五心烦热，舌红，苔薄黄，脉弦细数，曾服用多种西药降压药物，效果不理想，而求用中药治疗。症系肝肾阴虚，故投以"七子汤"加用钩藤、白芍、桑寄生，服药6剂，症状明显好转，血压稍有下降。药已见效，守前方再进15剂服后诸症基本消失，血压基本稳定，原方加减，又服1个月，巩固疗效。停药后随访1年余，未见血压再升高。

按：方中各子类药物质柔润，性平和，其中菟丝子、桑椹子、沙苑子、金樱子补肝肾之阳。枸杞子、女贞子补肝肾之阴，决明子清肝热，合而为补肝肾熄风之平剂。且据报道：决明子有降血压的作用，金樱子有降胆固醇的作用，枸杞子有减低脂肪在肝细胞内沉积的作用。子类诸药还都含有丰富的维生素。

【来源】 罗致强，广东中医。

腐殖酸钠益寿丸治高血压性心脏病

【组成】 腐殖酸钠 50 克，当归、生山楂、草决明、泽泻、制黄精各 30 克，白术 100 克，川芎、紫丹参、郁金、荷叶各 15 克，茺蔚子 12 克，制首乌 20 克，粉葛 25 克。（制首乌制法：用女贞子等量煎汤拌炒制后去女贞子即成）

【用法】 以上诸药共研为细末，以蜜为丸，每丸 12 克，每日早、晚各服 1 丸，开水送服。

【病例】 李××，男，55 岁，教师。心悸，心前区压迫性疼痛已 3 年。疼痛多在脑力劳动中或在走路疲倦时发作，病发时口服硝酸甘油片缓解。曾服药 1 年脉通、益寿宁、菸酸肌醇酯片，及活血化瘀中药 30 余剂，疗效不佳。近半年来病情明显加重，并发生眩晕、头痛、夜间烦扰等症状。近 5 年来血压亦高。舌质淡紫，面色不华，自汗，脉沉弦，心电图出现 ST～T 缺血改变。胸透主动脉弓突出，心胸丰满。于 1979 年 4 月给以"腐殖酸钠益寿丸"服用，服药 2 个月，症状减轻，能坚持讲课。经复查血压、总胆固醇、β脂蛋白都降了下来。

按：临床实践证明"腐殖酸钠益寿丸"对于妇女更年期综合征，伴发有神经症状者可使其缓解。对于老年人坚持较长时间服用，可预防卒中的发生。

【来源】 来春茂，云南中医。

加味扶正升压汤治低血压

【组成】 人参（可用南五加皮 15 克代之）、枳壳各 10 克，麦门冬、炙甘草、陈皮、阿胶各 15 克（烊化对服），五味子 12 克，生地 20～30 克，黄芪 30 克。

【用法】　水煎服，每日 1 剂。

【功效】　益气养阴。

【主治】　气阴两虚。

【病例】　魏××，女，49 岁。患者平素血压低，劳累或登高，活动剧烈时自觉头晕、心慌、气短。近月来加重，曾晕倒 2 次。检查：一般情况尚好，身体消瘦，面色萎黄，心率 94 次/分，律齐，舌质淡、尖红、苔正常，脉细弱。投以"加味扶正升压汤"。服药 3 剂，诸症明显减轻，血压有所升。原方再进 9 剂，诸症基本消失，血压已升到正常范围。

【来源】　张三合，河南中医。

白萝卜降血压方

白萝卜（多汁、不辣者更好），洗净，捣烂，绞汁，每次 150 克，对少量蜂蜜炖服，每日 2 次。

大枣降血压方

海蜇、大枣各 150 克，炖服，每日 3 次。

芝麻降血压方

芝麻 30 克捣碎，醋、蜂蜜各 30 克，红皮鸡蛋清 1 个，合在一起调匀，分 2 次服完。

治疗低血压方

【组成】　炙黄芪 12 克，当归、升麻、远志肉各 6 克，生地、熟地、炙甘草、黄精、元肉女贞子各 10 克，阿胶 15 克。

【用法】　每剂水煎 3 次，浓缩至 300 毫升，分 3 次服。

益气健心汤治病毒性心肌炎

【组成】　黄芪、丹参各 30 克，太子参、山楂、麦门冬各 20 克，炙甘草 10 克。

【用法】　每日 1 剂，水煎液成 400 毫升，分早、晚温服。

【临床】　治疗病毒性心肌炎 32 例，痊愈 13 例，有效 15 例，无效 4 例。

【来源】　苏亚秦，《陕西中医》。

补肾生血汤治缺铁性贫血

【组成】　潞党参、磁石、生黄芪各 30 克，阿胶 12 克，鹿角胶、龟板、胶白术、陈皮各 10 克，当归、白芍、熟地、首乌、枸杞子、紫河车各 15 克，炙甘草 6 克。

【用法】　每日 1 剂，水煎，分 2 次服，20 日为 1 个疗程。

【临床】　此方治缺铁性贫血 54 例，痊愈 28 例，缓解 14 例，好转 8 例，无效 4 例。

【来源】　何国兴等，《陕西中医》。

参芪二仙汤治再生障碍性贫血

【组成】　黄芪 60 克，党参、黄精各 3 克，仙灵脾、枸杞子、补骨脂各 15 克，仙茅、鹿角胶、阿胶珠各 10 克。

【用法】　每日 1 剂，水煎服。

奇效中华验方

【病例】 陈×，女，24岁，工人。因突发鼻衄、阴道出血伴发热，经某医院骨髓象检查诊为再生障碍性贫血，用西药抗感染治疗出血止，仍感头晕耳鸣，腰脊酸软。1周后又鼻衄，齿龈渗血，阴道出血淋沥不尽，疲乏无力，动则心悸气短，继用西药治疗1个月，效不显。中医诊为虚劳、血症。投参芪二仙汤加艾叶9克，仙鹤草、旱莲草各30克，连服10剂后鼻衄、齿衄止，阴道出血量减少，继服10剂，阴道出血止，精神显著好转。上方去旱莲草、仙鹤草加附子4.5克，连服20剂，诸症悉除，复查外周血常规正常，随访5个月未见复发。

【来源】 邱祖萍，《辽宁中医杂志》。

 ## 固本汤治甲状腺肿

【组成】 黄芪、牡蛎各50克，党参、云苓、磁石各25克，白术、白芍、夏枯草、海藻、昆布各15克，红枣5枚。

【用法】 水煎服，每日1剂。

【功效】 补气兼消肿。

【主治】 气虚不化。

【病例】 王×，女，24岁。1年来心跳，气短，多汗全身无力，腹满头晕，颈部渐粗，四肢疲乏，后觉上楼及下蹲无力，平地跌倒，长期低热，曾按神经系统病症治疗无效。脉虚数，舌红，薄黄苔，甲状腺肿大，突眼，吸碘率3小时63％，24小时54.5％。诊断为甲状腺肿、甲亢。此系气虚不化之症。治宜补气兼消肿之法，用"固本汤"加减，治疗2个月而愈。

按：甲状腺肿相当于中医之瘿病；单纯性甲状腺肿叫气瘿，甲状腺功能亢进叫肉瘿。瘿瘤有很多兼症，甲状腺腺瘤相当于痰核，系痰气郁结，用舒肝解郁、理气化痰法治，火郁阴伤，用滋阴清火化痰软坚法治之。兼症有心气阴虚，脉结代者，用补心阴益气养血法治之。兼症气虚下陷者，用益气培补法治之，兼症经放射后，阴虚血少者用补气养血法治之，兼症肾虚者用补肾阳法治之。

【来源】 艾洗吾，辽宁中医。

 育阴汤加减治甲状腺功能亢进

【组成】 辽沙参、天门冬、麦门冬、生地、花粉、昆布、海藻各15克，五倍子、大贝各10克。

【用法】 水煎服，每日1剂。甲状腺明显肿大加海浮石15克；肢体震颤加龙骨、牡蛎各15克；食欲亢进消谷善饥者加元参15克，生地增至30克；口渴加乌梅、石斛各15克；大便频加生山药30克；气虚加太子参15～30克；阳痿加淫羊藿15克；肝郁化热加夏枯草15克。

【临床】 共治疗4例，完全缓解18例，部分缓解13例，无效3例。

【病例】 时××，女，34岁，郑州市某旅社服务员，1976年9月15日初诊。主诉，心烦出汗已4年，同时感觉颈部发胀，胸闷，心悸，消瘦，手震颤食欲亢进，每次进食500克以上，大便溏，每日3次。检查：甲状腺肿大，眼球突出，心率106次/分，心尖部有Ⅰ级收缩期杂音，脉细数，舌淡苔薄白。确诊为："甲亢"，系肝郁气结兼阴虚，治宜养阴郁软坚散结。拟用上方加元参、海浮石、生龙骨、生牡蛎、石斛各15克，桔梗9克，共服24剂。1976年12月9日复诊，心烦心悸已愈，出汗、手震颤消失，大便每天1次，但眼球仍有突出，症已减轻，甲状腺肿大，脉沉细（心率80次/分），舌淡、苔白腻。停药20天后复查碘131吸收率均在正常值内。心脏听诊心尖部杂音消失。按原方加太子参30克，继服10剂，以巩固疗效。

【来源】 翟明义，河南中医。

 当归六黄汤合消瘰丸加减治甲状腺功能亢进

【组成】 当归、黄芩、浙贝母各9克，生地黄、黄芪、酸枣仁各15克，玄参12克，黄连、黄柏各6克，生牡蛎、浮小麦各30克。

【用法】 水煎服，每日 1 剂，服 1～3 个月，症状消失后，可用上药数倍，制作药丸，每日 18 克，分 2～3 次服用，以巩固疗效。

【功效】 滋阴泻火，益气散结。

【主治】 阴虚火旺，痰热郁结，腠理不固。

【病例】 用本方治疗甲状腺功能亢进有较好的效果，系统观察 8 例，于 3 个月内症状完全消失，而基础代谢恢复正常者 5 例，症状明显减轻者 2 例，无效者 1 例。

【来源】 周次青，山东中医。

 ## 加味生脉散方治甲状腺功能亢进

【组成】 党参、麦门冬、远志、橘红、海藻各 9 克，五味子 6 克，玄参、鳖甲（先煎）、昆布各 12 克，生牡蛎 24 克，柴胡 3 克。

【用法】 水煎服，每日 1 剂，3 次分服。

【功效】 益气养阴，豁痰散结。

【主治】 气阴虚兼痰结。

【病例】 卢×，女，未婚，工人。患者于 1976 年 6 月间发现颈肿眼突，且感头昏，时发心慌，烦热汗出，伴有手颤，多食易饥。曾在当地某医院诊断为"甲状腺功能亢进症"，经服用甲硫氧嘧啶等药，疗效不甚满意。心率在 120～143 次/分，体温维持在 37.8℃～38.2℃上下，血压稳定于 19/11 千帕（140/80 毫米汞柱）。于 11 月初在宜昌医专作基础代率测定，结果为：＋64%。直至翌年元旦，经市某院作放射碘（I131）吸收试验，报告：2 小时 41.5%，3 小时 49.5%，24 小时 59%。诊脉细数，舌红少苔。细揣诸症，颈肿，突眼乃痰结见证，心悸烦热，多汗，脉细数皆为气阴不足之症状。治以益气养阴，佐以豁痰散结，方用"加味生脉散方"。连续服至 20 剂，颈肿明显减轻，其他症状皆为消失。复测心、体温及血压恢复正常追访至今 3 年余，病未复发。

【来源】 张觉人，湖北中医。

海藻玉壶汤加减治甲状腺功能亢进

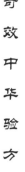

【组成】 海藻、昆布、法半夏、玄参、黄药子各15克，浙贝母、连翘、陈皮、南星片、牛膝各10克，夏枯草30克，海蛤粉20克，甘草3克。

【用法】 水煎服，每日1剂。

【功效】 疏肝化痰，软坚散结。

【主治】 肝郁痰凝。

【病例】 患者王××，女，31岁，桃源某工厂工人。自述双目胀痛，心悸自汗倦怠无力多食易饥，每日食约1000克余，形体消瘦，双手颤，后因诸症加重，不能工作，已病休年余。曾经地区某医院检查，甲状腺听诊有明显血管杂音，基础代谢＋38％，心率120/分，血压21/12千帕（156/88毫米汞柱）。临床诊断为"甲亢"，于1977年6月12日前来就诊，中医辨证属"肝郁痰凝"，治以疏肝化痰、软坚散结法，方以"海藻玉壶汤加减"，服月余，诸症大减。后以本方为主，根据脉证酌加化裁，以蜜为丸再服3月。复查：患者食欲、精神近正常，自觉症状消失，基础代谢±12％，心率80次/分，血压15/10千帕（110/76毫米汞柱），体重增加，面色红润，脉来徐缓，已上班工作。为了巩固疗效，用六君子汤加减调理脾胃。1979年随访，未见复发。

【来源】 李伟成，湖南中医。

平复饮（加味）治甲状腺功能亢进

【组成】 昆布、海藻、夏枯草各25克，当归、柴胡、香附、郁金各15克，白芍、生牡蛎各20克。

【用法】 水煎服，每日1剂。

【功效】 软坚散结，疏肝解郁，养血和血。

【主治】 气结不舒。

【病例】 尚××，女，44 岁，教员。初诊时善饥、消瘦已 3 个月，日食 1.5 千克，体重由 75 千克降至 52.5 千克，性躁易怒，心中烦热，喜冷饮，大便溏且日行五六次，自汗，心慌，气短，颈前部较前略粗。小便正常，月经正常，经中国医科大学附属医院确诊为"甲亢"，曾服西药（他巴唑、心得安等）乏效。舌淡红，无苔，脉沉稍细。投以"平复饮"方。加党参 20 克，茯苓 20 克，橘红 25 克，大贝 15 克。

二诊：1976 年 10 月 20 日。服上方共 10 剂，诸症好转。舌淡红，无苔，脉沉弦而涩。仍投以"平复饮"方加丹参 20 克，乳香 10 克，没药 10 克。

三诊：1976 年 11 月 15 日。服上方 15 剂，症状大减，体重渐增，精神转佳，舌脉如前。用方不变。

四诊：1976 年 11 月 25 日。病已去七八，食量减少，日食 250 克，大便略溏，有时日行 2 次，舌淡红，苔薄白，脉弦缓，前方再加旱莲草 20 克，浮小麦 20 克，射干 15 克，山豆根 15 克。服 20 剂痊愈。

【来源】 孙允中，辽宁中医。

 ## 生脉散合甘麦大枣汤加味治甲状腺功能亢进

【组成】 太子参、昆布、海藻各 15 克，北五味 6 克，麦门冬、姜半夏、夏枯草各 10 克，黄芪、柏子仁、云茯神、海浮石各 12 克，炙甘草 5 克，浮小麦 20 克，大枣 5 个，牡蛎 30 克。

【用法】 水煎服，每日 1 剂。

【病例】 患者沈×，女，51 岁，桐乡县人。1978 年 10 月就诊，患者心悸、急躁、怕热多汗由来已久，近月来自觉四肢无力，两下肢发现水肿，心悸加重。检查无突睛，甲状腺轻度弥漫性肿大脉细数，心率 126 次/分，苔净根红。据云曾经浙医院诊断为"甲亢"，让服用一种抗甲状腺药物治疗但因农村买不到该药，以及每周需化验白细胞。据检查：患者形瘦，肝失条达，以致肝气郁结，凝聚成瘿；心阴虚亏，而致心悸眠短，水不涵木，以致肝阳上亢，投上方嘱服7剂。复诊时精神见振诸恙见退，心悸已缓，但心率仍在100次/分左右，宗效不更方原则，嘱原方续服7剂，嗣后未见来诊。至1979年5月，因旧病略有复萌，又来门诊，谈及以前，连诊2次，服药14剂后，各症均已好转，瘿肿已不明显，心悸乏力亦消失，故而停药，并照常参加一般农业劳动及家务，已如常人。今番心悸乏力，有复发之象，故再来诊治。根据病情与以往颇为相近，又于上方去姜半夏，加土贝母9克，嘱服10剂。服后自觉好转，又续服30剂，一切恢复如常。

【来源】　褚谨翔，浙江中医。

 三海汤治甲状腺炎

【组成】　海藻、昆布、金银花、紫花地丁、土贝各15克，海浮石、连翘各12克，蒲公英30克，金果榄、夏枯草各10克，蚤休、三棱、莪术、没药各6克，乳香9克。

【用法】　每日1剂，2次煎服。

【功效】　清热解毒，活血化瘀，软坚散结。

【主治】　湿痰瘀滞，少阳经脉受阻，郁久化火。

【病例】　黄××，女，37岁，工厂缝纫工人。患者于1周前右颌下甲状腺处痛，形成条索状肿，在某医院诊为"甲状腺炎"，于1977年6月15日来我科就诊。检查：右颈项甲状腺处有条索状肿块6厘米×0.5厘米，皮色未变，自述颈项肿胀不适，呼吸及吞咽均感困难，到下午畏寒发热，食欲欠佳，二便调，脉细弦，苔薄白，服上药后，肿块消失。而更换方药。

按：甲状腺炎属于中医"瘿瘤"范畴，有五瘿六瘤之别。《医宗金鉴》说："瘿瘤二证，发于皮肤血肉筋骨之处。瘿者，如缨珞之状；瘤者，随气留住，故有是名。"又说："凡瘿多生于肩项两颐，瘤则随处有之。"根据前人治疗瘿瘤，不外疏肝解郁，行气活血，化痰软坚。补益脾肾，本方用海藻、昆布、海浮石咸寒软坚；三棱、莪术、乳香、没药活血化瘀止痛；金果榄清肺利咽；金银花、连翘、蚤休、蒲公英、紫花地丁、土贝、夏枯草清热解毒软坚散结。几年来在临床上使用，效果可谓满意。

【来源】 李映权，湖南中医。

冠心逐瘀汤治冠心病

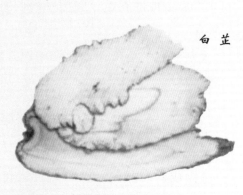

白芷

【组成】 生蒲黄、五灵脂、元胡、瓜蒌皮、葛根、枳壳、白芷、牛膝各15克，生山楂、丹参各25克，郁金30克，七厘散1袋（分2次冲服）。

【用法】 水煎服，每日1剂，分2次服。

【功效】 理气导滞，化瘀止痛。

【主治】 气滞血瘀。

【病例】 潘××，女，49岁，营业员。于1978年5月17日上午8时急诊。患者晨起突然心前区刺痛，牵引左肩背疼痛，手足冷，面色青紫，出气发凉，含服硝酸甘油片0.6毫克后稍觉缓解。患者有冠心病史已3年。此次来诊后经化验检查及心电图检查，诊断为冠状动脉硬化性心脏病。系气滞血瘀，治宜理气导滞，化瘀止痛。方用"冠心逐瘀汤"。服药4剂后，心前区疼痛已大有缓解，手足温，面色红润，嘱其再照原方进3剂，并注意饮食调理，安心休息。5月24日来诊，心前区刺痛已基本消失，脉搏110次/分，血化验和心电图检查，均证明心脏情况好转。嘱其再按原方服药4剂。5月29日来诊，心前区疼痛症状已完全消失，手足温，面色正常，原来舌边紫斑减淡，脉象沉缓，血压16/11千帕，脉搏105次/分。心电图检查结果同前。乃将前方减元胡、葛根、白芷各适量，加半夏15克，六神曲15克，党参15克，当归15克，嘱其继进4剂，患者于6月25日前来，复各项检查均已接近正常，自觉已无任何不适。因此给以冠心苏合丸1盒，每日服2次，每次1丸，并再嘱其注意生活起居，饮食调理，精神愉快。后随访半年未见复发。

虻虫加味汤治冠心病心绞痛

【组成】　虻虫 6～12 克，陈皮 15 克。

【用法】　水煎服，每日 1 剂。气虚者加党参 30 克；阳虚者加仙灵脾 12 克；阴虚者加玉竹 15 克；血虚者加生地 20 克。

【功效】　活血化瘀。

【主治】　血瘀脉络。

【病例】　上方治疗冠心病心绞痛 15 例，确有明显缓解心绞痛的作用。

汪××，女，59 岁。冠心病 3 年，近月来胸闷、气短逐渐加重。胸部紧束感、压迫感、烦闷感，每天发作 2～4 次，每次持续 1～10 分钟，饮食、二便均正常，有高血压史 25 年。于 1977 年 10 月 22 日住医院治疗，心电图检查 T 波 Ⅰ、Ⅱ、aVL、aVF、V3～V6 均明显倒置，ST 段 V3～V6 均下降，下降最低达 0.14 毫米，心电图显示广逍性心肌缺血，结合病史、病症、心电图等诊断为冠心绞痛及心内膜下心肌梗死。经服用毛冬青、愈风宁心片、长效硝酸甘油片，症状与心电图均未见改善。10 月 26 日服用虻虫加味汤，至 11 月 9 日胸闷及心前区紧束、压迫感均明显减轻，心电图 ST 段下移及 T 波倒置均转浅，提示心肌供血改善。继续服药至 12 月 20 日，ST 段 V2、3、5 下降为 0.2～0.55 毫米，V4 回到等电线，T 波 V2、3、5、6 变为直立，V4 由倒置变低平，此时的心电图与患者 1977 年 4 月的基本相同，考虑患者冠心病 3 年，高血压 25 年，长期冠状动脉供血不足，已形成不可能达到完全恢复的程度。

按：虻虫味苦微寒，有逐瘀破积，通利血脉的作用。临床上除虻虫加味汤外，还应用虻虫与血府逐瘀汤等复合应用治疗冠心绞痛 40 例，以及单味虻虫治疗冠心病心绞痛，10 例均有明显缓解心绞痛的作用，而且见效快，对曾用中西药物效果不明显的心绞痛患者，也有不同程度的缓痛作用。最长连续服用虻虫有达 1 年以上的患者，肝肾功能、饮食二便均未见明显的不良反应。

奇效中华验方

【来源】 魏振装，北京 301 医院中医。

失笑散加味治冠心病心绞痛

【组成】 蒲黄 10 克，五灵脂 10 克，丹参 15 克，赤芍 12 克，川芎 12 克，降香 10 克，葛根 30 克，瓜蒌 15 克，三七粉 3 克（冲服）。

【用法】 水煎服，每日 1 剂。偏阳者可加入附片、肉桂；偏阴虚者可加入首乌、寸冬；偏气虚者可去灵脂，加人参或党参、黄芪；有痰湿者可加入陈皮、半夏。

【功效】 活血化瘀，宣通心脉。

【主治】 气血瘀阻，心脉不通。

【病例】 周××，男，60 岁，工人。患者阵发心前区闷痛已 8 个月，查血压 21/12 千帕（160/90 毫米汞柱），X 线胸透，心肺无异常。心电图检查：SⅠⅡⅢaVF 压低 0.1mV；aVR、aVL 分别抬高，给以"失笑散加味"，服药 3 剂，心绞痛已不再发作。尚有食欲欠佳，上方加入神曲 10 克，陈皮 10 克，继服 15 剂，精神振作，自觉身体状况完全恢复正常。复查心电图：SⅠ、Ⅱ、Ⅲ正常，aVF 压低 0.25mV。因此上方改为隔日服 1 剂，1 个月后全恢复正常工作。

按：对于冠心病、心绞痛的治疗，以"失笑散加味"为主，结合辨证，稍加增减，在临床中收到满意效果。本方组成以西医辨病中医辨证为理论基础，如方中之丹参、葛根、川芎、瓜蒌等经现代药理研究证实均有扩张冠状动脉血管的作用。据大量病例观察证明，冠心病属于气滞血瘀型的占绝大多数，基于"不通则痛""气行则血行"的中医理论，选用活血理气为主中药，因而，本方对改善冠心病的临床症状是比较理想的，且服用一段时间后，往往随着临床症状的好转，异常之心电图也能随之改善。

复方丹参饮治冠心病心绞痛

【组成】 丹参、降香各 15 克，木通、王不留行各 12 克，三七 6 克，通草 3 克。

【用法】 水煎服，每日 1 剂。

【功效】 温阳行气，通经活络。

【主治】 阳气郁闭。

【病例】 张××，男，56 岁。于 1975 年 3 月 21 日初诊。患者时常发生心慌、气急，因胸部难受绞痛，常在梦中惊醒已有半年余。曾诊断为冠心绞痛，服用不少中西药物而不见效。检查营养中等，表情苦闷，皮肤湿润，面色苍白，肺部听诊正常，心脏听诊心音弱而速，心率 156 次/分，脉结代，舌苔白薄。服"复方丹参饮"1 剂后，自觉症状减轻，胸痛已甚轻微，心音仍弱，心率为 142 次/分，脉沉而代。嘱其再连进 2 剂。于 3 月 28 日再诊，胸部疼痛已消，无压迫感。唯稍觉四肢乏力。大便结燥，心率已降为 110 次/分，仍予上方去三七、王不留，进 4 剂。服药后自觉一切症状皆除，已如往常。随访观察，未见复发，且身体健康，并能参加农村一般体力劳动。

【来源】 余胜吾，四川中医。

 ## 风心方治风湿性心肌炎

【组成】 桂枝 10～30 克，生姜 3 克，大枣 15 克，防风、炙甘草各 9 克，白术 15 克，熟附子 15～30 克。

【用法】 水煎服，每日 1 剂，加水 500 毫升，煎至 200 毫升，分 2 次服。6 天为 1 个疗程。

多数患者桂枝及附子用量应大；胸闷者应选加薤白、枳壳；气虚者加北芪；血虚者加当归；有慢性上呼吸道疾患，应配合使用长效青霉素制剂。

【功效】 通心阳兼祛风、散寒、除湿。

【主治】 心阳虚兼受风寒湿邪。

【病例】 龙××，女，40 岁，助产士。于 1964 年开始，因频发早搏，作心电图检查，发现心肌损害。有明显游走性关节痛及慢性咽喉炎史。曾用三磷酸腺苷、细胞色素 C、肌苷等西药以及一些中药治疗，病情反复。于 1974 年 7 月 17 日复查心电图仍见心肌损害。血沉 38 毫米/小时，抗 "O" 833 单位，于 7 月 22 日因心悸、气短、胸闷来门诊治疗。检查：体温 36.5℃，血压 13/8 千帕（100/60 毫米汞柱），咽部充血，甲状腺不大，心律整，心率 78 次/分，心音低钝，未闻及杂音。诊断为风湿性心肌炎。投以加减 "风心方"，并配合使用长效青霉素，每日 120 万单位肌肉注射。至 10 月 28 日再诊，自觉症状基本消失，血沉 17mm/h，抗 "O" 正常，亦未再出现自觉症状。

玉竹寄生汤加减治风湿性心肌炎

【组成】 玉竹、徐长卿、生黄芪、生地各 15 克，白薇、麦门冬、秦艽各 9 克，桑寄生 12 克，甘草 6 克。

【用法】 水煎服，每日 1 剂。关节痛明显者可加路路通、威灵仙，痛剧者则可酌加小活络丹；心悸明显者加酸枣仁、合欢皮；气短者加太子参、五味子；热偏甚者可加板蓝根、知母；外感风热者去黄芪、生地，加连翘、忍冬藤。

【功效】 益气养阴，疏风利湿通络。

【主治】 风湿久化热累及心营，气阴两虚。

【病例】 陈××，女，35 岁，技术员。于 1974 年 7 月 10 日就诊。患者于 2 年前因关节痛、心悸、气短到某医院诊治，经检查确诊为风湿性心肌炎，经治疗效果不明显。诊见：下肢关节疼痛，以膝关节痛明显，心悸、气短，动则更甚，不能左侧卧位，疲乏无力，抗 "O" 1：1250 血沉 200 毫米/小时，脉细微数，舌质淡红苔薄黄。后服："玉竹寄生汤加减"方。前后略作化裁，服药 2 个月余，其自觉症状消失，抗 "O" 及血沉化验均降至正常范围。于当年 10 月恢复工作。已追访 6 年，除偶有气候变化时见关节痛外，未见其他不爽，此时照方服药 3～5 剂亦见效，且能坚持日常工作。近 3 年来健康良好。

按：在临床上应用 "玉竹寄生汤加减" 方治疗风湿性心肌炎已 10 余年，实践证实确有较好疗效，特别是对于改善心悸、气短、缓解关节疼痛较好，能使血沉、抗"O"降低。但是对于心电图的改善效果尚不理想。

 ## 沈氏风心救逆汤治风湿性心脏病

【组成】 川桂枝 15～30 克，炙甘草 9～15 克，王不留行 15～30 克，归尾 30～60 克，桃仁 30～45 克，红花 10～24 克，丹参 30～45 克，三棱 15～30 克，莪术 15～30 克，生香附 9～15 克，石菖蒲 9～15 克，川广、郁金各 30 克，失笑散 15～24 克，远志 10～15 克。

【用法】 水煎服，每日 1 剂。

【功效】 破瘀温经理气。

【主治】 心血瘀阻，寒凝湿滞。

【临床】 应用"沈氏风心救逆汤"加减观察治疗 300 例患者，病情好转者为 84%。

【病例】 秦×，女，40 岁，教师。患者自 1954 年发病，初有咯血，以后咯血经常发生。近 2 年来，每年均住院数次。用毛地黄即欲吐，月经已断 5 年。现吐血量多，气急，端坐，不能平卧，出汗，心悸，头晕，心律不齐，心率 118 次/分，心界扩大，心尖区有Ⅲ级至Ⅳ级收缩期杂音，肝在肋下 5 厘米。诊断为风湿性心脏病，二尖瓣狭窄闭锁不全，肺充血，投以"沈氏风心救逆汤"加减方。服药 1 剂，翌晨痰中已无血，心率为 90 次/分，再进 1 剂，方中桂枝减量为 4.5 克。共进 3 剂，患者病情改善，并能做一些轻微家务劳动。

按：此方乃名医沈宝善传。方中破瘀温通之品用量要足。对于咯血患者予以破瘀不必顾虑，因风心病之咯血为腔内瘀血而引起，破瘀反能止血，然也可加三七以修补出血之创口。

【来源】 沈锦波，浙江中医。

 ## 加味温阳风心汤治虚损性心脏病

【组成】 熟附片（先煎）、云苓各 30 克，桂枝、白芍、白术、山茱

萸肉、炮干姜、威灵仙、全蝎、乌梢蛇各 9 克，生黄芪 60 克，北五味子、
薤白、巴戟天各 12 克，蜈蚣 2 条，桑枝 24 克，夏枯草 15 克，甘草 3 克。

【用法】　水煎服，每日 1 剂。

【功效】　温阳行水，祛风活络。

【主治】　虚损性心悸，水气凌心。

【病例】　李××，女，27 岁。患者素患关节肿痛，心悸，面色苍
白，紧形寒，尿少，食差，水肿，腹胀，腹痛耳鸣，精力疲乏。突又发生
胸间剧痛，牵及后背，手脚冰冷，大汗出，唇紫绀。脉沉细迟，舌淡红，
苔薄白。曾在湖北某省级医院检查，诊断为风湿性心脏病，服用西药治疗
无效而前来求治，后让其服"加味温阳风心汤"，连进 12 剂，胸痛止，心
悸显缓，气息平静，饮食转佳，腹胀水肿及关节痛显著减轻。继服 2 周，
基本痊愈。又嘱此后每日上午服大活络丹半粒，下午服安神养心丸 9 克，
注意饮食调理。1 个月后随访疗效巩固。

按：从整体观点出发，此乃祖国医学的治疗原则。本例患者虽然病情
复杂，而综观全症，务须针对虚损施治。方中附子、炮姜温阳散寒；茯
苓、白术健脾利水；桂枝、白芍调营卫，益心阳；黄芪益气；夏枯草、薤
白疏胸止痛；蜈蚣、全蝎、乌梢蛇祛风活络；巴戟天兼顾肾阳；五味子、
山茱萸肉酸收以制心动不宁；白蜡有护养心肌作用；三七粉、蒲黄有化瘀
功能。在姜桂附诸温药中而用夏枯草清寒之品，温中兼清，乃取《内经》
"旷阴平阳秘，精神乃治"之义。

【来源】　王渭川，四川中医。

 ## 扶阳益阴汤治风湿性心脏病（心衰）

【组成】　人参、熟附片、炙甘草、菖蒲、炙远志、五味子各 10 克，
猪苦胆（汁）1 具，枣仁 15 克，当归、阿胶（烊）、炒白术各 12 克，茯苓
20 克。

【用法】　水煎服，每日 1 剂。

【功效】　扶阳益阴，急救欲亡之阳，以引阳和阴。

【主治】 心肾虚衰，气血大伤，阳亡于上，阴竭于内。

【病例】 应用"扶阳益阴汤"加减，治疗风湿性心脏病并不同程度心衰者 10 多例，均获满意效果。

谢××，女，46 岁，某医院西医师。于 1956 年 1 月 23 日初诊。患者1955 年开始有心慌、胸闷，并有风湿性关节炎史，曾确诊为风湿性心脏病。于 1957 年在武汉医学院附一院行瓣膜分离手术，术后病情好转，已能上班工作，至 1963 年上述病症复发。在上海某医院行第 2 次瓣膜分离手术，一般恢复良好。至 1968 年，胸闷，全身关节疼痛，时轻时重到1969 年不能支持工作，且病情日益加重，至卧床不起，长期服用地高辛等强心剂和止痛祛风湿药以及保肝药。开始尚能控制症状，以后逐渐效果不显，病情转重。

现症见患者心慌，胸闷，喘气不能平卧，干咳，心烦躁，头晕，精神极度疲乏。近年卧床不起，四肢关节疼痛。肝区痛，食欲缺乏，口干不欲饮，大便干结 3～5 日 1 次，时而便稀。尿黄而短，恶寒怕风，经常感冒，长期低热。月经期提前错后不定，量亦多，为乌血块，月经期间精神状态更差。1959 年患过肝炎。检查：心率 56 次/分，心前区闻及Ⅲ～Ⅳ级收缩期杂音，早搏 12 次/分。脉结代细弱，舌红苔薄黄，两颊发赤，重病容，衰弱状，半卧位，双目无神，唇紫绀，鼻翼翕动。症系久患风湿，气血瘀滞，血行不畅，心失濡养，加之心脏 2 次手术，正气大伤，阴阳虚衰，阴不使用阳，孤阳浮越，有亡阳阴竭之虞。急投以"扶阳益阴汤"治疗。服药 3 剂，心慌、烦躁减轻，喘气亦平，精神好转，续进 6 剂，诸症大减，精神进一步好转，可以平卧，进软食，面赤减退，体温已恢复正常且进一步好转，于上方中去猪胆汁，加入丹参 15 克，白芍 12 克，红参减为 6克，熟附片减为 6 克。再进 20 剂，上述诸症已基本消失，且可每日做些轻微家务工作，精神好。但活动量大时，则有心慌、胸闷、气喘。现已半年，病情稳定。

按："扶阳益阴汤"乃系四逆加人参汤、白通加猪胆汁汤、附子汤、酸枣仁汤等 4 方化裁而来。

【来源】 程协南，湖北中医。

松针合剂治血小板减少症

【组成】 松针、生地黄各 30 克，当归、黄芪、赤芍各 10 克，茅根、仙鹤草、地榆各 15 克，藕节 12 克。

【用法】 水煎服，每日 1 剂。

【功效】 益气养阴，清热凉血。

【主治】 阴虚内热，气不摄血。

【临床】 用"松针合剂"观察治疗 5 例患者，其中 3 例获愈，1 例有效，另一例配合用补肾阳之药物获效。

【病例】 汪××，男，3 岁。于 1971 年 10 月 28 日初诊。患儿近 2 个月来经常流鼻血，经某医院检查：血小板 3.6 万/毫米³，红细胞 320 万/毫米³，白细胞 8500/毫米³。骨髓检查报告符合原发性血小板减少症。曾用激素及止血宁等药治疗，效果不理想，而请求用中药治疗。体检：面色萎黄，体形瘦弱，纳差，神疲，下肢有明显紫斑，肝大肋下 0.5 厘米，脾未扪及。舌质淡稍胖，苔薄，脉细数。此乃阴虚内热，气不摄血所致。治以益气养阴，清热凉血。余用以"松针合剂"。服药 6 剂，胃纳转佳，精神亦好，面色转华，血小板计数已升至 6 万/毫米³。属继服原方，再加首乌 10 克，又进 20 余剂，诸症消失，查血常规：血小板为 18.9 万/毫米³，红细胞 420 万/毫米³，白细胞 6250 毫米³，病获痊愈。随访已 8 年，患儿身体健康，发育良好。

按：其方中所用松针即松毛、松叶。据资料所载，松树之叶、皮、木、根油皆要入药，此松针有促进代谢的作用，水煎饮之亦可使食欲明显增加。

【来源】 刘甫白，湖南中医。

 ## 犀角地黄汤加味方治血小板减少症

【组成】 犀角 3 克（或牛角 30 克代），生地、生槐花各 30 克，丹皮、赤芍、白薇、紫草、知母、沙参、大青叶各 10 克，板蓝根 15 克。

【用法】 水煎服，每日 1 剂。

【功效】 清热凉血，滋阴解毒。

【主治】 风火热毒，伤其血络，营血瘀滞，淫于肌腠。

【病例】 以"犀角地黄汤加味方"为基本方，临床就用时略作加减，共治疗 20 余例血小板减少症患者，多数患者病情能得以改善或治愈收效比较满意。

张××，女，33 岁，职员。于 1973 年 2 月 28 日就诊。患者时常鼻及牙龈出血，全身皮肤可见出血点及紫斑，午后自感身热，口干咽燥，全身乏力，食欲差，尿黄，便秘。临床诊为血小板减少性紫癜。其舌质红，苔黄少津，脉沉细略数。脉症合参，系风热毒邪，伤其血络，营血瘀滞，淫于肌腠。治宜清热凉血，滋阴解毒。投以"犀角地黄汤加味方"。服药 3 剂，鼻出血已止，齿龈出血亦减。但口渴喜冷饮，便秘仍不解，是其胃火亦盛，阳明燥结之症。上方中又加石膏 30 克，黄连 10 克，火麻仁 10 克，侧柏叶 10 克，嘱再进 3 剂。服后，鼻及牙龈出血全止，口干舌燥亦减，大便通顺，紫斑渐退，未见新斑出现。舌质红，脉沉细。又进 3 剂，食欲增加，精神好，唯下午有五心作热，口干，舌少津，苔淡黄，脉沉无力。此为病久不愈，火热内炽，耗伤阴液，阴虚内热之症，仍以前方加减，当重用滋阴清热药为主，其方为：牛角 30 克，生地 30 克，丹皮 10 克，沙参 12 克，寸冬 10 克，石斛 10 克，生龟板 15 克，旱莲草 10 克，知母 10 克，侧柏叶 10 克，阿胶 10 克，杞果 1.5 克，大青叶 10 克。连进 12 剂，诸症得除，紫斑皆退，未见新起。尿便检查正常，血小板已升至 18 万/毫米^3。

【来源】 谭家兴，吉林中医。

 ## 羊鹤合剂治血小板减少症

【组成】 羊蹄根、仙鹤草、卷柏、夜交藤各 30 克，连翘、合欢皮各 15 克，红枣 15 枚。

【用法】 水煎服，每日 1 剂，分 2 次服。

【功效】　清热解毒，凉血止血。

【主治】　热毒入血，血热伤络。

【病例】　王××，女，32，职工。于 1975 年 3 月 12 日急诊入院。患者鼻衄，牙龈出血，皮肤紫斑 1 月余，近日加重，查见急性病容，发育正常，贫血貌不著，神清，心肺正常，腹软，肝肋下 2 厘米，质中，脾侧卧扪及 1 厘米，全腹无肿块触及和移动性浊音，无水肿，神经系统检查正常。中性 80%，淋巴 20%，血小板 3.2 万/毫米^3，临床诊断血小板减少症，慢性肝炎（过去曾有"肝炎"史）。入院后给以止血药及激素等药物治疗，曾用安络血、止血敏、仙鹤草素、丙酸睾丸酮、强的松以及肌醇片、辅酶 A、维丙肝、肝精等，治疗数月，病情反复，效果不满意。其后请中医会诊，余用犀角地黄汤加味凉血止血为治，经旬鲜效。至 6 月 16 日改用"羊鹤合剂"，服药 7 剂，鼻衄、龈衄均止，唯夜寐较差，以原方略作加减，再进 4 剂，药后已无新出血点出现，病情趋于稳定，于 7 月 23 日复查血小板，已升至 21.8 万/毫米^3，7 月 26 日痊愈出院。

 ## 加味脾阴煎治血小板减少症

【组成】　生地、连翘、枣皮、炙草各 10 克，生白芍 30 克，旱莲草、粳米各 15 克，山药 20 克，大枣 10 个。

【用法】　水煎服，每日 1 剂。

【功效】　养阴益脾，润燥。佐以清热，化斑。

【主治】　脾阴虚，血燥阴，虚生内热，热伤络脉血外溢。

【病例】　以"加味脾阴煎"治疗原发性血小板减少症患者数 10 例，获得很为满意之效果。

袁××，女，30 岁，干部。于 1979 年 8 月 16 日入院，入院前曾间歇性发作头昏、乏力、皮下紫斑、鼻衄已 6 年，近 3 个月来加重，并心悸、失眠、烦躁，形体渐瘦，面色萎黄，唇红，舌燥，不欲饮食。皮肤紫斑以双膝关节以下为多，各见 3～4 个，大者如铜钱，小者如一分硬币，有不规则低热，手足心发热，以手心为重，体温一般在 37℃ 上下波动，脉细数，舌质红，苔薄黄少。查血：血色素 8％，白细胞 3900/毫米^3，中性 70％。淋巴 30％，血小板 3.8/毫米^3。五官科会诊：鼻腔未发现异常。既往患者曾到达成都、北京等地诊治，做过多次骨穿，诊断为原发性血小板减少性紫癜。用补气血、养心脾之中药八珍汤、归脾汤等均无效果。

患者症系脾阴虚，血燥，阴虚生内热，热伤络脉则血外溢，投以"加味脾阴煎"治之。服药共 40 剂，以上症状基本消失，体重增加，精神明显好转。复查血小板已升至 8.8 万/毫米^3，余各项检查亦均已正常，观察数日，未见异常变化而出院，随访 2 年，未见复发。

按：原发性血小板减少性紫癜并非少见病，且近年更有增多之势。资料认为此病系脾气虚不统血，阴血不能内守，故多投以归脾汤加减；或认为肾髓亏虚投以龟鹿二仙胶、大补元煎等。10 年之前，常用传统方法治疗，总觉效果不佳。后总结出"加味脾阴煎"一方经临床应用，每每能收良效，但还须进一步在临床实践中验证。

【来源】　袁尊山，贵阳。

 ## 熟田七粉治再生障碍性贫血

【组成】　三七 90 克。

【用法】　锅内置鸡油适量，后放入三七炸至老黄色，存性，研末即成。每日 3 次，每次 3 克，冲服。

【功效】　活瘀生新。

【主治】　脾肾阳虚。

【病例】　郭××，男，14 岁，学生。于 1978 年 12 月就诊。患者面色如纸，眼神呆滞，头昏神倦，少气懒言，纳呆，牙龈时时出血，皮下时现紫癜，四肢不温，大便偏溏，脉象缓弱，舌苔薄，舌淡不荣。血红蛋白 5％，红细胞 220 万/毫米^3，血小板 8.5 万/毫米^3。曾在某医院作骨穿，诊断为再障性贫血。此症系脾肾虚亏。首服以参苓白术散，以补气健脾，调中止泻。用药 2 周后开始改服"熟田七粉"，坚持用药 3 个月，精神及症状逐日好转，面色渐渐润泽，恢复初中学习，经随访 2 年一切良好。

按："熟田七粉"冲服治疗血小板减少性癜也有较好疗效。在应用"熟田七粉"时，初期可作为辅助药物应用，待症状稳定后，即可用其单味药，一般坚持服用 3～5 个月，多可达到临床治愈。

【来源】 尹质明，江西中医。

生血片治再生障碍性贫血

【组成】 胎盘粉 210 克，阿胶 90 克，海螵蛸、肉桂各 45 克，皂矾 500 克。

【用法】 共为细面，适量粉压成片，每次服 2～3 片，每日 2 次。

【主治】 脾肾亏损。

【临床】 治疗观察 100 例患者，有效率为 80%。

【病例】 患者××，男，53 岁。1974 年 4 月 28 日初诊。患者于 4 月 23 日在中国医大作骨髓穿刺检查，确诊为再障贫血。短期接受强的松、利血生、甲基睾丸素等治疗未效，经介绍来我院就诊。

自 1974 年 4 月 28 日起，一直投用"生血片"治疗（间用过本院协定中药汤剂血液一号）。至 1976 年 6 月 23 日，复查骨髓象证实，已获基本治愈。

【来源】 郭恩绵，辽宁中医。

益血汤治再生障碍性贫血

【组成】 人参 6 克（或党参 30 克），白术、龟板胶（烊化）、鹿角胶（烊化）、阿胶（烊化）、陈皮、木香、当归、白芍、甘草各 9 克，肉桂 3 克，元肉 12 克，大枣 10 枚。

【用法】 水煎服，每日 1 剂。

【功效】 温补气血，健脾益肾。

【主治】 脾肾虚损，气血不足。

【病例】 毛××，女，25 岁，山东人。患者头晕耳鸣已年余。发病前曾因发热而服用氯霉素，后即头晕，耳鸣，心悸，气短，纳呆，全身疲乏无力，面色少华，舌燥，苔薄白，脉虚无力。体查：发育中等，精神不振，面容虚胖无华，唇甲苍白，全身皮肤未见出血点。心率 96 次／分，律正，心尖区可闻及Ⅱ级收缩期吹风样杂音，双肺呼吸音清晰，肝脾不大，双下肢无凹陷性水肿。实验室检查：血红蛋白 4％，白细胞 2500／毫米^3，红细胞 150 万／毫米^3，血小板 3 万／毫米^3，骨髓穿刺检查符合再生障碍性贫血。中医辨证系脾肾虚损，气血不足。治宜补益脾肾，温补气血。方用"益血汤"。坚持服药 3 个多月，病情大有好转，饮食增加，体力渐增，头痛、头晕、心悸、气短等症状逐渐消失。血量渐恢复正常，后停药出院，随访 1 年余，情况良好，未见复发。

【来源】 王永安，山东中医。

 ## 治气血两虚引起眩晕方

【组成】 潞党参 25 克，白术、茯苓、当归、炙远志、鸡内金、炙甘草、大枣各 10 克，黄芪 15 克，炒枣仁 12 克，木香、生姜各 6 克。

【用法】 水煎服连服 20 余剂眩晕已愈。

【病例】 患者：男性，55 岁，干部。体质虚弱、贫血、血压偏低，每遇劳累或突然站立时，即发生眩晕，心悸气短、失眠、纳差。脉象细无力，舌质淡，苔薄白。《内经·灵枢·口问篇》说："上气不足，胸为之不满，耳为之苦鸣，头为之苦倾，目为之眩。"该患者为气血两亏，脑失所养，故头目晕。治宜健脾养心，补益气血。

 ## 治肾阴虚引起眩晕方

【组成】 猪脊髓 1 条，熟地 25 克，枸杞子 15 克，山茱萸肉 15 克，龟板 12 克，鹿角胶 10 克，菟丝子 12 克，砂仁 5 克。

【用法】 水煎服连服 20 余剂症状好转嘱服全鹿丸以巩固疗效。

【病例】 一男性患者，48岁。近常感腰膝酸软，遗精健忘、耳鸣，每逢熬夜思虑过度，眩晕加重，视力减退。脉象沉细，舌质暗淡。此为肾精不足，肾阴枯竭所致。治宜补肾阴，益精填髓。

治瘀血引起眩晕方

【组成】 桃仁、红花、生地、当归、白芍各10克，川芎6克，丹参、葛根各25克，陈皮6克。

【病例】 一男性患者，42岁，工人。因头部受伤引起迷路震荡，常眩晕，恶心呕吐，严重时天旋地转，耳鸣、脉象弦细，舌质暗，两侧有瘀块。此为瘀血所致眩晕，治以活血化瘀共服20余剂，眩晕已愈。

治头痛眩晕方

头为诸阳之会，五脏精华之血，六腑清阳之气皆上会于头。对因少阴虚寒、清阳不升所致之眩晕头痛，笔者则用附子汤温阳、益精养血为治。

【病例】 李××，男，50岁，干部。1981年10月诊。患高血压而头眩数年，近期加剧，经中西药治疗未效。诊见头痛目眩，形体胖，颜面淡黄，脸、面、肢体轻度水肿，常感冒，自汗出，身软乏力，肢体强痛，舌淡胖苔薄白，脉虚大。防风10克，羌活6克，党参20克，黄芪30克，白术20克，茯苓20克，白芍15克，钩藤20克（后下），杜仲12克，牡蛎20克（先煮），水煎服。2剂后水肿消除，头痛目眩减。6剂后诸症消退，继前法调理半月，血压稳定后而停药。1年后随访无恙。

治心悸一方

"阳气虚弱，心下空虚，内动而悸。"对由少阴虚寒、心阳不振、血脉无主、神无所依而心悸者，笔者用附子温阳补气以主心神。

【病例】 高××，女，48岁，居民，1980年5月初诊。心悸、心胸不舒数月，经中西药治疗无效，今见心悸、心胸憋闷，自汗出、动则甚，易疲乏，时寒时热，颜面青紫，唇舌紫黯，苔薄白，脉沉细而弦，肢微冷。治以补气为法：用附片20克（先煮），黄芪30克，党参15克，白术15克，茯苓15克，白芍10克，桂枝6克，丹参20克，牡蛎20克，水煎服。2剂后症状大减，6剂心胸舒畅，汗出止，寒热除。宗前方为丸巩固疗效。3月后访，诸症已愈。

 ## 雄黄停痫丸疗癫痫

本方是山东省五莲县松柏医院刘忠选医师的家传秘方，原名小儿惊风散，治小儿惊风，后试用治癫痫有效。

【组成】 明雄黄、钩藤、制乳香各25克，琥珀、天竺黄、天麻、全蝎、胆南星、郁金、黄连、木香各19克，荆芥穗、明矾、甘草各13克，朱砂5克，珍珠末、冰片各2克，绿豆200克。

【用法】 上药除雄黄、朱砂外，共研细末，制水丸如绿豆大，雄黄、朱砂研为细末。

每天服2次，分早、晚温开水冲服，或选1～2味中药煎汤送服。成人每天4～6克，1周岁儿童每次1～1.5克，可随年龄、体质增减用量，均以3个月以上为1个疗程。

【临床】 经治87例，均以大发作型居多，结果：临床控制34例，有效20例，无效33例，总有效率为62%。经分析表明，病程短、年龄小者疗效显。无效病例中相当一部分是没有遵守注意事项。

【病例】 郑××，男，6岁，1968年5月12日诊。半年前高热抽风，后治愈。月余后突然昏倒仆地，不省人事，牙关紧闭，口吐涎沫，双目上视，持续数分钟后苏醒；继而沉睡，醒后如常。苔白腻指纹青紫。症属痫症。予雄黄停痫丸100克，每天服2次，每次1克，柴胡3克，水煎送服。药后未再发作，痉愈。随访18年，病无复发。

【来源】 《上海中医药杂志》1987 年第 10 期。

治蛔虫病方

用生丝瓜子（黑色有效），剥壳，取其仁嚼烂，成人每次 40～50 粒，儿童每次 30 粒，空腹时用温开水送服，每日 1 次，连服 2 天，能驱除蛔虫。

治阑尾炎验方

地榆、当归、黄芩、寸冬各 15 克，金银花、薏米（生）各 20 克。元参 25 克。

初期患者 1 剂即愈，后期 3～5 剂就好。

呕吐验方

【组成】 党参、赭石、麦门冬各 30 克，橘皮、半夏各 3 克，水竹茹 12 克。

【用法】 水煎，频频饮服。用《金匮要略》橘皮竹茹汤合张锡纯的安胃饮加减。

【病例】 某女，25 岁。1978 年 4 月 30 日初诊，患者经停 2 月，开始时大进饮食，喜择酸咸食品，继则恶心呕吐，逐渐增剧，医治不减。滴水难进曾 2 日多，身体逐渐消瘦，大便秘结，舌红少津，脉虽滑，但重按无力。症属妊娠恶阻而又导致气阴亏耗。治拟止呕生津益气法。二诊：上方开始服时仍然作呕，待服 3 次后呕吐才逐渐得缓解，尽剂则全不作呕。继用原方出

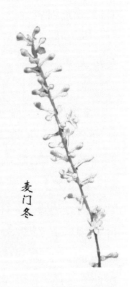

麦门冬

入服 2 剂后病遂愈。

 治盗汗三方　▶▶▶

方一　红枣、浮小麦各 15 克。水煎，每日 1 剂，睡前半小时服。

方二　炙黄芪、黑豆各 30 克，红枣 10 枚，水煎，分早、晚 2 次服，连服 10 日。

方三　用鲜枇杷叶包糯米团，煮熟，睡前 1 小时食，成人每次 3～5 个，连用 7 天。

 ## 祛臊方治口臭

笔者多年来采用家传秘方祛臊方制成的清爽冲剂，配合中医辨证施治，治疗各种类型口臭，取得根治的疗效。

【组成】　黄连、枸橘李、生甘草各 5 克，焦山楂、钩藤各 15 克，后本方由药厂制成冲剂，定名为清爽冲剂（原方剂量分装 2 袋）。

【用法】　上 5 味每日 1 剂煎服；配合清爽冲剂，每服 1 包，每天 2 次。治疗 10 天为 1 个疗程。

【临床】　共治口臭 1280 例中，痊愈者 456 例，基本控制 767 例，无效 57 例。总有效率 95.55％。抽样调查 300 例，均经短期治疗，长期观察，1 年以后，痊愈 105 例，基本控制 142 例，无效 53 例，有效率达 82.33％，复发率 13.67％。本组疗程，服药 1 个疗程者 997 例，服药 2 个疗程者 150 例，服药 3 个疗程者 76 例，3 个疗程以上者 57 例。

【病例】　王×，男，26 岁，1998 年 2 月 24 日初诊。发病 10 余年之久，牙龈水肿，时发时止，口腔科检查无特殊。胃部时有灼热伴嘈杂感，大便不畅或秘结食欲旺盛。口腔异味如腐败性带有腥膻味，口涎亦然，形体瘦长，面色白而少华。舌质偏红，苔薄黄，脉小弦。属阳明胃火过旺，消灼胃津，胃阴不济，则饮食不为所用；内有食积，则腑气不通，以致秽浊之气上冲。治宜泻阳明之火，降浊气而导滞。处方：生石膏（先煎）30

克，知母 15 克，淡竹叶、生甘草、炒莱菔子各 10 克，鲜芦根（去节）1支。每日 1 剂，分 2 次各冲清爽冲剂 1 包。连续治疗 2 个疗程，诸症消失，口臭消除。随访 1 年，未见复发。

按：祛臊方系先祖父胡室书所传秘方，经数代应用，历验不爽。先祖认为，本方关键在于一个"导"字，即借药物作用引导体内上冲之浊气下降，这是治疗口臭的中心环节。

【来源】 《浙江中医杂志》1990 年第 10 期。

 ## 久咳验方

外感咳嗽，日久不愈，当以养肺、健脾、益肾为法。鲜嫩藕、冰糖各 100 克，生地 400 克加水少许，文火焖煮 1 小时，每日早、晚各服 30～50克，可服用 1 周，如咳嗽明显减轻，继服之可获愈。

 ## 治久咳不愈方

柿饼炖川贝母：柿饼 3 克，川贝母 15 克。先将川贝母切碎，然后夹在柿饼内，用清水炖熟服之。专治久咳不愈，支气管炎喘症等。

 ## 柿叶楂核汤治失眠

【组成】 柿叶、山楂核各 30 克。

【用法】 先将柿叶切成条状，晒干；再将山楂核炒焦，捣裂。每晚 1 剂，水煎服，7 天为 1 个疗程。

【病例】 邢××，男，16 岁，学生。失眠 40 天，平时白天学习精力不集中、欲睡眠，夜间则不眠，焦急万分。每晚需服西药安定、冬眠宁之类药物入睡。服上方 1 个疗程能安然入睡，又嘱服 3 剂，随访效果满意。

　　【来源】　　纪延龙，《四川中医》。

健脑安神膏治失眠

　　【组成】　　生地、熟地、泽泻、当归、合欢皮、龙眼肉、炒柏子仁各9克，杭白芍、西洋参、炙远志各6克，百合、菊花各12克，炒枣仁、黄精、枸杞各15克，琥珀粉1克。

　　【用法】　　上药共研极细末，选优质蜂蜜120毫升制成膏剂，装瓶冷藏备用。每次服30毫升，每天早、晚各服1次。

　　【临床】　　此方治疗失眠42例，显效28例，有效14例。

　　【病例】　　赵×，女，45岁。失眠病史10余年，症见精神萎靡，面色少华，气短乏力，心烦易怒，心悸健忘，头痛头晕，腰酸腿软，每晚睡眠在2小时左右，不能坚持正常工作。舌淡红，苔薄白，脉沉细缓。服上方6剂后诸症消失，每晚能安睡8小时。继服5剂以巩固疗效，已恢复正常工作。

　　【来源】　　于青圃，《山东中医杂志》。

灵仙逐痹汤治风湿性关节炎

　　【组成】　　黄芪、丹参各30克，川芎、赤芍各25克，当归、威灵仙各20克，独活、乌梢蛇各15克，全蝎10克。

　　【用法】　　每日1剂，水煎服。病情重者每天2剂，1个月为1个疗程。

　　服药期间不加任何抗风湿西药及中成药。

　　【临床】　　此方治疗风湿性关节炎68例，临床痊愈60例，显效6例，有效2例。

　　【来源】　　李有林，《山东中医杂志》。

乌鸡汤治风湿性关节炎

【组成】 麻黄、牛蒡子各 12 克，雌乌鸡 1 只。

【用法】 先将乌鸡捏死或吊死，勿见铁器，去毛及内脏，洗净，入砂锅或铝锅内，加水淹过鸡为度。用纱布将麻黄、牛蒡子包裹，同时放入锅内炖煮，可加少量食盐调味，勿加别的调味品，以肉熟烂为度，取出麻黄、牛蒡子，食乌鸡肉喝汤各半碗（约 500 毫升），早、晚各服 1 次。

【临床】 此主治疗风湿性关节炎 5 例，均服药 1 剂痊愈。

【病例】 王××，男，43 岁。关节疼痛反复发作已 3 年。以膝关节为甚，阴雨或风雪天则疼痛加剧，关节屈伸不便，行路艰难，局部肿胀，皮色不红；舌淡红、苔薄白，脉沉弦紧。西医诊为慢性风湿性关节炎，曾用中西药治疗不佳，经用上方治疗，服药 1 剂，诸症消失而愈。随访 3 年未复发。

【来源】 刘康平，《四川中医》。

五虫汤治类风湿性关节炎

【组成】 蜈蚣 2 条，全蝎 3～5 克，干地龙 10～15 克，虫 6～10 克，蚂蚁 2～4 克，山中蚂蚁 10～20 克（活用开水烫），炙黄芪 20 克，甘草 6 克。

【用法】 水煎服，每日 1 剂。

【临床】 此方治疗风湿性关节炎临床疗效较好。

【来源】 狄邦对，《辽宁中医杂志》。

注：本方药性偏温，阴虚火旺者忌用。本方为虫类药，用量不宜太大，以饭后服或分次服为宜。服本方显效后，将方中诸药放入 2000 毫升黄酒中浸泡 1 周后饮用，每天饮 2 次，每次 10 毫升，以固其效。

头通塞鼻散治疗偏头痛

【组成】 川芎、白芷、炙远志各 50 克，冰片 7 克。共研细末，瓶装密贮勿泄气。

【用法】 以消毒纱布 1 小块，包少许药末，塞入鼻孔，右侧头痛塞左鼻，左侧头痛塞右鼻。

【临床】 以本方治疗偏头痛百余例，疗效满意。一般塞鼻 3～5 分钟后，头痛即逐渐消失。有的塞鼻得嚏后，自觉七窍通畅而痛止。复发时再用仍有效。

【病例】 顾××，女，43 岁。患偏头痛年余，每月发作 1～2 次；每次持续 3～4 天。发作时不能坚持工作，因畏服煎药，单纯给予头痛塞鼻散 1 瓶，每次取少许以绢包裹塞鼻，塞后即可止痛。痛发时再塞又可取效，连塞 2 日即完全痛止。半年余未再复发。

【来源】 《中医杂志》1982 年第 2 期。

 ## 中药蒸熏治头痛

【组成】 川芎、白芷各 15 克，晚蚕砂 30 克，僵蚕 20～30 只（20 岁以上者，每岁再加 1 只）。

【用法】 上药共入砂锅内，加水 5 碗，煎至 3 碗，用牛皮纸（或厚纸）将砂锅口糊封，并视疼痛部位大小，在盖纸中心开一孔，令患者痛处对准纸孔；满头痛者，头部对准砂锅口（两目紧闭或用手巾包之），上面覆盖一块大方手巾罩住头部，以热药气熏蒸。每日 1 剂，每剂 2 次，每次蒸 10～15 分钟。一般蒸熏 2～3 次，最多 10 次。复发可再用，至愈为度。

【主治】 凡头痛，不论内伤外感，病情久暂，均可用。肿瘤、外伤等器质性病变引起的头痛忌用。

【临床】 以 1977 年治疗的 39 例为例。痊愈 29 例，有效 10 例。其中蒸熏 1～2 次 10 例，3 次 15 例，4 次 5 例，5 次 4 例，6 次以上 5 例。病程 1 年以下者 5 例，1～3 年 7 例，3～5 年 13 例，5～10 年 12 例，10 年以上者 2 例。

【来源】　《浙江中医杂志》1981 年第 9 期。

川芎全蝎散塞鼻治头痛

【组成】　川芎、红花、全蝎各 6 克，白芷、冰片各 5 克。

【用法】　将上药研面，用纱布包好塞鼻孔，或将药研细末，散于膏类的胶布上，贴太阳穴。

【病例】　吴×，男，43 岁。6 年前头部被击伤后，头痛迁延不愈，迭治无效。劳累后头痛加重。近觉头痛如刺，痛有定处，时作时止。舌紫黯有瘀点，脉沉涩。用上方塞鼻，2 小时后头痛明显好转，当天痛除。随访半年未见头痛发作。

按：本方具有发散、行气、活血、开窍等功效，可用于治疗各种内伤头痛。

【来源】　《浙江中医杂志》1992 年第 9 期。

【来源】　刘建忠，李亚红中医。

蒲氏番蜜膏治面瘫

【组成】　番木鳖（即马钱子）500 克，白蜜适量。

【用法】　将番木鳖加水 3600 毫升，煮沸 20 分钟，趁热刮去外皮，取净仁切片置瓦上文火烘酥，研筛为细末，白蜜调为稀糊状，文火煎熬 15 分钟，待温备用。

将药膏涂患侧面部（向左边斜涂右侧，向右边斜涂左侧），厚约 0.2 厘米（口、眼部不涂），用纱布覆盖，每日换药 1 次。搽药处 3～5 天发生奇痒；6～8 天出现粒疹；9～14 日若疼痛剧烈，则为向愈先兆，即可停药。

【临床】 治疗 224 例，痊愈 199 例，好转 18 例，无效 7 例。

【病例】 赵××，男，47 岁，1976 年 1 月 9 日诊。口角向右斜，右耳颊痛已月余，经中西医治疗无效。现右眼不能闭合，右额无皱纹，说话时口向左边斜，苔白腻，脉沉滑。用蒲氏番蜜膏涂患侧 13 次，痊愈，随访至今安然无恙。

【来源】 《四川中医》1985 年第 11 期。

 ## 身痛逐瘀汤加减治疗坐骨神经痛

【组成】 当归 12 克，川芎、桃仁、红花、羌活、独活、制没药、香附、川牛膝、秦艽、地龙、伸筋草各 9 克，甘草 6 克。

【用法】 水煎 2 次分服，每日 1 剂。

【临床】 治疗 36 例，其中治愈 29 例，显效 6 例，好转 1 例。平均治疗 17.4 日。随访治愈者 1 年以上，无一复发。

【来源】 《四川中医》1985 年第 11 期。

 ## 柳枝粉治眩晕症

【组成】 柳树枝适量。

【用法】 取柳树枝晒干研末备用（最好在清明前后数日采取，阴干，存过冬）。用时，根据病情取一两味中药煎汁，冲服 10 克柳树枝粉（若辨为火症：取夏枯草 15 克；风症：取钩藤 30 克；血虚：取当归 12 克；阴虚：取女贞子、旱莲草各 15 克；阳虚：取仙灵脾，仙茅各 15 克），每日 1 次。

【临床】 经治 25 例，以头眩晕为主症，兼呕吐、头痛、胸闷、气急等；其中肝风内动 10 例，肝火上炎 4 例，痰湿上蒙 4 例，瘀血阻滞 2 例，阴虚 3 例，气虚 1 例，均经他药治疗未效者。用上法治疗后全部治愈，见效最快为 2 天，最慢为 7 日。药后未见副作用。

【病例】 赵××，男，46 岁，教师。因眩晕卧床不起已 1 个月余，伴恶心、头痛、失眠、易怒，舌苔薄白腻，脉弦滑。曾诊为美尼尔氏综合征，经用他药，效果不显。中医辨为痰湿上蒙，半夏煎汁冲服柳枝粉，2 次见效，5 次获愈。

按：柳枝入药，早有文献记载，《本草纲目》谓"煎服，治黄疸，白浊；酒煮，熨诸痛肿，去风，止痛，消肿"。经现代药理研究，含有水杨苷等成分；国内近年来亦有用柳枝治冠心病、慢性气管炎、传染性肝炎、烧烫伤等有效。至于治眩晕，是否系水杨苷等成分促使血管微循环改善，尚待进一步研究。

【来源】 《浙江中医杂志》1982 年第 7 期。

 镇眩汤治疗眩晕症

【组成】 川芎、白芍各 10～16 克，当归、生地、桂枝各 10～12 克，白茯苓 12～18 克，白术、甘草各 10 克，生龙骨、生牡蛎各 30～60 克。

【用法】 每日 1 剂，水煎 2 次，每次煎取 200～300 毫升，早、晚各服 1 次，15 日为 1 个疗程。

【临床】 经治 150 例，其中治愈 49 例，显效 58 例，有效 38 例，无效 5 例。

【病例】 李××，女，46 岁，干部，1987 年 5 月 24 日诊。主诉眩晕近 3 年，西医诊为美尼尔氏综合征。头晕目眩，间伴耳鸣，时轻时重，轻则视物晃动，重则旋转欲倒；心烦易怒，少寐多梦，不欲饮食，恼怒时上述症状加重。查双眼呈水平震颤，舌红，苔黄，脉弦数。投"镇眩汤"加泽泻、枳壳各 12 克，菊花 10 克，5 剂，水煎服。药后眩晕、耳鸣减轻，又进 12 剂，症状基本消失，随访半年未见复发。

【来源】 《新中医》1991 年第 3 期。

 加减茯苓四逆汤治内耳眩晕症

【组成】 茯苓、泽泻、半夏、神曲各 12 克（炙），甘草、干姜各

3克，附片、桂枝各5克，薏苡仁15克，磁石20克。

【临床】　共治88例，经本方治疗后均获痊愈。即头晕、目眩、耳鸣消失，恶心呕吐停止，听力减退好转或不再加重。其中服药最少者3剂，最多者53剂。随访3个月复发的有4例，半年后复发的6例，再用本方治疗仍有效。

【病例】　王××，男，51岁，1983年7月23日诊。内耳眩晕症反复发作已20余年，近因天气炎热，过食冷饮、瓜果，又因露宿受风寒，以致外感寒湿、内伤生冷，水饮内聚，引发痼疾。症见面色苍白、冷汗淋漓、呕吐痰食，双手紧握床壁不放。自诉张眼即天花板旋转，身如腾云，有立即倾倒之感，耳如蝉鸣。舌淡红、苔白腻，脉弦滑无力；两眼球震颤，右耳听力差，血压16.8/10.3千帕。投予加减茯苓四逆汤基本方加天麻、白芷、吴茱萸、丁香。3剂，诸症顿失。续服原方3剂，以巩固疗效，至今4年未见复发。

【来源】　《浙江中医杂志》1988年第2期。

滋肾蓉精丸治疗肾虚型糖尿病

【组成】　黄精20克，肉苁蓉、制首乌、金樱子、淮山药各15克，赤芍、山楂、五味子、佛手片各10克。

【用法】　按中成药质量控制标准制成小丸，每次6克，每天3次。

【临床】　治疗170例肾虚型糖尿病获近期治愈49例，显效22例，有效77例，无效22例，总有效率为87.1％。

中医定型标准：①主症：多饮、多食、多尿，消瘦或虚胖。②肾虚见症：面色萎黄或黧黑，头晕眼花，心悸气短，动则气促，多汗疲乏，

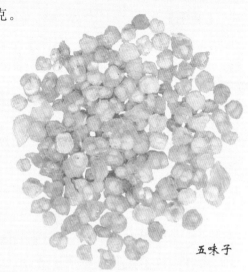

五味子

失眠多梦，耳鸣耳聋，手足心热，肢麻肢痛，腰膝酸软，健忘，性功能低下，阳痿遗精，月经不调，夜尿频多，舌红少苔或舌淡苔白或舌质暗红，脉细数或沉细无力。

【来源】 《中医杂志》1990年第4期。

 ## 益气通阳方治病毒性心肌炎

【组成】 黄芪50克，生地、党参各30克，白术20克，炙甘草5克，麦门冬15～30克，五味子10～20克，桂枝10～25克。

【用法】 水煎服，早、晚分服。本方功用为益气通阳。

【来源】 《中医杂志》1986年第9期。

 ## 利湿通阳汤治自汗

【组成】 杏仁、白蔻仁、半夏、厚朴、淡竹叶、黄芩各9克，通草6克，滑石15克，薏苡仁10克（即三仁汤加黄芩）。

【用法】 水煎服，每日1剂。

【病例】 彭××，女，36岁，缝纫工，于1985年10月9日就诊。近2月全身出汗不止，以上半身为多，汗冷而黏，有汗气味；伴背心冷痛，四肢不温，脘腹胀满，纳佳便常，小便短黄，口苦，舌苔薄白而腻，脉濡细。经当地医院医治无效来诊。参阅前医之方，均为参附及桂附等温阳之剂。辨证：全身自汗，汗冷，可见于阳虚，而汗黏，且有气味，则非阳虚，乃热处湿中，湿蕴热外，湿热胶结熏蒸所致；背心冷痛，四肢不温，可见于阳虚，而胃阳阻遏，经输之气不能亦可出现背心冷痛；四肢不温兼有口苦、小便短黄，则非阳虚，显系湿郁气机而令阳气不能布达之故；脘腹胀满，可见于阳（脾）虚，若与舌、脉相参，亦非阳虚，乃湿阻中焦所然。综观上症，阳虚证当可排除，应属湿遏阳郁、湿热胶结熏蒸之自汗无疑。故投温阳之剂屡服无功，反致热积于胃，湿热熏蒸更甚，故汗出不止。服上方祛湿通阳之法，投予前方3剂，每日1剂，水煎分2次服。12日复诊：药后口苦减，冷汗少，四肢略温，但小便仍黄而短，苔、脉如前。守方加茵陈10克，5剂煎服。18日三诊：自汗大减，汗气味较淡薄，小便淡黄见长，四肢转温，乃阳气渐通，湿热渐清之兆。唯腹胀，舌苔薄白，脉缓。守方再加大腹皮10克，5剂煎服。22日四诊时，诸症悉除，续3剂而愈。

【来源】　《新中医》1987年第6期。

 ## 黄鼠狼肉治再生障碍性贫血

【组成】　黄鼠狼肉适量。

【用法】　将黄鼠狼剥去皮、内脏及生殖器（肛门及肛门周围的腥胞也去掉），留肝肺，煮熟，取适量随意吃，咸甜均可，或作肉丝酸汤吃，每天3次。

【病例】　某患者，男，24岁，农民。1986年7月因发热，服安乃近数片。9月9日拔牙后出血不止，血液从鼻、口腔不时流出，凝成紫色血块，牙龈时时出血；面色白如纸，呈重度贫血貌；巩膜无黄染，眼神呆滞，头昏神倦，乏力懒言，饮食尚佳，四肢可见大小不等瘀斑，口腔黏膜有散在出血点，浅表淋巴结不肿大。查：两肺未见异常，心率104次/分，律齐、心尖区可闻二级收缩期杂音，肝脾未触及。后经焦作市人民医院作骨穿而确诊为再生障碍性贫血。住院3个月，经多次输血、中西医结合治疗无效。病情急剧恶化，已无良策。余处以黄鼠狼肉治疗，每天服3次，同时加强营养给予支持治疗。连续吃黄鼠狼肉2个月后（约10只），精神及自觉症状明显好转，面色渐渐润泽，半年后能参加一般轻体力劳动，1988年冬季身体逐渐恢复正常。1990年10月，经我院及市医院多次化验血常规均正常。随访4年，一切良好。民间流传黄鼠狼肉治疗再生障碍性贫血取得一定的疗效，但其机理目前尚未明，有待进一步探讨。

【来源】　《浙江中医杂志》1991年第9期。

甲鱼炖大蒜治疗肝硬化腹水

【组成】 甲鱼1只（500克左右），独头大蒜125克。

【用法】 将甲鱼宰杀后洗净、去内脏，同去皮大蒜清炖（勿放盐），炖至烂熟，即可食用。2日1次，15次为1个疗程。

【临床】 治愈8例；显效14例（腹水消退，自觉症状缓解，血浆总蛋白、白蛋白上升接受正常，原A/G比例倒置转为正常，停药后3个月有轻度反复者）；有效7例（腹水部分消退，自觉症状减轻，血浆总蛋白、白蛋白均有上升，A/G比值有一定改善者）；无效3例（腹水不减，临床症状无变化或出现严重并发症，血浆总蛋白、白蛋白、A/G比值均无改善者）。

【病例】 夏×，男，44岁，于1984年7月2日以腹部胀满、四肢水肿1月而入院诊断。腹围89.5厘米，面色晦暗，左侧面颊及胸部可见蜘蛛痣4～5处，腹部静脉曲张明显，腹水呈阳性，舌黯红、苔白腻，脉弦细。西医诊断为肝硬化腹水。先服双氢克尿塞、氨苯喋啶每次各服25毫克，每天3次，3天后开始服食甲鱼炖大蒜，共服食13次。住院40天，于8月11日痊愈出院，随访1年未再复发。

【来源】 符世纯，河南中医。

魏氏验方治郁症

【组成】 百合龙琥甘麦大枣汤：百合、龙骨、淮小麦、琥珀粉、炙甘草、红枣各适量。五花汤：厚朴花、合欢花、扁豆花、玫瑰花、百合花各适量。

【病例】 虞××，女，24岁。患者因失恋引起精神抑郁，神志恍惚，胸闷肋胀，沉默不言，舌苔薄腻，脉象弦细，曾经服用温胆汤等治疗，效果不显，给服上方5剂后，症状改善，续服10余剂，诸症消失。

按：郁症类属现代医学的神经官能症范畴。多由情志抑郁，气机阻滞所致。临床常见精神恍惚、胸闷太息、食不消化，悲忧善哭，脘腹胀满等症状。是方以百合养心安神；龙骨、琥珀镇心平肝安神，甘麦大枣养心和血宁神；五花质轻，升散开郁理气。厚朴花化湿宽中，合欢花和胃安神，扁豆花健脾，玫瑰花行血，百合花开胃止呕、宽胸解闷。全方理气不伤阴，宣通不滋腻，清火不伤中的功效，对郁症之尚未出现肾阴亏虚者，尤为适宜。

【来源】 《浙江中医杂志》1981 年第 7 期。

 云南白药治舌糜

【组成】 云南白药（市售）适量。

【用法】 点撒于舌面溃疡上。

【病例】 葛××，26 岁，女，1988 年 2 月 21 日诊。5 天前舌尖部泛起大小不等的黄泡，疼痛，口流黄涎，次日黄泡溃破遍布三分之二舌面，仅以流质为食。初用西药消炎止痛，痛虽暂止而溃疡不见愈合。后改用冰硼散和锡类散外敷溃疡创面，虽有所好转，但溃疡犹存，且又泛起新的黄泡。乃以云南白药外敷溃疡创面，次日晨起疼痛减轻大半，溃疡面减少。继敷 2 次（早、晚），疼痛消失，舌面溃疡愈合。随访至今未复发。

【来源】 《四川中医》1988 年第 8 期。

 止呕验方

【组成】 粳米 20～30 克（炒黄），煨姜 15～20 克（将生姜从中剖开放入少量食盐，用湿纸包裹煨熟），蜂蜜 30 克（用纱布过滤），食盐 1～2 克（炒爆为宜）。

【用法】 先将炒好的粳米放入器皿中加水 250 毫升，用文火煮至米粒开花，将煨姜切成姜米伴煮至稀粥样，再加入炒好的食盐，使稀粥有点咸味，将蜂蜜加入调匀，即可服用。令患者先进 3～5 克，待 10 分钟后，再徐徐服下，药后一般 30 分钟左右呕吐可止。

【临床】 治疗 20 余例各种呕吐患者，疗效较好。

【病例】 颜××，男，60 岁，农民。素患哮喘，每次发病则呕吐频繁，先为食物残渣，后为大量涎沫及胃液，食入即吐，每用鲁米那、氯丙嗪等药均未效。改用上方而止呕效果显著。

【来源】 《新中医》1984 年第 12 期。

乌及散治血症

【组成】 乌贼骨、白及各适量。

【用法】 上药为末，各服 3 克，每天 3 次，或作汤剂。

【病例】 彭××，男，60 岁。因小肠大部分坏死，在市某医院作广泛小肠切除术。术后 1 周，因应用激素而出现应激性溃疡并大出血（2 次 300～500 毫升），日 4～5 次，用西药止血未效。后用中药治疗。症见面色无华，神疲乏力，头晕心悸，汗出黏手，口苦口干；便血量多，色红质稠；舌淡无苔，双脉濡数。病情危笃，即投乌及散。处方：乌贼骨、蒲黄炭各 10 克，白及 15 克，红参 5 克（另蒸对服），三七粉 3 克（冲服）。药进 1 剂，下血减少，续服 1 剂下血顿止。

【来源】 《湖南中医杂志》1987 年第 2 期。

百合汤治胃脘痛

【组成】 百合 30 克，乌药 9 克。

【用法】 水 2 杯，煎服。

【病例】 陈×，男，44 岁。脘痛而胀，按之痛减，嘈杂，嗳气，泛酸，知饥纳少，舌淡红、苔微黄，脉弦细。曾服理气止痛诸方，初尚有效，继则脘痛如故。因思此症痛而胀，必属气痛；嘈杂泛酸，知饥纳少，服辛温行气之药不效，其病偏热无疑。故用百合汤。服 3 剂之后，痛胀减轻大半，继服数剂而愈。

【来源】 《中医杂志》1982年第8期。

归芍莱菔汤治肠道疾病

【组成】 当归120克，白芍60克，甘草、槟榔、枳壳、车前子各10克，莱菔子30克。

【用法】 养阴清热，健脾利湿，疏肝理气，行血止痛。

【病例】 临床上根据疾病的情况，可随症加减，该方对慢性阿米巴痢疾、霉菌性肠炎、肠管硬化症、血吸虫病并直肠炎、慢性非特异性溃疡性结肠炎、滴虫性肠炎等均有较明显的治疗效果。现举例验案如下：王×，男，34岁，农民，1980年8月5日初诊。患泄泻下痢4年，每于夏秋反复，经治疗无效。检查：下痢糊状大便，味腐臭，时呈红棕色豆瓣酱状，挟带少量脓血，里急后重。日夜两行，脐周及左下腹钝痛，舌红、苔淡黄，脉沉细滑。大便镜检红细胞（＋＋＋＋），脓细胞（＋＋），发现阿米巴滋养体。方予归芍、莱菔汤、加马齿苋30克，并配用鸦胆子3克，用桂元肉包裹成胶囊状，用上药液送服。9剂诸恙皆除。再以原法配香砂六君子丸调理而愈。随访至今9年，无复发，多次检查大便常规均正常。

【来源】 《辽宁中医杂志》1990年第5期。

便秘验方

【组成】 黑芝麻500克，糯米250克。

【用法】 先将黑芝麻炒熟，糯米炒至黄色，混合研成粉末。然后对药粉10克，加白蜜5克，于空腹时用开水冲服。每天1次，连服1月。

【临床】 用于大便燥结（习惯性便秘）、产后及热性病后期便秘，一般坚持服用1月可愈。

【来源】 《湖南中医杂志》1990年第2期。

达原饮加味治疗便秘

【组成】 厚朴 8 克，槟榔 10 克，草果 6 克，知母、黄芩各 12 克，白芍、玄参、石斛各 15 克，甘草 5 克，桑椹、花粉、麦门冬各 20 克。

【临床】 用该方治疗大便秘结 1 年以上者 31 例，均获痊愈。并经 1 年后随访，均未复发。

【病例】 刘××，女，36 岁，1985 年 9 月来诊。自述于 1984 年 7 月起，大便干燥，需三四天才能大便 1 次。每当临厕，虽然用力排便，但觉干硬难下，实为痛苦。曾多方求治，其病仍不得解。现已 6 天未大便，故来就诊，就诊时，其脉弦且微数，舌苔黄腻，面色少华，口干。此症属外邪留于膜原所致。遂投上方 16 剂后，每天傍晚大便 1 次，呈条状软便。1 年后随访，未曾复发。

【来源】 《中医杂志》1990 年第 4 期。

四神丸加味治疗遗尿

【组成】 取猪膀胱 1 具（去尿、洗净），补骨脂、熟肉蔻、吴茱萸、益智仁各 5 克，五味子 4 克，此为小儿量，成人酌加。

【用法】 将以上中药装入猪膀胱内，并将其口扎好，用粗针头将猪膀胱刺数孔，放入锅内，加水 3000 毫升，煮沸后 1 小时左右，去渣及汤液，取猪膀胱切片食之。成人 1 次食完，小孩可分 2～3 次食完。如 10 岁以下小儿服食困难者，可取汤服之亦佳。

【临床】 经治 20 例，均获痊愈。服药最多者 4 剂，少者 1 剂，一般以 2～3 剂获效者较多。均随访年余，疗效巩固，从未复发。

【病例】 赵××，男，22 岁，1980 年 5 月 6 日就诊。患者自幼迄今始终遗尿，幼时家长夜间频呼无效，经常遭受父母斥责，致精神恐惧，夜寐不安。经多方医治疗效不显，现参军入伍，夜间至少遗尿 1 次，甚则

2～3次，苦恼异常。脉证合参，此乃肾阳不足，膀胱气化失职所致。投此方2剂获效，4剂痊愈。

【来源】 《中医杂志》1982年第2期。

白矾通关散外治小便不通

【组成】 白矾、生白盐各7.5克。

【用法】 上药共研匀，以纸圈围脐，填药在内，滴冷水药上。

【主治】 小便不通。

【病例】 石某，七旬，初患小便不通。当地医院用导尿法及八正散等均无效。后经某医院诊为前列腺肥大，建议手术治疗。因年老恐不胜负担。住院观察1周后，认为前诊正确，仍须手术。当前之计，插管排尿。诊得六脉尚匀和，略有大意。现唯排尿不得急。再望其面色，神色不败。急返医院病房后，翁躺床上，其女如法操持，术将全已，而腹不耐，觅容器时，尿已大排。翁就此时，索性大尿为快，一鼓作气，插管亦自脱而出。

【来源】 《中医杂志》1983年第1期。

蜈蚣鸡蛋治疗慢性肾炎

【组成】 蜈蚣1条，新鲜鸡蛋1个，黄芪20克，党参、生地、泽泻、车前子、益母草各15克，枸杞子、女贞子、菟丝子、丹皮各10克，蝉蜕6克，赤小豆30克。

【用法】 蜈蚣焙干为末；在新鲜鸡蛋气室端打一小洞，纳入蜈蚣末搅匀，外用湿纸及黄泥包裹，放灶内煨熟，每日服1个，1个月为1个疗程，隔3～5天再进行下1个疗程。一般服2个疗程停药。每日1剂，1个月为1个疗程，一般服2～3个疗程后改为2日1剂，巩固疗效，须3～4个疗程善后调理。

【临床】 以本法治疗40例慢性肾炎，缓解（临床症状消失，小便常规正常，尿蛋白定性连续6个月阴性，尿素氮、肌酐正常）13例，显效17例，好转（临床症状减轻，尿蛋白减少，定性＋～＋＋，肾功能有改善）6例，无效4例。

【病例】　黄××，男，33岁，干部。1982年2月开始颜面及下肢反复水肿，小便短少，在××医学院诊为慢性肾炎，先后住院2次，病情稍为好转，但水肿消退未尽，尿蛋白定性保持在（＋＋～＋＋＋）之间，从未转阴。1983年8月中旬水肿再次复发，即入院就诊。诊见：面浮肢肿，神疲乏力，腰酸腿软，胃纳不香；小便短少，每天尿量约250毫升；舌稍红、边有瘀斑、苔薄白，脉沉细数。血压19.5/13.1千帕。尿蛋白定性（＋＋＋＋）；尿蛋白定量15.75克/24小时。尿素氮21.42毫米ol/L肌酐265.2毫米ol/L，二氧化碳结合力17.03毫米ol/L。辨为水肿，气阴两虚，水湿内聚，脾运受遏，气滞血瘀之候。先宜健脾利水，活血化瘀治其标，兼以益气养阴治其本。①药用：蜈蚣鸡蛋，生服1个。②处方：黄芪20克，益母草、赤小豆各30克，生地、丹参、车前子、猪苓、云茯苓各15克，蝉蜕6克，丹皮10克。每日1剂，水煎，分2次服。③强的松：开始每天30毫克，每8小时服10毫克。服上药3日后，尿量逐渐增多，1周后尿蛋白（＋＋），水肿全消。再以上方加减治疗2周，尿蛋白转阴。综上法治2个月，血压16/11.5千帕，尿蛋白定量0.21克/24小时，尿素氮9.5毫米ol/L，二氧化碳结合力22.45毫米ol/L。停用蜈蚣疗法。强的松于第2个月起每周递减5毫克，于第5个月停用；中药以上方进退，于第3个月起改为每2日1剂，出院后至第8个月停药。停药至今5年，病无复发，各项检查正常，恢复全日工作。

【来源】　《新中医》1989年第7期。

芪戟地黄汤治疗蛋白尿

【组成】　黄芪、巴戟天、熟地、淮山药各10～30克，山茱萸肉、茯苓、泽泻、丹皮各3～10克。

【临床】　完全控制40例（治疗3个疗程后，尿检阴性、无水肿，一切正常，已持续半年以上者）；基本控制 12 例（治疗 3 个疗程后，尿检阴性，无水肿不足半年，或尿检蛋白±持续两个月以上者）；好转 20 例（治疗 3 个疗程后，尿蛋白消退（±）以上。持续半年以上者）；无效 6 例（治疗 3 个疗程尿蛋白无变化，或只有短暂消退，又恢复原状者）。

【病例】　王××，男，4 岁，1988 年 6 月 3 日初诊。症见纳食甚少，进食后胃胀满，恶心，大便隔日 1 行，尿甚少，舌淡胖无苔、有齿痕、脉沉细数。检查：营养发育差，面目肿甚，眼成一细缝，腹水明显，阴部及腿均肿；心率 112 次/分，双肺呼吸音粗糙，血压 16.0/10.7 千帕。中医辨证：脾肾两虚，水湿壅盛。治宜健脾益肾，利水消肿，以芪葳地黄汤加味。共服药 3 个月。病情完全缓解，停汤剂。以原方为基础，配散剂常服，现已 2 年，一切正常。

【来源】　《河南中医》1991 年第 4 期。

 ## 鲤鱼汤治水肿

【组成】　鲤鱼为主。配合桑白皮、茶叶、葱白；脾阳不振者配党参、白术、干姜等；肾阳虚衰者加附片、肉桂等。

【病例】　吴××，男，32 岁。自述 3 天前始觉头痛不适，畏风发热，全身酸痛；继则颜面水肿并波及四肢，肤色鲜明；气促胸闷，舌略红、苔薄白，脉浮滑而紧。尿检：蛋白（＋＋），红、白细胞少许。症属风水泛滥，肺气失宣。治宜宣肺利水。处方：鲜鲤鱼约 250 克 1 尾（刮鳞，去肠杂），茶叶、桑白皮各 30 克，葱白 8 根。4 药加水同煎约 15 分钟去渣，温服汤汁与鱼肉。7 剂后，水肿大减，但觉疲倦乏力。再续原方 7 剂，水肿消退，尿检正常。

【来源】　《浙江中医杂志》1986 年第 9 期。

 ## 千层楼汤治肺心病

【组成】　千层楼 15 克（鲜品可用至 25 克）。

【用法】 上药煎水，对入紫云英蜂蜜 2 匙，分上下午服，3 周为 1 个疗程。疗程结束后间隔 3～4 天可重新服用。

【临床】 此方治疗肺心病，一般 2 个疗程后自觉症状均有不同程度的好转。曾治疗 2 例，服药 3 个疗程后，心律整齐，心率分别从 98～100 次/分减为 84～90 次/分，轻度紫绀、水肿、心悸等症状消失，咳喘减轻，心电图变改善。

【来源】 顾免康，《浙江中医杂志》。

 ## 甘草黄泽汤治室性早搏

【组成】 炙甘草、生甘草、泽泻各 30 克，黄芪 15 克。

【用法】 每日 1 剂，水煎服。自汗失眠者，先服桂枝加龙骨牡蛎汤，兼症消退后再服本方。

【临床】 此方治疗室性早搏 20 例，均痊愈。

【病例】 刘×，男，32 岁，工人。1987 年 5 月始觉头晕乏力，心慌气短，动则益甚，心前区有沉重压迫感。心电图检查呈频发室性早搏，体胖，舌淡，脉结代。服甘草黄泽汤 3 剂后症状减少，服 6 剂后痛苦若失，心电图示早搏消失，随访未见复发。

【来源】 季春承，《陕西中医》。

 ## 二陈化瘀汤治窦性心律失常

【组成】 法半夏、陈皮、当归、赤芍、山楂、枣仁、木通、全栝楼、炙甘草各 10 克，茯苓、丹参各 12 克，远志 6 克。

【用法】 每日 1 剂，水煎服，3 个疗程后评定疗效。窦性心律过速加珍珠母 30 克，青皮、桑寄生各 10 克；窦性心律过缓加附子 1.5 克，细辛 5 克，胸闷加薤白 10 克。

【临床】 此方治疗窦性心律失常 42 例，临床治愈 25 例，好转 11

例，无效 6 例。

【来源】　吴水盛等，《湖南中医杂志》。

强心汤治慢性充血性心力衰竭

【组成】　人参（另煎）、附子（先煎）各 6 克，黄芪 30 克，当归、丹参、茯苓、白术、葶苈子各 15 克，桂枝、枳壳、川芎、泽泻、麦门冬各 12 克。

【用法】　每日 1 剂，水煎服，早、晚各服 1 次。

【临床】　此方治疗慢性充血性心力衰竭 50 例，显效 27 例，有效 21 例，无效 2 例。

【病例】　赵××，女，58 岁。间断性咳嗽、吐痰 10 年，胸闷、心慌、气短 1 年，加重伴双下肢水肿 1 个月入院。诊见：慢性痛苦病容，精神萎靡，面色晦暗，口唇发绀，颜面及双下肢水肿，端坐呼吸，不能平卧，喉中痰鸣，咳吐白色泡沫痰，四肢不温，舌淡紫有齿痕、苔薄白，脉沉细数；两肺可闻及大小水泡音及痰鸣音，心尖搏动弥漫，心浊音界向两侧扩大，心率 100 次/分，律齐；双下肢重度指凹性水肿；胸透示两肺充血，心脏向 2 侧扩大呈烧瓶状，心胸比例大于 1/2；心电图示不完全性右束支传导阻滞。西医诊断为肺心病心衰Ⅲ度。症属心肾阳虚、瘀水停聚。中医诊断为喘症、水肿。治以温阳益气，化瘀利水，方用强心汤加菖蒲、半夏、猪苓各 10 克，每日 1 剂，水煎，分早、晚 2 次服。3 剂后尿量明显增多，水肿渐消，已能平卧安睡，唯神疲心悸明显。上方加党参、枣仁各 12 克以益气养心安神。3 剂后纳食香、精神好、水肿消，四肢已温。为巩固疗效，继进 2 剂，心力衰竭纠正。在服药期间配合吸氧及抗感染治疗。

【来源】　张立营等，《辽宁中医杂志》。

蛇参枳澄丸治慢性胃窦炎

【组成】　蛇参 100 克，枳实、荜澄各 50 克。

【用法】 上药共研细末，过 80～100 目筛，炼蜜制丸，入瓶置阴凉干燥处。每日 3 次，每次 6 克，饭前温开水送服。

服药期间忌食辛辣生冷之物。

【临床】 此方治疗慢性胃窦炎，疗效频佳。

【病例】 张××，女，38 岁。患胃脘部疼痛 12 年余，近 2 年疼痛加剧，曾用中西药治疗无效。先后经 3 家医院行钡餐、胃镜检查确诊为"慢性胃窦炎"。刻诊：胃脘疼痛，胀闷纳呆，食后加重，大便秘结，间有嗳气泛酸，舌偏红、苔薄黄，脉弦细。服蛇参枳澄丸 1 个月后，胃脘部疼痛已瘥，大便正常，偶有复发。继服 1 月半，诸症皆除，其病痊愈。3 年后随访，身体健康。

【来源】 廖洪平，《四川中医》。

注：蛇参为桔梗科多年生草本植物，春秋两季可采。将其根洗净晒干。其味苦性温，归肝、脾、胃经，有活血化瘀、行气止痛之功。蛇参主要产于四川、陕西、湖南等地。

理中良附煎治浅表性胃炎

【组成】 党参、白术、干姜各 10 克，香附、枳壳、麦芽、乌贼骨各 15 克，良姜、木香、砂仁各 6 克。

【用法】 每日 1 剂，水煎，饭前分 3 次服，连服 30 剂为 1 个疗程。

【临床】 此方加减治疗浅表性胃炎 97 例，痊愈 58 例，好转 33 例，无效 6 例。

【病例】 王×，女，38 岁，农民。心下胀满而痛，饥饿尤甚已 2 年。曾经某医院胃镜检查，诊为浅表性胃炎。症见胃脘痛，嗳气吞酸，饮食喜热，大便溏薄（每天 3～4 次），消瘦，纳呆，舌淡有齿痕、苔白腻，脉沉弦无力。证属肝郁脾虚型，用理中良附煎化裁，服 28 剂，临床症状消失，继服 12 剂，以固疗效。半年后胃镜复查正常，随访 3 年未见复发。

【来源】 炊积科，《陕西中医》。

萎胃百合汤治萎缩性胃炎

【组成】　百合 30 克，山药、黄芪各 20 克，白芍、红花各 15 克，陈皮 10 克，乌药 9 克，黄连 3 克，甘草 5 克。

【用法】　水煎服，每日 1 剂。

【临床】　此方治疗萎缩性胃炎 56 例，显效 22 例，好转 28 例，无效 6 例。

【病例】　刘×，女，35 岁。1984 年经纤维胃镜检查，诊为慢性萎缩性胃炎。1986 年病理活检，诊断同上，并伴肠上皮化生，经多方治疗效果不显。刻诊：脘胀灼痛，食后尤甚，嗳气频，口干苦，纳差，肢倦乏力，形体消瘦，大便稀，日行 2～3 次，舌红、苔薄黄，脉细数。上方加丹参 15 克，焦山楂、半枝莲各 20 克。服上药 4 剂后诸症减轻，继服 3 个月后一切正常，内窥镜及病理活检复查，萎缩病灶消失，转为浅表性胃炎。

【来源】　周通池，《辽宁中医杂志》。

养胃止痛汤治萎缩性胃炎

【组成】　当归、白芍各 12 克，石斛、玄参、玉竹、青皮、姜黄、苏梗、乌药、郁金、威灵仙各 10 克，蒲公英 15 克，香附 6 克。

【用法】　每日 1 剂，水煎，分 2 次温服。

【临床】　此方治疗萎缩性胃炎 50 例，显效 43 例，好转 6 例，无效 1 例。

【来源】　刘栾喜，《河北中医》。

止呃逆方治呃逆

【组成】　新鲜生姜 50 克。

【用法】 将生姜洗净脱皮，切细捣烂，挤出姜汁，再用消毒棉花团扎于竹筷上（须固定，以防气管吸入），饱吸姜汁，然后令患者取半仰卧位，张开口腔。术者左手用压舌板压住其舌体，暴露其咽后壁；右手持竹筷与舌根成45°角，将姜汁棉团轻轻送入咽部，反复轻按咽后壁左右两侧。此时嘱患者大口呼吸，以免恶心呕吐，半分钟至1分钟，呃逆可止。抽出竹筷，静卧30分钟，不可饮水进食。如有复发，多在重复上法后立即止呃。

【临床】 此方治疗呃逆（顽固性）5例，均获止呃之效。其中1例为卒中后呃逆14天，治2次痊愈；1例为胃癌呃逆50天，治5次痊愈；1例为肺癌呃逆18天；1例为施心脏起搏器安装术后呃逆3天，均治3次痊愈；1例为贲门癌术后呃逆3天，治1次痊愈。

【来源】 刘韶景，《浙江中医杂志》。

 ## 二石龙牡汤治呃逆

【组成】 代赭石、磁石、生龙骨、生牡蛎各30克，陈皮12克，人参10克，木香6克。

【用法】 上药水煎服，每日1剂，6剂为1个疗程。视病停药1～3天服第2个疗程。

【临床】 此方治疗顽固性呃逆300例，痊愈196例，显效72例，好转28例，无效4例。

【病例】 杜×，女，32岁，农民。患者1年前因劳累受冷，饮食后生气发为呃逆。每遇心情不舒则加重，伴呕吐不食、胃脘疼痛、舌红、少苔、脉细。检查胃区压痛，颅神经系统无定位体征；X线上消化道钡餐造影示胃窦炎；肝功能未见异常。西医诊断为胃窦炎、膈肌痉挛，中医诊断为呃逆。用二石龙牡汤原方，每日1剂，水煎服。服药1剂呃逆即止，3剂后症状消失。随访1年，呃逆呕吐未复发。

【来源】 温桂清等，《陕西中医》。

益气止呃汤治呃逆

【组成】 人参、高良姜、干姜、柿蒂各6～9克，旋覆花（包煎）、代赭石、吴茱萸、丁香、炙甘草各6～12克，炒白术9～20克。

【用法】 每日1剂，水煎，分早、晚2次服。进食困难者，可分数次服。

【临床】 此方治疗癌症呃逆11例均有效。

【病例】 郝×，男，52岁。因饮食稍寒、情志不畅致呃逆2天，服西药无效。患者1年前经某医院确诊为胃癌，并行手术切除，半年后逐渐消瘦，四肢酸软，胃脘胀，经医院复查，胃癌已转移至肝。症见呃声连连，呃声无力，舌红、苔薄，脉沉细弦。治宜益气止呃，健脾温中。服益气止呃汤1剂，呃逆减轻，2剂呃逆消失。

【来源】 袁云成，《山东中医杂志》。

胆豆丸治胆囊炎

【组成】 猪胆（连同胆汁）10具，绿豆250克，甘草50克。

【用法】 将绿豆分别装入猪胆中，用线缝紧，洗净猪胆外污物，放入锅内蒸约2小时，取出捣烂，再用甘草煎汁混合为丸，烤干备用。每天早、中、晚各服10克，10天为1个疗程。

【临床】 此方治愈胆囊炎25例，平均1.5天痊愈。

【病例】 胡×，男，44岁。右上腹心窝部疼痛，并放射至右肩，反复发作多年。后因食油脂过多，疼痛加剧，伴恶心呕吐，发热，口苦，便秘，尿黄短少；查体温38.5℃，胆区有压痛，巩膜轻度黄染，经X线造影检查，诊为慢性胆囊炎急性发作。予胆豆丸，连服15天症状消失，X线造影复查胆囊功能恢复正常。随访1年余未见复发。

【来源】 王明义等，《四川中医》。

大黄雪金汤治胆囊炎

【组成】 生大黄、郁金各10克，山楂、金铃子各12克，积雪草20克。

【用法】 每日1剂，水煎服。

【临床】 此方治疗急性胆囊炎60例，痊愈43例，显效8例，有效6例，无效3例。

【来源】 陈树庄，《湖北中医杂志》。

解痉止痛膏治胆绞痛

【组成】 白芷10克，花椒15克，苦楝子50克，葱白、韭菜兜各20个，白醋50毫升。

【用法】 先将白芷、花椒研成细末，再将韭菜兜、葱白、苦楝子捣烂如泥，用白醋将上述药物拌和均匀调成糊膏状即成。用时将净痉止痛膏贴敷于中脘穴周围处，外用透明薄膜覆盖，然后用胶布加固或用腹带加固好，24小时换药1次，可连贴2～4次。

【临床】 此方治疗胆绞痛78例，除1例慢性胆囊炎急性发作并穿孔，贴敷药膏1剂无效即转手术外，其余7例全部有效。

【病例】 唐×，女，8岁。就诊前2天突感腹痛，在床上辗转不安，呈阵发性。剑突下压痛明显，呕吐蛔虫2条。诊为胆道蛔虫病。予此方治疗，1小时后疼痛消失，第2天驱虫治疗，共治4天痊愈。

【来源】 吴逸民，《辽宁中医杂志》。

葱白合剂治腹水

【组成】 新鲜葱白10根，芒硝10克。

【用法】 上药共捣成泥，敷患者腹部神阙穴，上盖敷料薄膜及纱布，用橡皮膏固定，以防药液外流或敷药脱落，每天1次。敷药前先用酒精棉球擦净脐部污垢，以利药物被吸收，天冷时宜将药剂加温后再敷。

【临床】 此方治疗腹水42例，其中14例腹胀消失，尿量明显增加；26例自觉腹胀减轻，尿量增加；2例无效。有效病例均有敷药后30分钟至4小时生效。

【病例】 王××，男，40岁。有肝炎病史，1个月前感受风寒，复饮牛奶，以致泄下，脘腹胀满如鼓，昼夜排尿仅400～500毫升，胸闷气喘，心悸，舌红、苔黄燥厚腻，脉弦细数。腹部叩诊有移动性浊音，触诊脾约肋下3横指，肝未扪及。诊为肝硬化腹水。曾用双氢克尿塞等利尿剂无效。予上方治疗，片刻后即腹响肠鸣，有下注感，腹胀感轻，尿量增至1200毫升以上，大便由水状转为糊状，便时有浓烈葱臭味，纳增寐安。

【来源】 劳如玉，《浙江中医杂志》。

 久泻方治腹泻

【组成】 胡桃肉20克。

【用法】 上药每天分2次嚼服，每次10克，连服2个月。

【临床】 此方治疗慢性腹泻多例，收效满意。

【病例】 沈××，女，56岁。患慢性腹泻10年，屡治乏效，便溏不实，时轻时重，神疲乏力，腰酸溲频，苔薄白，脉细无力。用上方治疗，10年顽疾竟愈。

【来源】 孙雪松，《浙江中医杂志》。

外 科

 ## 二至丸加味治脱发

【组成】 女贞子、菟丝子、旱莲草、桑椹子、制首乌、茯苓各12克，当归9克。

【用法】 水煎服，每日1剂。

【病例】 黄××，女，30岁，小学教师，居南翔。

初诊：1975年1月25日。

产后哺乳，夜寐不佳，精神紧张，头发全部脱落，虽四处求治，均未见效。诊其舌脉，未见异常。根据情绪紧张状况看，与肝有关，肝藏血，血少则无以荣发故发落。治疗以补肝肾为主，并嘱其停止哺乳。

上方送进10余剂后，仔细观察，新发生出如汗毛。服至2～3月后，满头新发乌黑。

【来源】 殷品之，范曼玲，上海中医。

 ## 赞化血余丹加味治脱发

【组成】 血余炭、胡桃仁各10克，熟地、党参各18克，制首乌30克，巴戟天、菟丝子、杜仲、续断、鹿角胶（炒成珠）、肉苁蓉、当归、茯苓、枸杞子、女贞子、旱莲草各12克，小茴香6克，山药18克，

【用法】 上药共为末，炼蜜为丸，每丸10克，每日服3次，每次1丸。

【功效】 补肾益气养血。

【主治】 肾虚血虚，气血不足，不能上行荣发。

【病例】 任××，男，32 岁，成都市某汽车配件厂工人。1956 年 6 月 19 日初诊。患者自 1964 年起经常遗精（每周约遗精 2 次），曾服药至今而未愈，毛发脱落自半年前开始，先为头顶部脱发少许，以后脱发区域扩大，头皮及额部奇痒。亦曾在成都某医院皮肤科和另一医院内科治疗而无效。医院确诊为斑秃用西药和中药斑秃丸治疗，未见效果。甚至头发稀疏，眉毛全脱，胡须稀少。面色晦黯，语言清晰，口舌苦，饮食与精神尚可，二便正常，每周遗精 2 次，舌苔黄白，质红，脉弦弱，左尺脉沉细。嘱其服用丸药"赞化血余丹加味"，并配合服用汤药八珍汤加味：党参 15 克，白术 12 克，云苓 12 克，甘草 9 克，当归 12 克，生地 12 克，白芍 12 克，川芎 6 克，制首乌 30 克，水煎服，每日 1 剂。

服用上述丸药 12 料，汤剂 28 剂。患者头发、眉毛、胡须均全部生长。

按：用上述两方结合加减，治其他一些脱发患者，也都收到良好的效果。

【来源】 彭宪彰，四川中医。

 新制生发汤治脱发

【组成】 制首乌 24 克，熟地、侧柏叶、黄精各 15 克，枸杞、骨碎补各 12 克，当归、白芍各 9 克，红枣 5 枚。

【用法】 水煎服，每日 1 剂，1 个月为 1 个疗程。

【功效】 补肾精益肝血。

【主治】 肝血不足，肾精虚衰，不荣于发。

【病例】 曾治疗 10 余例脱发患者，均有效果，对青年女性患者疗效更显著，一般服 20 余剂，脱发可控制，连服 1 个月后，新发即可逐渐长出。

黄×，女，18 岁，福建省防疫站工人，头顶脱发数处，梳头洗头时掉发甚多。服用"新制生发汤"，30 剂后新发生长良好，旧发已不再脱落。

　　【来源】　俞长荣，福建中医。

加味天王补心丹（汤）治脱发（全脱）

　　【组成】　生地、熟地、天门冬、麦门冬、炒枣仁各 20 克，茯苓 10 克，炒远志 6 克，明沙参 30 克，丹参、玄参、旱莲草各 15 克，制首乌 60 克，甘草 3 克。

　　【用法】　水煎服，每日 1 剂。

　　【功效】　滋阴清热，补心安神。

　　【主治】　心阴虚，心肾不交。

　　【病例】　李×，男，52 岁，干部。于 1980 年 6 月 11 日来诊。患者于半年前开始后枕部脱发，此时已脱成光头。其伴有失眠，夜间仅可睡 2 小时左右，腰酸耳鸣，头晕，目眩，舌质红，舌苔薄黄，脉细数无力。投以"加味天王补心丹"方，据症略作出入，其患者服药 20 剂后，头发已开始生长，睡眠每夜可达 6 小时之久。于 1981 年 1 月 30 日随访，头发基本全部长好。

　　【来源】　彭宪彰，四川中医。

四物汤二至丸加减治斑秃

　　【组成】　生地黄、熟地黄、墨旱莲、桑椹子、制首乌、茯神、黄精各 15 克，当归、木瓜各 9 克，灵磁石 30 克，砂仁、川芎各 6 克，白芍 12 克。

　　【用法】　水煎服，每日 1 剂。

　　【功效】　补肾荣发，养血宁心。

　　【主治】　心肾不足，血不荣发。

　　【病例】　江×，男，54 岁，干部。于洗脸时突然发现后头部有 4 厘米×5厘米大小面积头发脱光，头皮光滑。除偶有痒感外，局部无不适。于1979年12月18日就诊，追溯病史：3个多月前因老伴患癌症去世，情志不遂，郁郁不欢，夜不成寐，腰痛，耳鸣，纳食、二便尚可。舌质红、少苔，脉细弦数。

用"四物汤二至丸加减方"治疗1月余，临床症状亦改善，睡眠转佳，腰痛耳鸣轻，局部皮损未再扩大，但亦无新发生长。守方继服，局部加用生姜涂擦，每日1～2次。2个月余，皮损周围出现新生黑色毳毛，质较柔软。服药间歇期间，加服七宝美髯丹等中成药，3个月后皮损处已布满新生毛发。

按：斑秃中医称这为"油风"，民间俗称"鬼剃头"。本病往往与精神紧张、刺激、创伤等有关系，起病突然，患部头发迅速成片脱落，呈圆形或不规则，头皮平滑光泽，严重者全部头发均脱光。甚至眉毛、胡须、腋毛等亦脱光。偶或有痒感或无任何自觉症状。此多因肾水不足，不能上济心阴，心肾不交，血虚不能荣养肌肤，固理不固，风邪乘虚而袭入。风盛血燥，发失所养则脱落。肾其荣在发，发为血之余。所以多以补滋肝肾、养血宁心、祛风生发为治。

【来源】 董国权，贵州中医。

 加减美髯汤治斑秃

【组成】 何首乌、当归各30克，杭白芍12克，鱼鳔胶（烊化）、补骨脂、淡竹叶、菟丝子、枸杞子、怀牛膝各10克，代赭石、炙甘草各6克，连翘心4.5克，

【用法】 水煎服，每日1剂。

【功效】 补养肝血，佐以益肾。

【主治】 肝血不足，血余失养。

【病例】 用"加减美髯汤"作为基本方治疗斑秃已近6年，积累病例42例，均获得满意效果。一般连续服药20～30剂即获显效。

按：斑秃发病之确切原因至今尚不明。西医认为可能与精神因素有

关，多数患者有焦虑、精神过度紧张或疲劳。根据中医理论"发为血之余"，故着重补肝血、清心。睡眠不佳者，何首乌可改用首乌藤，另加龙齿等。

【来源】 宛新铮，贵州中医。

 ## 加味养血生发汤治斑秃（全脱）

【组成】 生地、熟地、鸡血藤、首乌藤、白芍、桑椹各 15 克，生黄芪 30 克，川芎、旱莲草各 9 克，明天麻、冬虫夏草、木瓜各 6 克。

【用法】 水煎服，每日 1 剂。

【功效】 滋补肝肾，养血生发。

【主治】 肝肾不足，血虚脱发。

【病例】 刘××，女，25 岁。于 1971 年 8 月 17 日初诊。患者于 1970 年 10 月开始发现头部有一小块头发脱落，由指盖大发展成为大片脱落，头皮光秃，偶痒，不脱皮，曾自用生姜外擦治疗，效果不显。后又用多种酒精制剂以及服用中西药物，效果均不理想。且眉毛、睫毛也在脱落，不思饮食，二便一般，月经错后，夜寐不安，多梦。经检查：头发、眉毛、睫毛约 2/3 已脱落，头皮光亮，残存之毛发稍触及即容易脱落。脉缓弱无力，舌苔薄白而滑，舌质淡红。西医诊断为斑秃。此乃系肝肾失治宜滋补，肝肾不足则血虚脱发。治宜滋肝肾，养血生发。投以"加味养血生发汤"。连续服药 1 月，饮食已增，月经已恢复正常，睡眠较前安定，头皮部分可见少许新生之毳毛逐渐变黄，色变深，变粗，变硬，未再有继续脱落。又进药 2 个月，头皮毳毛已有新生，原有之毳毛已大部分变黄或为深棕色，且较粗硬，饮食调，夜寐已安，精神已较愉快。嘱其改服桑椹膏及七宝美髯丹（均为市售），服药 2 个月，头发大部已恢复正常，唯毛发及眉毛颜色稍为淡，较正常稍软。

按：斑秃中医称之为"油风"，表现为毛发成片脱落，头皮色白而光亮，有时有轻痒感，或无任何自觉症状，此多因阴血不足，肝肾亏，心肾不交，血虚不能荣养肌肤，腠理不固，风邪乘虚而入；其发为血之作，发失所养则脱落，此例乃因肾阴虚，心肾不交，气血不和而致，其用方中生地、熟地、首乌藤、白芍、桑椹、旱莲草、冬虫草养血滋补肝肾；生芪、川芎益气固表，活络；天麻、木瓜散风，镇静。其后用滋补肝肾、养血祛风的桑椹膏及养血荣肝的七宝美髯丹，都是治本而得以发生。另外方中天麻，余认为此尚有补血、补肝肾，促进生发的作用。

【来源】　赵炳南，北京中医。

 ## 巴豆油治头癣

【组成】　巴豆1枚。

【用法】　将巴豆去壳，倒菜油适量于碗底，用手紧捏巴豆在碗底反复曝磨尽备用。将头发全部剃光，用棉签涂上药油于患处，再用油纸覆盖并固定，7天后去油纸，待痂壳自行脱落。

涂药后的3天内，患处可出现轻度肿痛，数天后可自行消失，勿须处理。本药不宜重复使用及涂抹太多。

【临床】　此方治疗头皮黄癣效果颇佳，一般涂1次即可痊愈。

【病例】　文×，男，4岁。患头皮黄癣3个月，用上方治疗，1次痊愈，随访半年，疗效巩固，头发生长良好。

【来源】　周耀祖，《四川中医》。

 ## 大蒜汁治头癣

【组成】　紫皮独头大蒜若干。

【用法】　洗净大蒜并去皮，捣烂成浆，压榨取汁患者剃头后，用温肥皂水洗头，揩干，从癣区的四周向内涂搽大蒜汁，每天早、晚各1次，15天为1个疗程。

【临床】　此方治疗头皮白癣45例，痊愈39例，有效6例。一般7～10天见效。

【来源】 《浙江中医杂志》。

 桑皮汁治癣

【组成】 桑皮汁适量。

【用法】 在桑科植物桑树上用小刀划一深痕，待白汁流出，取汁均匀地涂在患处（亦可接在小瓶备用，但以新鲜效果为佳），用药后勿用水冲洗，每天1～2次，10天为1个疗程。

【临床】 此方治疗各种癣症15例，痊愈13例，显效1例，无效1例。

【病例】 王××，女，22岁。躯干及两上肢皮肤长有米粒大小的丘疹，后慢慢扩大成铜钱大小的圆形斑，边缘清楚隆起，基底鲜红，中间较平，上覆少许鳞屑，且自觉瘙痒，局部皮肤粗糙，诊为体癣。用霉唑液、水杨酸醇液等治疗效果不佳。遂改用上方治疗，每天1次，3次后痊愈，追访半年未见复发。

【来源】 楼建华，《浙江中医杂志》。

 醋酸麝香液治癣

【组成】 15％醋酸100毫升，麝香0.5克，大蒜15克。

【用法】 先将蒜捣如泥，和麝香一并入瓶中，加入醋酸中备用。用前清洗干净患处，用消毒棉签蘸上药液涂患处，每天2次。

经久不愈、皮损较重的顽癣，可采用外敷疗法。敷时视患处面积大小，用纱布块或药棉做成厚1厘米敷料，蘸上药液，以湿为度，敷于患处（敷料大小略宽于患处），15分钟后去，轻者1日1次，重者1日2次。

【临床】 此方治疗体癣、股癣及脚癣均有特效，连续用药2～3天可获效。

【来源】 欧书来，《湖北中医杂志》。

复方苦参汤洗剂外治慢性唇炎

【组成】 苦参、白鲜皮、土茯苓各 15 克，黄柏 12 克，明矾、甘草各 6 克。

【用法】 选适当大小搪瓷茶缸煎熬，使水面保持在药物以上 2 横指左右为宜。首次文火煎 20 分钟，以后每次用前煮沸即可。用时先将口唇放茶缸口上雾熏，待温度适宜用纱布洗敷或将口唇放入药液内浸泡。每日 3 次，每次持续 30～60 分钟，1 剂药可用 5 天，并为 1 个疗程，2 疗程间停 3 天。治疗期间忌食辛辣饮食，避免风吹舌舔。

【临床】 经治 21 例，其中病在上唇者 2 例，下唇者 11 例，上下唇者 8 例。经多方治疗日久不愈者 16 例，愈后 1 年复发者 5 例。治疗结果：治愈（如损消退，症状消失，停 1 年后无复发）16 例；有效 3 例，其中复发 1 例，进步（皮损及症状有好转）2 例。生效时间最早为 2 天，最晚 4 天。多数经治 1 个病程后皮损及症状均显著好转，对复发的患者重治仍有效，治疗中未见任何副作用。

【病例】 吴××，男，15 岁，学生。上下唇及口角度糜烂、肿胀、痒痛、皲裂，反复发作 3 年。春季为甚，曾多处求治，均诊为慢性唇炎经服中西药、外用药等，疗效不著。经上方疗后，即日感觉口唇舒适，第 2 天痒痛及肿用等开始消退，及至第一疗程后，皮损及症状完全消失，遗留浅褐色素沉着，随访 1 年余未复发。

【来源】 《新中医》1986 年第 9 期。

跌打散治软组织挫伤

【组成】 桃仁 4 克，红花、乳香、没药、栀子、赤芍、白芷、生大黄各 15 克。

【用法】 共为细末，过筛装瓶备用，用时视损伤范围大小，取药末适量加酒精或米三花酒，调至成糊状外敷患处，2～3 日换药 1 次。眼睛处及有皮肤破损者忌用。

【功效】　活血散瘀，消肿止痛。

【主治】　肌肤损伤，气血瘀滞。

【临床】　共观察治疗 12 例软组织伤患者，患者均外用"跌打散" 1～4 次后获得痊愈。

【病例】　宁××，男，23 岁。因劳动时不慎，撞伤会阴部，10 多天来局部疼痛肿胀，转侧困难，行动需用双手挂用拐杖，方可移动肢体。用以"跌打散"外敷，换药 3 次获痊愈。

【来源】　翁工清，广西中医。

 ## 葱蜜膏治后颈部疖肿（对口疮）

【组成】　大葱 100 克，蜂蜜 10 克。

【用法】　共细捣加泥为软膏，敷于患处，每日 1 次或 2 次，外包以消毒纱布。

【功效】　清热解毒，拔脓生肌。

【主治】　毒热壅盛，气血阻隔。

【临床】　应用此方治疗 33 例患者，均得满意疗效。

【病例】　王××，男，59 岁，农民。1955 年 1 月 13 日初诊。患者于 4 天前后颈部生一疙瘩，周身发热，疼痛，倦怠无力，肿痛逐渐加重，夜不能寐，头血前低，转动受限，恶食。检查：面色苍白，痛苦病容，后颈正中有如鸟卵大疙瘩，周围温肿发硬，按之灼热。脉象洪大。舌象：舌质红，苔白厚。诊为颈痈，此系毒壅盛，气血阻隔。用"葱蜜膏"外敷患处。1 月 14 日二诊：患者自觉疙瘩缩小，四周肿硬消退，头部转动自如，继续敷药膏 1 天，诸症皆消而痊愈。随访未见复发。

按：在治愈的 33 例患者中，多生活比较困难，而此方简便效果又好，深受欢迎，于广大农村，特别适宜。

"葱蜜膏"原方出自《医宗金鉴》，此方治疗北部疖肿（痈背疮）以其他部位的蜂窝组织炎，即有良好的疗效。

【来源】 李作森，黑龙江中医。

 ## 加味解毒内托治蜂窝组织（臀部）

【组成】 金银花、蒲公英各 15 克，连翘、青陈皮各 12 克，赤芍、白芷、炒山甲、炒皂刺各 9 克。

【用法】 水煎服，每日 1 剂。

【功效】 清热解毒，活血内托。

【主治】 毒热壅滞，发为臀痈。

【病例】 尹××，男，32 岁。于 1968 年 2 月 13 日初诊。患者于 8 天前臀部起一小红疙瘩，有轻微痒感，逐渐加重，伴有发冷发热，注射青霉素数日不效。来院就诊时仍发热，口干，不思饮食，大便干，小便黄赤，因其局部肿痛影响走路。检查体温 38.8℃，左侧臀部红肿范围约为 8 厘米×5 厘米，灼热明显，有压痛拒按，触之稍软，但波动不明显。左侧下肢活动受限，左腹股沟淋巴结肿大，有压痛。化验检查白细胞计数 3.01 万/毫米^3，脉弦数，舌苔黄厚，舌质红。西医检查后诊断为左臀部蜂窝组织炎，祖国医学系毒热壅滞，发为臀痈。治宜清热解毒，活血内托，投以"加味解毒内托饮"。局部配合用以"铁箍散软膏"。服药至 2 月 15 日，臀部红肿渐退。然体温下降不明显，仍为 38.6℃，疼痛仍较剧，尤以夜间为甚。局部波动亦见明显，即在局麻下切开一小口，流出脓汁约 100 毫升，用以红粉纱条填塞，继以解毒内托之剂，将上方中赤芍、白芷炒山甲、炒皂刺去掉，加入花粉 12 克，紫花地丁 15 克，当归 9 克，败酱草 15 克，黄芩 12 克。服药至 2 月 17 日，局部红肿已消，疼痛已止，有时局部有痒感如虫行，疮面肉芽组织红润，有少许脓液外溢。体温已恢复正常，白细胞计数已降至 1.36 万/毫米^3，脓汁细菌培养报告大肠杆菌生长，此时以理气活血，清热解毒为法。用方同上略作出入：当归 12 克，青陈皮 15 克，全瓜蒌 15 克，红花 9 克，金银花 15 克，蒲公英 15 克，连翘 15 克，生甘草 9 克。局部用药同前。服上方 3 剂后，疮口日渐变浅，疮面清洁，6 天后疮口愈合，疮愈出院。

按：上例之患，显然为大肠杆菌局部侵入肌肤所造成，虽经抗生素治疗，未能控制病情发展，此乃为革兰氏阴性杆菌所致此种疾患常见的情况，因此类杆菌对一般常用抗生素不甚敏感。此病者局部脓已成而欲溃，内消之机已失，余中药治疗先用清热解毒，活血内托为法，方中金银花、连翘、蒲公英清热解毒；败酱草消痈排毒，破血行瘀；赤芍、青陈皮理气活血化滞；白芷清热消肿，活血排脓；炒山甲、炒皂刺消肿软坚透脓。配合外用之"铁箍散软膏"以箍围取毒，待其局部波动明显。因其仍无头，所以配合小切口排脓，此例就用治痈症的大法，因其无头，初期时皮色不变或皮色微红，也不能当做痈症治疗，而是以清热解毒，活血透脓为主要法则，待其脓已成，已有波动时，在适当的位置小切口引流，使之脓毒有出路，以防毒邪窜，从而尽可能病程得以缩短，减少了患者的痛苦。

【来源】　赵炳南，北京中医。

烧伤便方

醋 100 毫升，食盐 50 克，鸡蛋 2 个（取蛋清），放碗内搅拌用鸡毛帚药搽患处，2 日结痂，3 日痛减，7 日脱痂而愈，无瘢痕。

治烫伤良方

剖鱼时，取出鱼胆装入玻璃瓶内，盖好备用。治疗汤、火烫伤，取胆汁外擦患处，1 日数次。

烫火伤验方

【组成】　苦参、地榆、黄连各 90 克，连翘 30 克，研成极细粉装入瓶内备用用时以麻油 300 毫升将药粉浸入油中调匀。

【用法】 可将上药直接涂于创面，起泡者可用无菌针头穿破。汤火伤未感者，可很快止痛，一般在 7 天左右痊愈。轻度感者，深Ⅱ度烫火伤者均可在 9～11 天创面结痂脱落，疗效满意。

水火烫伤验方

【组成】 大黄、黄柏、寒水石、地榆炭各适量研末（若加用青黛及珠粉少许效更佳）。

【用法】 以麻油（或热菜油）调成糊状，涂敷伤局部，如局部水疱破溃者，可先以 0.1% 新洁尔灭消毒，每天 1 次，再用纱布等敷料包扎；如烫伤在四肢暴露部位，上药后不包也可，每日换药 1～2 次。

本方适用于Ⅰ、Ⅱ度烫伤。

萤火虫治火烫伤

本方为唐复兴老中医验方。

【组成】 萤火虫 50～100 只，蜂蜜适量。

【用法】 将萤火虫置碗内捣烂，用蜂蜜调匀，用棉签沾以轻搽患处，干后再搽，连续搽 6～7 次，不须包扎，一般 1～3 天可愈，重者 2 周可愈。

【来源】 《湖北中医杂志》1986 年第 1 期。

食盐外敷方治烫伤

【组成】 食盐适量。

【用法】 取食盐外敷烫伤处，以纱布包扎。

此方适用于局部火烫伤初起尚未起水疱时，已起水疱痛者亦可使用，但不得水疱破溃，烂则不能用。

【临床】 此方治疗局部火烫伤多例，均获满意效果。

【病例】 刘×，女，36岁。不慎被开水烫伤手背部，伤处大约4厘米×6厘米，热红肿疼痛，患者先用"金万红烫伤膏"外涂，疼痛不减。遂嘱其用食盐包敷患处，1小时左右疼痛解除，亦未见起水疱而痊愈。

【来源】 纪大松，《陕西中医》。

治老人长期腰痛小方

可在冬季每天吃1次羊肉，如涮羊肉、炖羊肉、烧羊肉、白水煮羊肉均可。

酢浆草治疗扭伤、血肿方

新鲜全草，冷水洗净，加少许食盐，捣烂成酱，装入瓶内备用。将酢浆草酱敷于患处，纱布包扎，1日换药1次。

治急性扭伤验方

【组成】 栀子50克，蚤休9克。

【用法】 将栀子研末，温水调糊外敷患处，用绷带固定，2日1次，蚤休为粉冲黄酒内服，1日2次。

本方对四肢关节急性扭挫伤效佳；对陈旧性扭挫伤效差；对颈部扭伤也有一定的疗效。

加味枳橘二陈汤治外伤性气胸

【组成】 法半夏、桔梗、苏梗、柴胡各10克，陈皮6克，茯苓12

克，甘草 3 克，枳壳 5 克。

【用法】　水煎服，每日 1 剂。

【功效】　调中利气，宣通肺络。

【主治】　肺络受损，血凝气滞。

【临床】　用"加味枳桔二陈汤"治疗 5 例外伤性气胸患者，均在短时间内症状消失，病获治愈。另治疗 2 例小儿自发性气胸，也获良好效果。

【病例】　患者××，女，40 岁。因患风湿性疾病，经常四肢及肩背疼痛，此时以针刺治疗。扎其手足，无甚不适，其后在背后部扎阿是穴，针入仅捻数下，患者即沉胸膛板闷不舒，要求拔针，其医不以为然，又捻数下，闷甚，不能支持。出针后症状逐有加重，半日许，胸满气促，呼吸困难分秒难过，又求其医，投以活血散瘀之品，服之不效。次日清晨，病情危急。诊后其为由于针所引起之外伤性气胸，急以调中利气度，投以"加味枳桔二陈汤"。服药 1 剂病减，2 剂大减，3 剂获痊愈。随访未见复发。

按：此例肺损病急，前医以出血治之，而用以活血化瘀之品治而不效。其病虽为外伤出血所致，然在治疗上必先理气，此方为中医治病之大法；盖气为血帅，气不行而血不散，血不散则气不通，不通则痛；今不痛而呼吸困难，乃为肺经主气为多血少之脏，故也；且肺又为难得脏，不能容物，血虽受伤，期务微，故活血效而不著；当以理气调中治之，药中病所，自必很快获愈。

 ## 伤科通脉散治闭合性伤疼痛、休克

【组成】　田三七、血竭、琥珀各 15 克，沉香、土鳖、无名异各 12 克，牛黄、冰片、珍珠、麝香各 1.5 克，熊胆 3 克，砭砂 10 克，人中白 10 克，西红花 4.5 克。

【用法】　上药分别研细末，混合备用。成人用量为每次 0.6 克，4 小时 1 次，儿童每次 0.3 克，每 6 小时 1 次。以黄酒或凉白开水送服。孕妇、月经期禁服。

【功效】 祛瘀开窍，镇静安神，强心，止痛。

【主治】 血瘀不通，瘀血攻心。

【临床】 "伤科通脉散"用于骨伤科已50余年，常作为急救药物应用，收到了良好效果，大量临床实践证明，此药确有祛瘀通窍、镇静安神、强心、止痛作用。

【病例】 徐×，男，34岁，建筑工作。患者因工作不慎，自9级竹梯上跌下，头后枕部先着地，致昏迷不省人事，即由人抬送就诊。检查：面色苍白，血压15/12千帕，呼吸20次/分，脉搏100次/分，患者意识模糊。两侧瞳孔等大，对光反射存在。头部枕骨上方有一个3厘米×5厘米血肿，触之波动，脉洪大有力，舌淡红，苔薄黄。即给以"伤科通脉散"0.6克，灌服，20分钟后患者面色转红，渐而苏醒并能陈述受伤过程及现实自觉症状，此后，调以汤药而愈。

【来源】 黄海平，广西中医。

存命汤（初期用）玉真散加味（后期用）治破伤风

【组成】 存命汤：羌活、防风、川芎、大黄、法半夏、川乌、草乌、全虫、僵蚕、蜈蚣、蝉衣、天南星、天麻、白芷、白附子、甘草各9克，琥珀粉3克。

【用法】 日服1剂，水煎浓缩为180毫升，分3次服。玉真散加味：蝉衣15克，竺黄9克，天麻6克，川芎6克，僵蚕9克，羌活6克，白芷6克，南星6克，全虫6克，酒军6克，白附子6克。

【功效】 祛风定痉（初期）；祛风解毒（后期）。

【主治】 风邪侵袭经络，渐传入里，内外相引，肝风妄动。

【病例】 采用上述治法配合一些西医治法，曾治愈破伤风患者10余例。但潜伏期仅在现周内者，效果较差。

胡××，男，42岁，左足开放性外伤10天，入院后烦躁不安，张口困难，牙关紧闭，项背强直，角弓反张，便结，溲不通，苦笑面容，腹硬如板，拘急抽搐，渐渐大汗淋漓，呼吸、说话、吞咽困难，面青紫，脉紧苔腻。立即给予 5％葡萄糖溶液 1000 毫升，加破伤风抗毒素 8 万～10 万单位静滴，并按体重每千克 1 毫升给冬眠灵肌注，每 4～6 小时 1 次；青霉素 40 万单位，链霉素 0.5 克肌肉注射，每 12 小时 1 次，并维生素鼻饲等。在上述治疗同时，用"存命汤"1 剂，浓煎 180 毫升，日夜分 3 次由鼻饲管注入。用完 1 剂后，大汗淋漓。第 2 剂加黄芩 9 克，服 5 剂抽搐明显减少，张口加大。遂改用"玉真散加味"，服 3 剂后抽搐基本停止。再用中药调理全身情况，20 天治愈出院。

【来源】 何成瑶，贵州中医。

 ## 复方祛风定痉汤治新生儿破伤风

【组成】 白附子、僵蚕、地龙各 6 克，蝉蜕 9 克，鼠妇、全蝎、川木瓜、吴萸各 3 克，大蜈蚣 1 条，生姜 1.5 克，玉真散 0.6 克（冲服）。

【用法】 水煎服，每日 1 剂。

【功效】 祛风，解毒活络。

【主治】 元气未充，风邪侵袭，发为痉症。

【病例】 周××，男孩，17 天，于 1971 年 10 月 28 初诊。病孩系旧法接生，于 6 天前鼻塞不咳，略有热，不吮乳哭声不扬。时过两日，口唇青紫，不能吮乳，痛苦面容，腹紧，肢痉。前医院诊治，诊断为新生儿破伤风，后转而求治，诊后以木萸散、五虎追风散、玉真散加减，拟以复方祛风定痉汤。用药 2 剂，已获效机，其病孩哭声渐扬，口渐能张。方中去僵蚕，加路路通 2 个，橘络 3 克，蛇含石 9 克，又用 2 剂，此体温 35.8℃，已能吮乳，方中入僵蚕 4.5 克，再进 1 剂，其病孩哭声已扬，乃病近痊愈，上方略作加减，再投 2 剂，以善其后。

按：新生儿破伤风一症，乃祖国医学早已有较多论及，诚如（巢氏病源）指出："小饿风痉之病，状如而背脊项颈强直，是风伤太阳经，小儿风症，脐疮未含合，为风所伤，皆含发痉。"其治疗大法，前人留下了许多宝贵经验，而多采用祛定痉，解活络之剂，余以木萸散、五虎追风散、玉真散加减施治，收以效机，使之症情先以趋缓，继则痊愈。

【来源】　林泰来，安徽中医。

 新制消结汤治淋巴结结核

【组成】　老君髯 30 克，白花草 60 克，二郎箭 0.5 克，九头狮子草 30 克。

【用法】　取用猪颈杀口处之肉同上药共炖，肉用 500 克，肉炖烂后，吃其汤，1 剂可酌用 1～3 日。

【功效】　祛痰、疏气、消炎、行瘀、开窍、败毒、通络。

【主治】　痰凝气聚，瘀热阻遏，经络不通。

【病例】　淋巴结核患者，一般服用数剂即愈，多者不过 10 余剂而愈。

何××，女，19 岁。1962 年 8 月其父何定国，由什邡县赶来求方，谓其女患"淋巴结核"已 1 年余，至颈部上下皆是，脓血不收，身体萎弱，因道远不能就诊。即给以"新制消结汤"方。时过 2 个月，何定国来至谢，谓其与连服此方 8 剂后，溃疡已收口而病愈。

【来源】　刘静庵，四川中医。

 结核散治淋巴结结核

【组成】　蜈蚣 30 条，全蝎 100 克，白芥子 15 克。

【用法】　共为细末，分成 30 包。每包均分为 2 份，每份装入 1 个鸡蛋，搅匀，蒸熟后将药蛋共食。如此药蛋，每日早、晚各 1 个，30 天为 1 个疗程。

【功效】　利气和痰，消肿散结。

【主治】　气郁痰壅，阴寒经络。

【病例】　应用"结核散"配鸡蛋，30 年来治愈淋巴结结核 100 余例，一般用药一个疗程，肿大淋巴结即消失。

张××，女，20岁，工人。右侧颈部起疙瘩3枚，一个如核桃，两个如核，已1年余，经县及专区医院均诊为淋巴结核，用链霉素等药物治疗半年多，效果不著，并有发展。后改用"结核散"配鸡蛋食之，治疗1个月，肿大淋巴结消失。已随访10年，而未见复发。

【来源】　刘露祥，山东中医。

 ## 消炎通脉合剂

【组成】　消炎通脉合剂：金银花藤45～60克，元参20～30克，当归20～30克，川芎10～12克，赤芍12～15克，桃仁12克，红花10克，牛膝15克，汉防己10～12克，威灵仙12克，青风藤18克，甘草12克。

【用法】　水煎服，每日1剂。

深部静脉炎而患肢肿胀明显者加土茯苓（或生苡米）30克；红肿疼痛局部有热者加连翘20克，疼痛甚者加乳香、没药适量；兼脾肾虚者加黄芪20克，桑寄生20～30克；偏阴虚者，如舌红少苔，脉细数等，减灵仙，加生地、石斛各20～30克。

脉管炎外洗剂：透骨草30克，防风12克，艾叶12克，当归12克，乳香10克，没药10克，苏木20克，大黄10克，芒硝30克（后下）。水煎，熏洗患处，每剂熏洗2～3日。

【功效】　活血化瘀，清热祛湿通络。

【主治】　气郁血瘀，湿热毒邪阻于络脉。

【病例】　王×，女，73岁，农民。因左下肢肿胀疼痛，于1978年2月20日来院诊治。患者曾在某医院诊为深部脉管炎。经用抗生素治2周而无效。患者左下肢沉重痛胀较甚，活动困难，夜间影响睡眠。检查：左下肢膝上12厘米处较右粗5厘米，踝上10厘米，肤色黯红，按之凹陷，有灼热感。脉弦略黯红少苔。症为肝肾阴虚，气郁血瘀，湿热毒邪于下肢血络。拟用"消炎通脉合剂"，减威灵仙，加连翘20克，泽兰20克，生地、石斛各24克。服药6剂，结合用外洗方4剂，患肢肿胀明显减轻。服药100剂后，患肢已无灼热，自己能下床活动，睡眠较好。原方减连翘，加太子参18克，鸡血藤30克，续服。服药20余剂，患肢沉重痛胀基本消失，活动便利。检查：左下肢小腿较右侧尚粗近2厘米，膝上两侧已接近正常，嘱其回家照原方再进10剂，以巩固疗效。于9月随访，一切安好。

【来源】　吕奎杰，河北中医。

 ## 清营拓脉饮治血栓闭塞性脉管炎

【组成】　当归、泽兰、双花、生黄芪各50克，玄参、生地、钩藤、鸡血藤各25克，米壳、生甘草各20克，薏米30克，水蛭15克，蟾酥0.003克。

【用法】　水煎服，每日1剂。

【功效】　清热解毒，祛湿通脉。

【主治】　寒凝瘀阻，瘀久化热（严重者则体筋腐、骨脱）。

【病例】　以"清营拓脉饮"为主方治疗了重症闭塞性脉管炎（坏疽、溃疡型）共289例，据近年随方69例分析，临床治愈率为71%，有效率95.6%。

王××，女，39岁，职员。1978年4月27日来诊。左足潮红肿胀，第2、3趾坏死，弯黑，疼痛欲厥，足背动脉与胫后动脉搏均消失。诊断为血栓闭塞性脉管炎三期一级坏疽。用清营拓脉饮为主方加减内服，发热时曾给以抗生素及阿司匹林（有解热镇痛及抗凝血作用），配合以外用药复方精致铅华软膏（亚铅华300克，冰片6克，麻油适量，庆大霉素40万单位10支调敷），7月11日球趾分而明显，将死骨切除，换药。9月18日疼痛完全消失，溃面愈合。恢复工作。

【来源】　谭鸿雁，辽宁中医。

 ## 治腮腺炎验方（一）

方药及用法：生地15～30克，胡豆（蚕豆）7～14粒（去皮，鲜干均可），盐1～2克。3药共入白中捣烂后，摊在已备好的塑料膜上（菜叶或树叶亦可），贴于患处，外用纱布绷带包扎，6～12小时换1次。对轻重型腮腺炎均有特效。特重者，配服仙方活命饮加山豆根、射干、板蓝根、蚤休、夏枯草、紫花地丁、蒲公英。

 ## 流行性腮腺炎验方（二）

【组成】 赤小豆、鸡蛋清各适量。

【用法】 赤小豆不拘分量，研成细末。用时以药粉加入适量鸡蛋清，调成糊状，涂于无毒塑料薄膜上，涂药面积略大于腮腺大范围，敷贴患处，再用纱布胶布固定，每天换药1次，寒热重者加用普济消毒饮内服。

 ## 流行性腮腺炎验方（三）

腮腺炎是小儿常见的一种传染症，以耳下腮部热肿，疼痛为特征，属于中医学"痄腮""蛤蟆瘟""含腮疮"范围。下面验方可供选用：

方一 取新鲜蚯蚓5～6条，去肠泥（勿用水洗），或蝌蚪500克，置容器中，加等量白糖或冰片3克搅拌，待蚯蚓或蝌蚪化水后，用纱布蘸液贴敷或涂患处，3～4小时换1次，换药时，须用盐水洗净患处。

方二 取灯芯草1根，蘸菜籽油点燃，迅速点烧两侧耳尖（角孙穴），以发出清脆的喳声为准，轻症连烧1～2次即可。

方三 取仙人掌1片，剖开或捣烂，外敷患处。

 ## 含羞草治面瘫方

【组成】 药用新鲜含羞草30克。

【用法】 水煎，分3次温服。上方服1次后，左面发生抽搐。继服之，抽搐持续了 16 小时以上才止，上症明显好转。再服上方 1 剂而愈。

按：含羞草，又叫怕羞草、感应草。此草触之即倒，犹入身经络之灵，故用之，以补经络治面瘫获速效。药用后患部抽搐者，乃是经络得补，药物中病之征，为佳兆，非病情加剧，更非误治也。

 ## 祛风止痒汤治皮肤病

本方是李云田老中医经验方，用治荨麻疹、湿疹，皮肤瘙痒、过敏性皮炎等皮肤病 114 例，获满意疗效。

【组成】 荆芥、薄荷、蕲蛇、地肤子、蝉蜕各 10 克，防风、当归、威灵仙各 12 克，何首乌 20 克，甘草 6 克。

【用法】 水煎服，每日 1 剂。

【临床】 治疗皮肤瘙痒症 58 例，治愈 54 例，好 4 例；过敏性皮炎 29 例，治愈 27 例，好转 2 例；荨麻疹 14 例，治愈 13 例，好转 1 例；湿疹 13 例，治愈 11 例，好转 2 例。

【病例】 李×，男，46 岁，1978 年 1 月 14 日初诊。全身瘙痒 3 年余，每遇冬令则瘙痒更甚，诊为皮肤瘙痒症。先后以抗过敏、镇静剂治疗未见效。近日症状加剧，瘙痒难忍，彻夜难眠，全身遍布抓痕，胸背及四肢有色素沉着、表皮脱屑，舌红苔薄，脉弦滑。治以祛风止痒，养血润燥。处以祛风止痒汤去地肤子，加生地 20 克，丹皮、玄参各 12 克。服 2 剂后瘙痒大减，再进 4 剂，瘙痒全止，为巩固疗效，又连服 6 剂，随访迄今未见复发。

【来源】 《广西中医药》1982 年第 3 期。

【来源】 杨富华，江西中医。

 ## 黄柏散治急性皮炎

本方为李光基先生验方，用治各种皮炎，症见丘疹、发红、水肿、水

奇效中华验方

疮、糜烂、渗液、结痂，或自觉瘙痒者，疗效较为满意。

【组成】　黄柏、紫草、青黛、滑石粉各适量。

【用法】　先将黄柏、紫草研成极细末；再将青黛置乳钵内，边研磨边依次加入黄柏粉、紫草粉和滑石粉，过筛混合，以麻油（或在它植物油）1:3 的比例浸泡 5～7 日，滤取油液，涂搽患处，如局部已溃烂，可直接将上药撒于患处。

【病例】　谭×，男，46 岁。因患全身皮疹 20 余天，阴囊阴茎皮肤糜烂 15 天。曾在当地医院经用西药治疗 10 余天无效转请中医诊治。适时全身可见散在性块状丘疹，尤以阴囊阴茎为甚，阴囊轻度肿胀阴茎龟头糜烂，伴有淡黄色液体渗出。以上药撒患处，每日 1 次，3 日后丘疹消退，渗液止，侧面结痂。继用 3 日痊愈。

【来源】　《湖南中医杂志》1985 年第 1 期。

　## 丹黄散治湿疹　

【组成】　黄丹、黄柏各 30 克。

【用法】　研细混匀备用。渗出液多者，将散撒于疮面，渗出少者则用麻油调敷于疮面。治疗期间忌鱼腥、辛辣之物。

【临床】　治疗 100 例，痊愈 63 例，显效 22 例，好转 15 例。

【病例】　张××，女，3 个月，1966年 4 月 15 日诊。患儿于 11 天前额部皮肤始红痒发热，继而出现水泡，破溃渗液外溢，经治无效（用药不详）而就诊。诊见：体温 38.5℃，疮面渗液多，周围皮肤红肿发

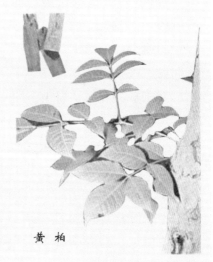

黄柏

热，又经过一些诊查，诊为湿疹。先用 1‰新洁尔灭消毒疮面周围皮肤，再将丹黄散撒于疮面。当天红肿好转，渗液减少。第二天体湿 37℃，疮面结痂。周围尚有少量渗出。再调敷丹黄散，每日 1 次，第 4 日全结痂。

4月24日脱痂，随访皮肤正常。

【来源】　《四川中医》1984年第3期。

中药治各类湿疹

婴儿湿疹若头面皮肤灼红流水多，结黄痂，痒甚，治以清热利湿。方药：金银花、连翘、茯苓、泽泻、白鲜皮各10克，黄芩6克，木通3克，忌用散风药。

面部单纯糠疹皮肤灼红，脱屑少许，微痒。在春季发于妇女，又称"桃花癣"，治以散风清热凉血，散风药选用荆芥、薄荷、牛蒡子、浮萍、菊花、白蒺各10克，蝉蜕6克。

口唇湿疹属脾经，治以健脾利湿，选用苍术、白术、陈皮、茯苓、生薏苡仁、六一散各10克。

睑缘湿疹若慢性久而不愈，睑缘略肥厚，燥脱屑少许，"肝开窍于目"。治以养血散风祛湿，养血药选用当归、白芍、熟地、首乌各10克，散风药选用菊花、浮萍、荆芥、牛蒡子各10克。

阴囊湿疹若慢性者以祛湿为主，可配合行气药，选用豨莶草、秦艽、海桐皮、晚蚕砂、青木香、陈皮、川草薜各10克。

女阴肛补肾："肾开窍于二阴"，若慢性者，治以健脾利湿，滋阴补肾，选用熟地、女贞子、旱莲草、枸杞子各10克。

异位性湿疹自幼患湿疹，病程缠绵，时轻时重，渗水日久，顽固不愈，宜用滋阴除湿法。选用沙参、天门冬、麦门冬、玄参、石斛、玉竹各10克。中成药：知柏地黄丸每服1丸，每天2次。

小腿湿疹伴静脉曲张者，治以健脾利湿，活血化瘀。可选用当归尾、赤芍、桃仁、红花、泽兰、鬼箭羽各10克，丹参15克。

外治法：①急性湿疹：水疱、糜烂、渗水者，黄柏、马齿苋、生地榆各10克，任选一药湿敷；红丘疹、瘙痒，搔破出血者，用止痒洗剂，每日外搽4～8次，也可用生石膏30克，白矾10克，凉开水300毫升调匀外搽每日4次；若水疱渗水不明显，皮肤灼红赤肿，糜烂结痂者，青白散加等量黄柏粉，以麻油调敷，每日2次，或黄柏、五味子各等份研末，以麻油调敷，每日2次，也可外敷湿疹一号，每2日次。②慢性湿疹：外用5%～10%黑豆馏油膏，或薄肤膏；若干燥皲裂者，要外用蓝油膏、九华膏、润肌皮肤膏。外洗药：紫背浮萍、苍耳子、白蒺藜、苦参、地肤子、蛇床子、石菖蒲各15克，土大黄、土槿皮、白鲜皮各30克。各选2～4种水煎外洗。

【用法】 勿用手搔抓；忌服辛辣、鱼腥、海味等；勿用热水、花椒水或食盐水汤洗，忌用碱水、肥皂或药皂、化妆品类，避免过度精神紧张及疲劳。

【病例】 丁×，男，36岁，1989年6月6日就诊。患者左上磨牙痛3日，眼不能睁，张口困难唇干燥，舌尖红，脉浮洪，体温39.8℃。诊断为急性面部感染。治疗措施：①生石膏90克，白矾30克，共研末，仙人掌200克，去皮刺，捣烂取汁，加鸡蛋清1枚，调糊外敷面部，2分钟后疼痛减轻。②内服龙胆泻肝汤合五味消毒饮化裁：龙胆草、黄芩各10克，山栀、当归各7克，生地、野菊花、金银花、蒲公英、紫花地丁各20克，苦参、赤芍各15克，柴胡5克，速煎药汁500毫升，频频饮服。服药1剂，敷药1贴后，止痛肿消瘥。随访至今牙痛未发，笔者认为：学习名医经验，用于自己临床，在验证总结的基础上予以开拓思路，可扩大方药治病范围。邹老师的石膏白矾水擦剂，笔者以此2味为基础，配制成糊剂，外敷治疗无名肿毒，未溃疔疮，辅以内服药，均能有良效。

【来源】 《中西医结合杂志》1991年第6期。

 ## 屠氏方治皮肤瘙痒

全国著名老中医屠金城教授认为皮肤瘙痒症属于阴虚血燥、湿热内蕴于肌肤，拟滋阴凉血、清热利湿、熄风驱法治疗，有特殊疗效。

【组成】 净蝉蜕、浮萍各6克，防风、丹皮各10克，连翘、白鲜皮、地肤子、苍耳草各12克，生薏苡仁、赤芍各15克，地龙9克。

【临床】 临床用上述方法治疗皮肤瘙痒患者74例，痊愈及好转68例，总有效率在92%以上。

【病例】 李×，男，62 岁，1991 年 4 月 15 日来诊。夜间皮肤瘙痒近 1 年，曾服扑尔敏、赛庚啶以及防风通圣丸、过敏煎等无效。现症：形体瘦弱，眠差纳呆，五心烦热，口咽干燥，大便干结，每晚脱衣就寝时始痒，甚至整夜瘙痒不宁，痛苦难言，舌红、苔黄少津，脉细数稍弦。辨为阴亏血虚、血燥生风拟用滋阴清热、凉血熄风，佐以透达之法，基本方加盐知柏、鳖甲、青蒿各 9 克，地骨皮 15 克，共服 20 余剂而安。

【来源】 《吉林中医药》1992 年第 6 期。

 ## 熏洗法治足癣感染

【组成】 萆薢 20 克，百部、黄芩、黄柏、白鲜皮、防风各 15 克，枯矾 12 克，广丹皮 3 克。

【用法】 上药加水 1000 毫升，煎至 500 毫升，每日 1 剂，早、晚各 1 次，每次熏洗患处 20 分钟。

【病例】 张××，女，27 岁。患双足癣感染，症见趾间红肿，糜烂，有淡黄色渗出液，痛痒难忍，予上方熏洗 3 次吃完后症状缓解，再 3 剂而愈。

【来源】 《湖南中医杂志》1987 年第 4 期。

【来源】 曾学龄，广西中医。

 ## 梅叶酊治疗烂脚丫

烂脚丫是霉菌性皮肤病，以趾缝间潮湿、糜烂、奇痒为特点，一年四季均可发生，特别是梅雨季节更易发。笔者根据民间验方，试制梅叶酊治疗烂脚丫，效果甚佳。

【组成】 腊梅树鲜叶（嫩叶更佳）100 克，60% 酒精适量。

【用法】 嘱患者临睡前用温水将烂脚趾丫洗净，然后用消毒棉签蘸取药液，涂擦在烂脚丫缝内，最好 1 日用药 1～3 次，直至痊愈。

【临床】 共治 11 例，全部治愈。

【病例】 余××，男，58 岁，干部。右脚趾缝间潮湿糜烂，覆盖白皮，渗出黏液较多，将表皮除去后，露出红色底面，见一个个小孔，伴剧烈瘙痒，且有一股难闻的特殊臭味。曾用 2％碘酊和癣药水先后治疗月余，痛难忍，无疗效。后改用梅叶酊涂擦患部，每日 2 次，涂擦 1 周而获痊愈。追访 2 年，未见复发。

【来源】 胡金曼，黄岩中医。

 ## 复方藿香洗剂治疗手足癣

手癣，又称鹅掌风，足癣又称足湿气，都是浅部霉菌性病，有的长年不愈，极为顽固。笔者获一验方，经多年临床运用，疗效较好。

【组成】 藿香 25 克，生大黄 2 克，黄精、明矾各 10 克，白醋 500 毫升。

【用法】 以白醋浸泡上药 24 小时，经煮沸冷却后，将患部浸洗 3～4 小时。用药期间，5 日内不用肥皂或接触碱性物质，一般 1～2 剂即可告愈。

【病例】 张×，女，50 岁，1974 年 7 月初诊。患手、足癣，局部起水疱，奇痒，历时三四年，经多方治疗病情反复不愈，后用上方 2 剂而愈。迄今无复发。

【来源】 《广西中医药》1982 年第 2 期。

 ## 大黄花椒洗剂治脓疱疮

【组成】 生大黄 50 克，花椒 15 克。

【用法】 将上药煎水 200～300 毫克。先将渗出物阳脓痂用药液洗净，再用纱布浸药液贴敷患处，每日 3～5 次，每次 10～20 分钟。

【临床】 此方治疗脓疱疮，一般 3～4 日疮愈。

【病例】 李×，男，10 岁。额部初起红色粟粒状丘疹，继而出现黄豆大小水疱，瘙痒。抓搔疱破后有黄色脓液出，并很快向周围蔓延。用本洗剂治疗 3 日，丘疹脓疱消退而愈。

【来源】 李光荣，《四川中医》。

 ## 龙骨糊剂治黄水疮

【组成】 龙骨 15 克，蝉蜕 30 克，四环素 0.25 毫升×6 片，强的松 5 毫克×6 片。

【用法】 上药研细，用凡士林适量调成糊状，装入瓶内备用。用前将结痂的皮肤用淡盐水擦洗干净、涂擦药糊。

【功效】 此方治疗黄水疮，一般 1～2 日痊愈。

【病例】 刘××，男，12 岁。头面部黄水疮 20 余天，经用抗生素片剂、膏剂，仍不见好转。涂此药糊 1 次好转，2 次痊愈。

【来源】 李怀珍，《四川中医》。

 ## 猫油治冻疮

【组成】 猫油（即家猫腹腔内的脂肪）适量。

【用法】 将猫脂肪油放锅内加热，熬取清油，装入消毒过的容器内，待凝固后取少许涂擦患处。

【病例】 王×，女，64 岁。每年冬季两耳翼均患冻疮，红肿疼痛并破溃。用上方涂擦患处，每日 4～5 次，3 日后肿痛明显消退，1 周后破溃处亦完全愈合。

【来源】 吴自强，《四川中医》。

 ## 冻疮验方治冻疮

【组成】 茄梗、辣椒梗、荆芥各 60～80 克。

【用法】 上药加水 2～3 千克，煮沸后热洗患处，每日 1 次。

【功效】　此方治疗冻疮，一般3～4日痊愈。

【病例】　薛××，男，12岁。手指及足趾患冻疮红肿疼痛10余天，晚上奇痒，经敷冻疮膏等无效。用上方外洗4日，肿痛消失痊愈。

【来源】　谢成焯，《四川中医》。

 ## 紫草油治褥疮

【组成】　紫草10～15克，麻油100克。

【用法】　将麻油煎沸，入紫草浸泡，放置4～6小时装瓶备用。将紫草油涂敷在褥疮面上，每日2～6次。对中期有坏死、感染、渗出的褥疮，在皮损处外敷云南白药粉，每日2～3次。

【临床】　此方治疗早期褥疮3例、中期褥疮12例，均获痊愈。

【病例】　黄×，男，63岁。患者过度负重引起胸腰段脊髓横贯性损伤。经中西医结合治疗1周病情稳定，由于大小便失禁，氏恬骨处发现中期褥疮，面积10厘米×6厘米大小，多处渗出及坏死，用上方治疗1周痊愈。

【来源】　李雪梅等，《陕西中医》。

 ## 枇杷清肺饮治痤疮

【组成】　枇杷叶15克，党参、桑白皮各10克，黄柏、黄连、甘草各5克。

【用法】　每日1剂，水煎，饭后服。

【临床】　此方治疗痤疮96例，痊愈58例，好转35例，无效3例。

【来源】　孙刚，《辽宁中医杂志》。

 ## 清上黄芩汤治痤疮

【组成】　黄芩、金银花、荆芥、玄参、生地、白芷、牛蒡子各10

克，粉葛 15 克，红花 3 克，甘草 5 克。

【用法】　每日 1 剂，水煎服。同时用虎杖、苦参各 30 克，蛇床子 20 克，徐长卿、文蛤各 10 克，水煎外洗，早、晚各 1 次。

【临床】　此方治疗痤疮 40 余例，皆获满意效果。

【病例】　邓×，男，28 岁。痤疮色赤而痒，挤压破出粉汁并有少数脓疱和结节，曾多次服用己烯雌酚、维生素 B_6、四环素等西药未效。后用上方治疗，内服清上黄芩汤 12 剂，外洗方 9 剂后痊愈。

【来源】　舒友艺，《陕西中医》。

 ## 加味凉血利湿汤治丹毒（足背部）

【组成】　金银花、紫花地丁、大青叶、生石膏各 30 克，蒲公英 24 克，赤芍、黄柏、牛膝各 9 克，生地 15 克。

【用法】　水煎服，每日 1 剂。

【功效】　凉血解毒，利湿清热。

【主治】　湿热下注。

【病例】　王××，男，18 岁。于 1972 年 4 月 17 日初诊。患者自前天晚上开始，右脚面靠外侧部感觉疼痛，未曾介意。于昨天开始突然发冷发热，体温 38℃ 以上，局部红肿，疼痛，伴头痛，食纳不佳，大便不干，尿黄。过去未曾有类似病史。检查体温 38.7℃，右中背靠外踝处有 8 厘米×6 厘米大小区域皮肤为鲜红色，边界清楚，中央有少量水疱，明显触痛，白细胞计数为 1.75 万/毫米^3，中性粒细胞 84%，淋巴细胞 16%。脉弦数，舌苔薄白，西医检查能断为足背部丹毒。此乃为温热下注。治宜凉血解毒，利湿清热。投以"加味凉血利湿汤"。外用药以"如意金黄散"水调敷患处配合治疗。服药至 4 月 20 日，体温已恢复正常，局部红肿已消退，疼痛已止，局部皮色已转黯，压痛减轻，白细胞计数为 5300/毫米^3。此当清余热，解余毒，用方如下：金银花 15 克，紫花地丁 15 克，黄柏 12 克，赤芍 9 克，紫草 9 克，茜草 9 克，生地 15 克，牛膝 9 克。水煎服，每日 1 剂。服 3 剂后诸症皆除，病获痊愈。

按：丹毒之称首见于祖国医学，此乃因发病时突然局部发红，如染丹脂，伴有发冷发热，且又为火毒所诱发，故名曰之丹毒。此病发无定处，上白头面，下至足趾皆可发生。然因其发生部位不同，祖国医学命名亦不一样。加发生于头面者称为抱头火丹；发于躯干者称为丹毒；发于两大腿者称为游腿风；发于胫踝者称为流火。在治疗方面，通过临床实践体会到，急性期以清热解毒为主，凉血为辅。一般常用药为金银花、连翘、大青叶、野菊花、紫花地丁、黄芩、黄连、黄柏、栀子、丹皮、赤芍；伴有高热者可加生石膏、生玳瑁。发于颜面者加以菊花；发于胸胁者加以柴胡、胆草；发于下肢者加以牛膝、黄柏、防己。水疱明显者加车前草；若见高热烦躁、神昏谵语等热入营血症状，即应按照温病的辨证法则清热解毒，凉血清营，常用药物为犀角、黄连、生地、金银花、连翘、麦门冬、丹皮、栀子等。

慢性者经常复发之丹毒（尤多见于下肢），主要是因为湿热之毒蕴于肌肤，缠绵不愈，使之下肢肿硬，治疗此类性患者，在急性发作期时还是要重用清热解毒的药物，在急性期过后则加些活血透托的药物，如山甲炭、皂刺炭、没药、乳香、葛根、贝母、白芷、天花粉、当归等。湿重者加生薏米、猪苓。

无论急性者或慢性者，在内服药治疗的同时，均可适当配合用些外用药物，以期达到更好的治疗效果，缩短治愈时间。

该例患者为初发之急性丹毒，发生在脚面，伴有发热。因而重用金银花、蒲公英、紫花地丁、大青叶，以清热解毒；赤芍、生地凉血；黄柏苦寒燥湿偏于下焦；牛膝引诸药下行；生石膏清气分热。故而药后热得以解，局部红肿逐渐见退。再诊时用紫草、茜草、赤芍凉血活血，兼解余毒，收以全功。

【来源】　赵炳南，北京中医。

 大解毒汤治梅毒

【组成】　土茯苓、金银花各 9 克，川芎 3 克，木通、大黄 4.5 克，茯苓、防风 6 克。

【用法】 水煎服，每日 1 剂。

【主治】 外感毒邪，侵袭肌肤。

【病例】 梅毒患者服"大解毒汤"，其症状可见减轻或得以治愈。若与搜风解毒散配合交替服用，其效果更佳。搜风解毒散方为：土茯苓 9 克，薏苡仁 9 克，金银花 9 克，防风 6 克，木瓜 6 克，白鲜皮 6 克，皂荚子 3 克。

按：梅毒患者当前由于青霉素特效药的广泛应用，加之社会发展的原因，已较少见到。但中医中药治疗之法，也实不可失，此予以简介，必要时亦可用。

【来源】 林端昌，台湾中医。

 ## 银屑病①号、②号方治银屑病

【组成】 ①号方（用于血热型）：茺蔚子、板蓝根、金银花、紫草皮、生地、丹皮、白鲜皮各 15 克，炒荆芥、茯苓、白术各 10 克，甘草 30 克。

②号方（用于血燥型）：生地、丹皮、茯苓、茺蔚子、赤芍、莪术各 15 克，丹参 20 克，红花 10 克，乌梅 30 克，煅牡蛎 60 克，甘草 3 克。

【用法】 水煎服，每日 1 剂，分 3～5 次服。

【功效】 清热除湿、凉血散风（血热型），养血活血散风（血燥型）。

【主治】 湿毒内蕴，血热受风（分血热、血燥型）。

【病例】 曾用①号、②号方共治疗 14 例银屑病患者，疗程最短者为 1 个半

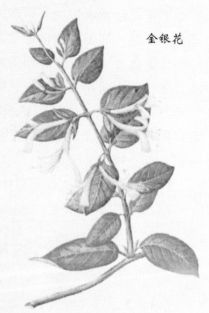

金银花

月，最长者为 3 个半月。其中 2 例由于尚未完全治愈而停药，分别在半年及 1 年后又发展，继续治疗 3 个月痊愈。另有 4 例不明原因复发，又来进行第二次治疗而愈。

【来源】 张正华，四川中医。

 ## 如意黑白散治白癜风

【组成】 旱莲草 90 克，白芷 60 克，沙蒺藜 60 克，何首乌 60 克，刺蒺藜 60 克，紫草 45 克，重楼 30 克，紫丹参 30 克，苦参 30 克，苍术 24 克。

【用法】 诸药共为细末，收贮勿泄气，每日服 3 次，每次 6 克，开水送服。

【功效】 祛风治血，除清热，补益肝肾。

【主治】 风邪侵犯皮肤，袭入毛孔，致使气血瘀滞，毛窍闭塞，血不荣肤。

【病例】 李××，女，29 岁，学生。于 1963 年 9 月就诊。患者颈项、面部、臀骶肩臂等处皮均有边界清楚大小不等的圆形白斑，并且逐渐发展。两年来，曾多方求治，较长时期服用过 B 族维生素，外擦适合浓度的酒精，亦曾经以中医治疗，均未见效。患者前来此诊治，见其片状白斑于上述部位外，胸腹亦有白色小斑点，其白斑区内之毛发亦呈白色，其他无异不适。诊后即投以"如意黑白散"内服。另外以外用药配合治疗，其方为：肉桂 30 克，补骨脂 90 克，以水酒各半混匀后泡 2 药，1 周后用之，使用时患处洗净，外擦即可。

其患者共服"如意黑白散"2 料，使用外用药一料，病获痊愈。按：此方疗白癜风，乃家传验方，临床实践证明，屡用多效。其方中之旱莲草能补肾固齿止血，《本草纲目》谓其"乌髭发，益肾阴"，睦芒香通窍，能散风除湿，《本草纲目》谓其"长肌脸，润泽颜色"；重楼有消炎止痛，清热解毒之功；保首乌补肝肾，益精血，治血虚白发及遗精腰酸；紫丹参活血养血，去瘀生新；紫草专入血分，能凉血解毒；苦参清热燥湿，能祛风杀虫，尚治周身风痒，对于多种皮肤病用之皆可收效；苍术除湿发汗，散风疏郁；刺蒺藜祛风散结，平肝开郁，治皮肤风痒。沙蒺藜补肾强阴，此味即可单方研末蘸着猪肝服食，能治本病。诸药相伍具有祛风活血，除湿清热，补益肝肾之功。外用药肉桂辛温益火消阴，补骨脂补肾益阳，二药配伍，命名阴从阳化，兴奋活络，以利祛邪外出，肌肤得荣。故内外兼治，使以此病得治。而如上之方，实践体会到，对治疗皮肤瘙痒症，慢性湿疹，酒渣鼻等皮肤病尚有较好效果。

【来源】　来春茂，云南中医。

加味玉屏风散（汤）治荨麻疹

【组成】　生黄芪 15 克，生白术、连翘壳、玉竹、生地、地肤子、豨莶草、金银花各 9 克，防风 6 克，红枣 5 枚。

【用法】　水煎服，每日 1 剂。

【功效】　益气固表，滋阴清热，佐以化湿。

【主治】　血虚生风，表卫不固。

【病例】　杨××，女，26 岁，职工。于 1963 年 8 月 16 日初诊。患者半年来每入夜时风疹频发，此起彼伏，瘙痒不已，夜难成眠，且伴头晕，月经量增多，而饮食尚佳。检查舌质红，脉细。脉症合参，此血虚生风，表卫不固。即投用以"加味玉屏风散"方。患者连进 7 剂，病去七八，嘱其再进 7 剂，药尽病除，追访亦来见复发。

按：其例所治用"玉屏风散"加红枣以益气固表；生地、玉竹、金银花、连翘等以滋阴清热；加地肤子、豨莶草以清化皮肤之湿。故疗效卓著。

【来源】　黄文东，上海中医。

荨麻疹汤治慢性荨麻疹

【组成】　苍术 5 克，白术 30 克，茯苓、荆芥、丹皮、丹参、龙骨各 15 克。防风、川芎各 9 克，白蒺藜 12 克，僵虫、黄芩各 10 克，

【用法】 水煎服，每日 1 剂。如舌苔黄腻，偏于湿热，可去茯苓，加入土茯苓 30 克，地肤子 15 克，白鲜皮 12 克。

【功效】 健脾利湿，祛风止痒。

【主治】 脾虚兼风，止痒。

【病例】 曾用此方治疗顽固性荨麻疹多人，均获得满意效果。

王××，男，凤县中学教师。1967 年患荨麻疹，每日下午发作，瘙痒难忍，夜难眠，白天好转。病已数月，数次去外地请中西医治疗无效。后服用"荨麻疹汤"。服用 2 剂，仅手背上尚存有荨麻疹，连服 8 剂，痊愈。

【来源】 屈舒信，陕西中医。

驱疹汤治顽固性荨麻疹

【组成】 白鲜皮 30 克，生地、槐花各 24 克，苦参 15 克，蝉衣、丹皮、赤芍、防风、地龙各 9 克，甘草 6 克。

【用法】 水煎服，每日 1 剂，分 3 次服，连服 9 剂为 1 个疗程。

【功效】 凉血、疏风、祛湿。

【主治】 血热蕴湿结于肌肤。

【病例】 黄××，女，30 岁，汽车队工人。全身皮肤起疹块，奇痒难忍，反复发作，时已 10 年余。发作时常颜面水肿，夜难能眠。曾采用中西医多种方法治疗，效果不显。投以"驱疹汤"。其服药 9 剂，风疹块亦除，痒感消失。已追访 7 年，未见复发。

【来源】 邹学仁，西藏中医。

复方凉血汤治传染性红斑

【组成】 生地 15 克，丹皮、赤芍、知母、黄芩、浮萍、竹叶、六一散、白蒺藜各 6 克，蝉衣、炙僵蚕各 3 克，忍冬藤 9 克。

【用法】 水煎服，每日 1 剂。

【功效】　凉血消风。

【主治】　血热生风。

【病例】　蒋××，男，5个月。于1963年7月10日初诊。患儿2天前脸部双下肢出现小片红斑，渐扩大融合成大片。在同一托儿所中另有一小孩先发此症，红斑比较小，其他小孩尚未发生类似皮肤损害。患儿发生红斑前，未曾饮用特殊饮食，也未服过任何药物。检查其脸面、前臂、下肢有弧形环状红斑，部分融合成片，稍见长隆起，呈风团样，苔薄白。临床诊断为传染性红斑。此系稚儿血势生风，治当凉血消风。诊后即投以"复方凉血汤"。服药3剂后，大部分红斑已消退，皮肤趋于正常，乃项后仍有两小片风团样损害，兼咳嗽少痰。将上方去生地、白蒺藜、知母，加大力子6克，桔梗3克，杏仁4.5克，用药3剂，诸症尽除，病获痊愈。

　　按：传染性红斑好发于幼儿，因其有传染性，可在幼儿中成批发生，多起于面部呈对称性境界清晰之红斑，四肢也可见环状或花纹样时隐时现之红斑。以凉血消风之治法，多收以理想效果。

【来源】　朱仁康，北京中医。

 ## 加味四妙勇安汤治红斑性肢痛症

【组成】　加味四妙勇安汤：黑元参60克，金银花600克，紫花地丁30克，当归30克，连翘12克，生甘草15克。

【用法】　水煎服，每日1剂。

　　外用浸泡方：乳香30克，没药30克，红花15克，当归30克煎汤，待温，浸泡患处。

【功效】　清热活血。

【主治】　火热炽盛。血脉瘀滞。

【病例】　应用"加味四妙勇安汤"，配合"外用浸泡方"，近年治疗红斑肢痛症4例，均获痊愈。

　　官××，男，22岁，未婚，战士。患者因两足疼痛2周入院。14天前出差到北方，两足受冻，麻木疼痛，近周来加重，不能着地行走，如放入被内，则疼痛更甚，入院时见两足自踝关节以下均呈弥漫性肿胀，足趾轻度发红，压之无凹陷，足跗及足趾有明显触痛，两足背动脉搏动正常。淋巴结不肿大，既往无烟酒嗜好。体检无异常发现。

入院后用维生素 B_6、维生素 B_1、冬眠灵、米君子、可待因、强的松、氯化钾、三溴合剂、麻黄素等药物，以及应用 0.25％奴佛卡因溶液两足踝关节环形封闭，50％硫酸镁 40 毫升肾囊封闭等治疗，均未能控制期疼痛；注射吗啡、杜冷丁也只能减轻片刻。每天晚上因剧痛而不能入睡，须用冷水浸泡患足。3 周后曾请中医科会诊，用生附子、乌头、红花、没药、鸡血藤煎汤冷泡患足亦无效，两足感觉刺痛及电击痛；继又作腰交感神经封闭阻滞术及股动脉封闭术，两足仍疼痛用 0.25％奴佛卡因溶液两足踝关节环形封闭、冷湿敷、止痛药物治疗，并建议作 X 线照射；又再请某医院皮肤科会诊，亦同意上述诊断，持续治疗 40 天，未见效果。乃邀期会诊。

患者病起于寒，痛时两足红而热，遇热则甚，得凉则安，凉系寒邪化热所致；患者苔黄舌红，口干渴而能饮，亦属热痛之象。故拟清热血之法。用方：黑元参 60 克，金银花 60 克，当归 30 克，紫花地丁 30 克，生甘草 15 克，每日煎服 1 剂。服药 7 剂，两足剧痛明显减轻。此时，用其"加味四妙勇安"（亦上方又加入连翘 12 克），另以"浸泡方"外用，亦煎汤待温浸泡双足。内外兼治 6 天后，两足疼痛继续减轻，间歇时间延长，局部潮红灼热部渐消退，此间已不用冷水浸渍，且能放入被内睡觉。坚持治疗 1 个月，两足疼痛已十去八九，夜间不再加用西药止痛镇静。又治 1 个月，停用外用浸泡方，单以中药内服，观察 1 周，病情已稳定，获痊愈出院。

按：四妙勇安汤近代医家们用于治疗血栓闭塞性脉管炎，证明是一有效的方剂，但用于治疗红斑性肢痛症尚未见报道。乃据临床所见，二病的病机且有同属"热痛"范畴之处，故选用四妙勇安汤治疗，是其异病同属，是其异病同治的一个尝试。

四妙勇安汤源出于《验方新编·脱骨疽》，为滋阴除斑，清热解毒，活血缓急之良方，组方精练缜密，对于脱疽之热毒蕴结者，投以能挫其炎势。红斑性肢痛症火之症炽盛，故于原方中加入紫花地丁、连翘 2 味，以助金银花、甘草之清热解毒；又紫花地丁并能通营破血，当归得此则活血止痛之力更强。在内服"加味四妙勇安汤"得手后，又增用当归、红花、乳香、没药等煎汤待温，浸泡患足，取其活血通络，"通则不痛"之意，故对其止痛更能相得益彰。

【来源】　许履和，江苏中医。

 ## 汗斑散治花斑癣（汗斑）

【组成】　密陀僧、乌贼骨各30克，硫黄、川椒各15克。

【用法】　上药共研为极细末，过120目筛，装于瓶内备用，用时取生姜1块，斜行切断，以断面蘸药粉少许擦患处（无痛苦，对正常皮肤亦无损害），擦至汗斑变成淡红色时即可。每日早、晚各擦1次，擦后勿水洗，洗澡后擦用更好。

【功效】　疏风活血。

【主治】　腠理不密，风邪侵袭。

【病例】　自1969年以来用"汗斑散"治疗1000余例，一般用药1～2周，自觉症状、皮肤损害即可消失，全部治愈。且有些患者曾擦用40％硫代硫酸钠药水或其他癣药，长期治疗而无效，经使用此药亦效。临床观察"汗斑散"有抑制皮肤霉菌、止痒、收敛的功效。

全×，男，42岁，干部。患汗斑4年多，曾擦用硫代硫酸钠，土槿皮酊药水，均效果不佳。检查颈、胸、腹及上肢皮肤均散在多数黄豆大斑点，颈胸部皮肤已融合成片状斑块，灰白色，微发亮，刮之有秕样鳞屑脱落。即用"汗斑散"治疗5天后，瘙痒消失，皮肤恢复正常，随访4年无复发。

【来源】　郭朝广，广东中医。

 ## 治鸡眼验方

【组成】　升麻、地骨皮、红花、鸦胆子、花蕊石各适量（研极细末用凡士林调成膏状）。

【用法】 先用消过毒的刀片将茧肉层层削掉呈网状点，直至有血渗出为度。然后，将药膏敷于患部，包扎，2 天换药 1 片。待茧肉呈腐白色后，在水中浸泡，用手术刀拔取，即可得一豆粒大带有瘀血点的硬蕊。无须再敷他药，患处自可愈合，鸡眼根除。

葱白治鸡眼方

剥下新鲜香葱（又名青葱）近根部的白色鳞茎上最外层的薄皮，贴在鸡眼上面（先用热水洗脚并擦干），用胶布固定。一昼夜，鸡眼压痛即明显减轻或消失。第二天继用上法。如此多次重复，鸡眼周围的皮肤发白、变软，终会自行脱落。无任何不良反应。

清凉油治鸡眼方

每天数次将清凉油涂在"鸡眼"上，再用点燃的香烟将清凉油烤溶渗透"鸡眼"内，如此治疗一段时间，"鸡眼"会自行脱落而无痛苦，不留痕迹。如面部、身上长的"瘊子"也可用此法治疗，并不破面相。

治急性踝关节扭伤验方

【组成】 五倍子 50 克（炒黄），栀子 30 克（微炒），石膏 20 克研成细末，将药末用蜂蜜、醋各 30 克，白酒少许调成糊状备用。

【用法】 将上述制备的药糊涂于患处，再覆盖铝薄纸，绷带固定，隔日或 3 日换药 1 次。

【主治】 本方对足踝扭伤疗效显著，但对足踝旧伤或其他部位扭伤效果则较差。另外，如患处灼热感明显，血肿严重，可酌情加栀子的分量。并辅以内服药。

急性扭伤、无名肿毒验方

【组成】 韭菜头 50 克，鲜葱头、白酒各 30 克，面粉适量。

【用法】 将韭菜头，鲜葱头捣烂如泥，加入白酒，面粉拌成糊状，敷于患处。

中药治疗睾丸鞘膜积液方

睾丸鞘膜积液多发生于青少年及儿童。这种病分原发与继发性两大类。原发性病因不明，继发性与阴囊发炎后或损伤常常有关。

原发性睾丸鞘膜积液的液体，呈血清样透明；继发性积液呈乳糜样。这种病与气候变化有关。在气候变化前有疼痛感，行走时睾丸有抽疼、坠胀感。此病多因肝气失疏，外受风寒，湿留囊中，气不行，以致睾丸肿如水晶，疼痛胀或湿痒出黄水。

睾丸鞘膜积液的治疗，应以祛寒、化湿为主，兼佐理气，内治与外用药相结合，才能收到满意疗效。

治疗此病的处方如下：

【组成】 白矾、雄黄各 30 克，小茴香、川楝子、橘核、荔枝核、元胡、黄芪、升麻、党参、熟地、肉桂荷叶各适量（或请医生配量）。

【用法】 水煎后热熏，湿洗，洗熏的时间越长，疗效越快。

水煎后，早、晚各服 1 次。晚上的 1 次，临睡前服最佳。

艾灸阳池穴治疗急性睾丸炎方

急性睾丸炎多为突然发作，睾丸肿大，疼痛和下坠感，部分患者畏寒，患侧下腹抽痛等，有不同程度发热，肿大的睾丸大于健侧 1～3 倍，均有压痛和触痛，质较硬。

【组成】　艾绒捻成如绿豆大的艾炷备用。

【用法】　在阳池的穴位表面涂凡士林，上置艾炷，每日 1 次，连灸 1 周。灸治注意保护皮肤，防止感染，灸治时不需任何药物，高热可以输液。

血氯散治肛裂

【组成】　血余炭 100 克，次碳酸铋粉 20 克，氯霉素粉 3 克。

【用法】　将血余炭研成细末，经密闭高压灭菌后加次碳酸铋粉、氯霉素粉，混匀置瓶内备用。治疗前嘱患者先用温水清洗肛门处，治疗时取胸膝位，再用盐水棉签清洁肛门及肛裂创面处，并用手轻轻掰开肛门以充分暴露裂口创面处，尔后以干棉签蘸取血氯散敷于肛裂创面处（以血氯散覆盖肛裂创面为度）棉签可不取出，隔天换药 1 次。

【功效】　此方治疗肛裂，一般涂药 2～3 次痊愈。

【病例】　苏×，男，42 岁。大便干燥，肛门疼痛，出血呈滴状，反复发作达 3 年之久，检查胸膝位，肛门 12 点处有一 0.1 厘米×0.2 厘米大小结缔组织样皮赘，掰开肛门可见该处黏膜裂口上端肛乳头红肿，次日疼痛大减，血止。隔天复诊时其裂口处无分泌物及血迹，乳头炎症明显消退，原裂口已不明显。随访 2 年未复发。

【来源】　董辉等，《山东中医杂志》。

榆皮锭治肛瘘

【组成】　榆白皮（榆树根皮部）500～1000 克。

【用法】　将榆白皮切碎阴干，研极细末，装入双层塑料袋扎紧袋口备用。每次用白糖 60 克溶于水，加入榆白皮末适量搓成硬面团后，再捏成火柴样粗细，长短不同的药锭，阴干后备用，用时嘱患者取侧卧位，先压挤尽脓液，继用碘酒局部消毒，再用探针轻柔地查清瘘管的方向、深度，选择好粗细合适、长度稍长的药锭，蘸上注射用水，按探查的方向、深度轻巧地插入，插入药锭的长度一定要比探针量的实际深度短约1厘米，并从外口皮下剪断，外盖消毒敷料。患者静卧30分钟后药锭变软，即可活动自如。

治疗的15天内忌食鱼腥、酒及辛辣等物，调节饮食，勿使大便干燥，炎症较著者可加服消炎药。

【临床】　此方治疗痔瘘10例，痊愈8例，无效2例（系复杂性瘘和结核性瘘）。

【来源】　潘玉宏，《陕西中医》。

马齿苋汤治淋病

【组成】　马齿苋150克（鲜者加倍）。

【用法】　每日1剂，水煎，早、晚分服。连服10天为1个疗程，可服1～3个疗程。

【临床】　此方治疗淋病12例，均痊愈。

【病例】　李×，男，28岁，工人。排尿频急、尿痛、尿道口红肿有脓性分泌物15天，15天前出差因发生不洁性交而见上述诸症，经某个体医生治疗无效。后检查尿道口分泌物培养发现淋球菌，舌红、苔薄黄，脉弦滑数。即投上方，连服10天，诸症消失，尿培养3次均为阴性。

【来源】　邹世光，《浙江中医杂志》。

清淋汤治淋病

【组成】　金银花20克，车前子（包煎）15克，知母、黄柏、茯苓各10克。

【用法】 每日 1 剂，水煎服。龟头溃烂，有红色疹点或阴囊潮湿者用苦参 30 克，生大黄 15 克，黄柏 12 克，煎水外洗，每天数次，治疗期间忌房事，戒烟酒，食宜清淡。

【功效】 此方治疗淋病 12 例，痊愈 10 例，好转 2 例。

【病例】 刘××，男，42 岁。患淋病 5 月余，反复发作，经用磺胺、庆大霉素屡治乏效。诊见：尿频，阴茎刺痛，时有浊脓、尿液溢出。检查龟头外翻，冠状沟有红色疹点，尿道口有脓性分泌物，阴囊潮湿，舌红、苔黄腻，脉滑数。尿道分泌物涂片检查：淋病双球菌阳性。用上方并配合外洗，5 剂后诸症皆除，淋病取球菌阴性。随访 2 月未复发。

【来源】 王道俊等，《湖南中医杂志》。

 ## 托毒汤治梅毒

【组成】 金银花、土茯苓各 45 克，蒲公英 30 克，生黄芪、薏苡仁、赤小豆各 20 克，龙胆草、马齿苋、苍耳子、皂角刺各 10 克，车前子（另包）15 克，大枫子仁 3 克。

【用法】 每日 1 剂，水煎，分 2 次服。可随症加减，并配合盐汁石硇液外洗。

盐汁石硇液的组成为：煅石膏 100 克，硇砂 10 克，大青盐 2 千克，包心白菜 5 千克。取包心白菜去根洗净，切成 3 厘米片，将青盐末分层撒在菜体上，加盖密封淹 1 周，压榨取汁，再用硇砂与石膏粉加入搅匀即得，冷藏保存，外洗，每日 2～3 次。

【临床】 此方加减治疗梅毒 59 例，早期梅毒痊愈 38 例，有效 2 例，无效 2 例；晚期梅毒痊愈 13 例，有效 2 例，无效 2 例。

【来源】 柏选正等，《陕西中医》。

 ## 疣灵搽剂治尖锐湿疣

【组成】 苦参、板蓝根、木贼草、露蜂房各 25 克。

【用法】 上药加水 500 毫升，文火煎 1 小时，去渣过滤，取药液约 200 毫升，对入陈醋 500 毫升，分装每瓶 50 毫升，密闭避光备用。用干棉签将尖锐湿疣及周围正常组织擦干，用 0.1 新洁尔灭溶液消毒，然后用棉签蘸疣灵搽剂涂患处，每日 3～5 次，2 周为 1 个疗程。

【临床】 上方治疗尖锐湿疣 43 例，痊愈 41 例，无效 2 例。

【来源】 王炳炎，《辽宁中医杂志》。

 ## 消疣汤治尖锐湿疣

【组成】 马齿苋 30 克，败酱草、土茯苓、板蓝根、蓄、芒硝各 20 克。

【用法】 上药加水煎，取药液 500 毫升，倒入干净盆中，擦洗患处，然后再坐浴 10 分钟，早、晚各 1 次，1 周为 1 个疗程。

【临床】 此方治疗尖锐湿疣 18 例，痊愈 12 例，好转 6 例。

【病例】 王×，男，22 岁，推销员。龟头处突起淡红色颗粒，微痒 1 周。检查包皮冠状沟处可见淡红色疣状颗粒，形如菜花状，最大颗粒如蚕豆大小。用消疣汤外洗 7 天后，颗粒消失，无任何症状。嘱其注意性卫生，追访 1 年未复发。

【来源】 张华等，《湖南中医杂志》。

 ## 化毒消疣汤治扁平疣

【组成】 大青叶、蒲公英、板蓝根、白花蛇舌草、土茯苓、牡蛎（先煎）、磁石（先煎）、鲜生地各 30 克，黄芩 12 克，制大黄 9 克。

【用法】 水煎服，每日 1 剂。

【功效】 清热消疣。

【主治】 外感风毒，内动肝火。

【病例】 葛××，女，25 岁。于 1975 年 9 月 20 日诊治。1 年前患

者面部开始出现米粒大小之小丘疹，有时瘙痒，近几个月来逐渐增多。检查面部开始出现米粒大小小丘，有时瘙痒，几个月来逐渐增多。检查面部两颊有多个扁平褐色丘疹，部分有抓痕，且见有血痂。脉象弦细，舌尖红苔薄。临床诊断为扁平疣。症系外感风毒，内动肝火，治当清热平肝。投以"化毒消疣汤"方。服药 7 剂时，其扁平疣已脱落，部分已消退，见留有小瘀点。服完 14 剂，又进 14 剂，疣皆除而痊愈。其方为：当归 12 克，赤芍 9 克，红花 9 克，鸡血藤 30 克，大青叶 30 克，紫草 9 克，黄芩 9 克，生米仁 15 克，牡蛎 30 克（先煎）。

按：扁平疣是病毒引起的皮肤病，青年人发病为多，尤以青春期前后女性更为常见，常对称发生在面部或手背。余以"化毒消疣汤"内服，亦可外洗用，收到较好的治疗效果。部分患者服药数剂后，疣痒加重，其数有增，此为向愈之兆，不必忧之，继续用药，即可痊愈。

【来源】　顾伯华，上海中医。

 ## 青年祛疣方治青年扁平疣

【组成】　连翘、夏枯草、藿香、佩兰、薏苡仁、茯苓、板蓝根、白鲜皮\扁豆各 15 克，白术、陈皮各 10 克，甘草 3 克。

【用法】　每日 1 剂，水煎 3 次，分 3～5 次服用。

【功效】　清热除湿。

【主治】　湿热发于皮肤。

【临床】　治疗 12 例患者，平均服"青年祛疣方"8 剂，治疗效果非常好。其中有 1 位患者为服药最多者，服用 40 剂而愈。治愈后未见有复发者。

【来源】　张正华，四川中医。

 ## 川椒猪肠汤治直肠脱垂

【组成】　川椒猪肠汤：川椒子 10 克，猪直肠 15～21 厘米将川椒子装入猪直肠内，隔水久炖，食其猪直肠，喝其汤。每日1剂。

复方蜗牛软膏：蜗牛粉15克，煅龙骨粉6克，黄连粉6克，五倍子粉3克，凡士林（或麻油）30克。

【用法】 共调为软膏备用。用时，先将脱出之直肠用盐开水或1：1000高锰酸钾溶液熏洗，后洗，后用药棉将局部揩干，再把药膏涂于脱出的直肠周围，约停15分钟，压进直肠，用纱布盖好，贴上胶布，再用绷带作"丁"字形固定，每日进行1次。

【功效】 固脱。

【主治】 中气下陷。

【临床】 共治疗直肠脱重患者93例，其中15岁以下小儿56例，愈53例，好3例；16岁以上成人37例，其治愈28例，好转5例，无效4例，无效者皆因重内痔引起脱肛者及部分原因不明者。

【病例】 义××，男，2岁。1974年9月因患痢疾引起直肠脱垂，12月就诊，诊为重症型脱肛。曾用薏米仁、藕、肉入猪直肠内炖服，因小儿不食，故无效。后用补中益气汤等疗效不显。1975年4月应用"复方蜗牛软膏"外用（因小儿不食猪直肠故未使用川椒猪肠汤），用药第2天，直肠脱出而用微力即可压回。第3天仅在大便时方脱出。第4天大便脱出后能自行缩回，第6天即痊愈。随访未再复发。

【来源】 唐德裕，湖南中医。

 ## 三棱化瘀汤治术后疤疼痛

【组成】 三棱、莪术、良姜、茯苓、佛手、白术各9克，丁香、干姜各3克，黄芪15克，吴茱萸1克，砂仁6克，党参25克，荜拨1克。

【用法】 水煎服，每日1剂。

【功效】 活血通络，补气散寒。

【主治】 血瘀络伤，体虚，寒邪入侵，经络不通。

【病例】 患者××，男，成年，地质队员。于1974年11月27日入院。患者半年前曾做过胃部手术，上腹中部有6厘米长一条疤痕，术后时常有腹痛。2 天来又有发作，伴有呕吐，腹胀喜按，二便正常。手术伤疤作痛，腹软，经用一些中西药未能止痛。即拟用"三棱化瘀汤"，疼痛亦消失。

胃及十二指肠术后，所留疤痕大部分无特别异常感觉。则少部分患者则疤痕处不断发生疼痛，且兼有肠胃症，而每遇天气转变易发作。余认为此多为血瘀络伤。体质气虚，寒邪入侵为主，使经络不通而成疼痛。故用参、术、芪补气，三棱、莪术等活血通络，良姜、吴茱萸、砂仁等散寒理气而效。

【来源】　林毓文，广西中医。

 ## 苦参洗方治肛周湿疹

【组成】　苦参、芒硝各 60 克，明矾 50 克，荆芥（痒剧者加蛇床子 30 克，地肤下 30 克）、川椒、艾蒿各 15 克。

【用法】　上药水煎，先熏后洗患处，每日 2 次，每次 15～20 分。日用药 1 剂。

【功效】　清热祛湿，祛风止痒。

【主治】　风湿热邪流注肌肤。

【病例】　林××，男，60 岁，肛门部奇痒难忍，夜不能眠已 4 年，曾经中西药物治疗效果不佳。检查：肛门周围皮肤粗糙，肤色灰白，少许鳞屑，临床诊断为肛周慢性湿疹，予以"苦参洗方"，3 剂痒减，6 剂即痊愈。观察 2 个月，未见复发。

按："苦参洗方"亦可用于身体其他部位的急慢性湿疹、神经性皮炎、皮肤瘙痒症等，疗效甚满意。本方可单独应用，也要配合内服药用。

【来源】　杨友信，湖南中医。

 ## 活通汤治副睾肿大

【组成】　桃仁、三棱、莪术、当归各 9 克，赤芍、川芎、红花、香附各 6 克，小茴香 3 克。

【用法】 每日 1 剂，分 3 次服。

舌质红，苔微黄，脉数者加连翘、夏枯草各 9 克，兼有乏力者加党参 9 克，确诊为副睾结核者配合抗痨治疗。

【功效】 活血化瘀。

【主治】 气血瘀滞。

【临床】 治疗 10 例患者。其中确诊为副睾结核者 1 例，慢性副睾炎者 1 例。6 例作了胸透，未见异常。4 例查血中微丝蚴均为阴性。既往身体健康，均否认结核病史和丝虫病史。副睾肿大，最大如拇指腹大小，最小如黄豆大小。均伴有疼痛，活动时加重。治疗结果 10 例疼痛均消失。治愈不留痕迹者 4 例，留有绿豆大小之硬结者 6 例。治疗时间最短者 25 天，最长者 35 天。随访 8 例，最长者 3 年，最短者半年，未见复发。

【病例】 吴××，男，20 岁，战士，未婚。因发现左侧睾丸处疼痛，活动时加重，常牵扯到左下腹，睾丸上方肿大已月余而就诊。病前无外伤史，也无其他明显诱因。检查：阴囊外观睾丸精索未见异常，右侧副睾大小未见异常，左侧睾丸上方睾丸处可扪及一为 1 厘米×2 厘米之椭圆形肿物，质硬，中间略有凹陷，触痛明显，无波动感。血尿常规化验正常，血沉 3 毫米/小时。血中未查出微丝蚴。舌质正常，苔薄白，脉左尺沉弦长。服用"活通汤"治疗 25 天，局部疼痛消失，仅留下绿豆大小之硬结。出院后随访 8 个月，未见复发。

【来源】 张法信，河南中医。

 龙胆泻肝汤加减治睾丸炎

【组成】 龙胆草、黄芩、川楝子各 9 克，山栀、车前子、凌霄花各 6 克。柴胡 5 克，生地 12 克，蒲公英 30 克。

【用法】 水煎服，每日 1 剂。

【功效】 清热利湿，活络。

【主治】 湿热下注，气血凝滞。

【病例】　张××，男，32岁，患者睾丸疼痛，反复发作1年余。此次发作3天，阴囊灼热，睾丸疼痛，体温38.2℃，夜难入寐，性躁易怒，小溲红赤，舌苔黄，脉弦数，此系湿热下注，气血凝滞，脉络不和。治宜清利湿热，疏肝和络。拟用"龙胆泻肝汤加减"，服5剂，局部红肿基本消失，小腹下坠亦轻，烧已退。仅小便黄，口苦，苔薄，脉弦。照原方续投3剂，服后痊愈。

【来源】　邵荣世，江苏中医。

 ## 复方软坚药酒治慢性阴茎海绵体炎

【组成】　橘红30克，半夏24克，橘络18克。

【用法】　共捣为末，入白酒250毫升中，密封浸7天（每天摇动数次），取其酒液加水500毫升，入砂锅内煮沸数分钟，待冷后加碘化钾5克，溶后装瓶备用。开始每次取2毫升，对白开水3毫升，早、晚饭后各服1次（服后多饮水为宜）。服药1周后停药2日，其后每天如上服药为3次。

【功效】　化痰软坚，通经活络。

【主治】　痰核阻滞经络。

【病例】　陈×，男，49岁。于1953年3月8日初诊。患者于3年前每于阴茎勃起时感觉局部有牵扯性疼痛，冬季天凉时感觉尤为突出，平时会阴部亦有下坠之感，但未注意检查治疗。正面如黄豆大；侧略大，如杏核多为圆形，质较硬，重压仅微痛，表面皮肤无异常改变，临床诊断为阴茎绵体炎。患者面色略黄，诊其脉细，舌苔薄白。此症系痰核阻滞经络。治当化痰软坚，通经活络。用"复方软坚药酒"。服尽1料，即觉阴茎硬结较前缩小，变软，压痛减轻；服尽2料后，左侧硬结已消失，右侧亦缩小大半，已无剧痛。服药共3料半之时，患者硬结已全消，不适感已无，阴茎勃起时已如往常，而自行停药。

　　按：慢性阴茎海绵体炎临床尚比较少见，有时则继发于其他病症，如痛风、血栓性静脉炎等。重者可致阴茎呈螺旋状弯曲，妨碍排精、排尿，患者甚为痛苦。此病属祖国医学"痰症"范畴，与痰核阻滞经络诸症相似。其治疗用以橘红、半夏、白酒等化痰通络之品，并配合用以少量西药碘化钾，而收以良好的效果。其碘化钾之碘离子有软化结缔组织的作用，而利于慢性炎症之消退。

【来源】 刘惠民，山东中医。

 ## 痈脓内消汤治阑尾脓肿

【组成】 白花蛇舌草、败酱草、金银花、连翘、生黄芪各60克，赤芍30克，炮山甲、玄胡、炒川楝、炙乳香各9克。

【用法】 水煎服，每日1剂，分3次服。

【功效】 清热解毒，消痈散结，散瘀定痛。

【主治】 热毒郁结。

【病例】 陈×，男，73岁。于1978年7月3日初诊。患者于5日前因右下腹突然剧痛伴呕吐而看急诊，留急诊室观察。经检查确诊为急性阑尾炎并发阑尾脓肿。其因年高体弱不愿手术，而求其另治。自诉右下腹剧烈疼痛，视其腹部为阑尾处，局部隆起，触之结块如鹅卵大，压痛显著，喜左侧卧，右腿弯曲，壮热，大便溏薄而臭秽，舌苔黄腻，脉弦滑而数。检查白细胞14800/毫米^3。此乃肠痈成脓。病属热毒郁结。治宜清热解毒，消痈散结，散瘀定痛。此投以"痈脓内消汤"。减轻，已可受，腹部隆起处业已平伏，轻痛轻微，脉象弦滑，白细胞计数已减至7500/毫米^3。此乃热退、毒减，方药略作增减：前方去桃仁、金银花、连翘、败酱草，大便已成形，精力有所恢复，能下地行走。嘱其将上方金银花、乳香、没药，再进3剂。服已无自觉不适，步行至门诊复查。按其腹，未触及炎性包块或脓肿，压痛消失。此停用"痈脓内消汤"，改用以小剂量通肠和中之药以善其后。3个月后随访，无后遗症及复发情况。

按：临床实践证明，以"痈脓内消汤"加减治疗阑尾脓肿确有良好效果。多数患者服药3天左右热即可全退，疼痛大减，获以显著效果。一般情况下服药7天后多可使包消散，血常规恢复正常。因此，用该方治疗且可代替常规手术引流，而减轻病者痛苦，且未留有后遗症。

【来源】　董平，宁夏中医。

象牙抗增丸治骨质增生质

【组成】　象牙100克，砂仁15克，独活、肉苁蓉各20克，赤芍、怀牛膝、归尾、淫羊藿、鸡血藤、莱菔子各30克，熟地70克，骨碎补50克，白蒺藜60克。

【用法】　上药共为细面，炼蜜为丸，每丸重10克，早、晚各服1丸。每服1丸后，吃蒸熟鹅蛋1个。

【功效】　补肾，强筋，活血，止痛。

【主治】　肾阴虚。

【病例】　裴××，男，老人。脚跟疼痛已半年，经县人民医院X光拍片为骨质增生，经服用"象牙抗增丸"1料，药完病愈，随访已数年未复发。

【来源】　裴仰俊，广西中医。

肾著效灵汤治增生性脊椎炎

【组成】　白术15克，茯苓24克，甘草、土元、杜仲、木瓜、桃仁、红花各9克。制乳香、制没药各3克，丹参、当归、骨碎补、怀牛膝、续断各12克，三七粉4.5克，金钱白花蛇1条，蜈蚣3条。

【用法】　水煎服，每日1剂。

【功效】　补肾壮骨，强筋通络，祛躁除湿，活血祛瘀。

【主治】　寒湿瘀血阻滞骨骼、经络，气血运行受阻而致。

【病例】　本方临床用于110例由增生性脊椎炎所引起腰腿痛患者，总有效率达96.4%。

卢××，男，54岁，江苏籍，贵阳市人民政府工作，干部。曾患腰腿痛 2 年，疼痛加剧 1 月，于 1978 年元月 29 日住院，住院号 6216。血压 17/11 千帕，脉搏 78 次/分，体温 36℃。大小便、血常规、血沉化验均正常。入院后诊为"脊椎损伤待查"。后以 X 线照片，见腰 2、3、4、5 椎体肩体偏平呈木楔形，边缘不规则，唇样增生，确诊为"增生性脊柱炎"。住院，西药治疗效果不显，请会诊服中药治疗。患者下腰痛不能久坐，平时亦腰腿痛板硬不适，若平卧翻身则痛更甚，弓腰蹲下起立时其痛尤殊，食欲正常，察形稍削，面色晦滞，舌紫绛，苔薄白，脉沉弦。嘱服"肾著效灵汤"，9 剂而痛止，于 1978 年 3 月 5 日出院。出院后来门诊复诊 2 次，原方继服 6 剂，追踪观察，其共服用 15 剂而停药后，恢复工作已 2 年余，未见复发。

【来源】　刘少安，贵州中医。

加减乌桂四物汤治腰椎骨质增生

【组成】　当归、丹参各 15 克，赤芍、熟地各 12 克，川芎、桂枝、没药、乌梢蛇各 9 克，乳香、甘草、苏木各 6 克。

【用法】　水煎服，每日 1 剂。

【功效】　补血活血。

【主治】　风寒湿邪，深入筋骨。

【病例】　赵××，男，40 岁。于 1970 年 4 月 15 日就诊，患者病已舌质深红，舌苔白，形体消瘦，神情苦闷，语声呻吟，脉沉缓尽涩。西医经检查后诊断为腰椎骨质增生。此症乃风寒湿邪侵袭经络深入筋骨之症，治宜补血以活络，投以"加减乌桂四物汤"。服药至 12 剂，腰痛已消失，余症减轻。又进 8 剂，体力得复。为巩固其疗效，将上方中加入申姜 12 克，三七 12 克，制作丸药服用。其将诸药共为细末，以炼蜜为丸，每丸重 9 克，每日 2 次，早、晚各服 1 丸。此丸药患者又服 1 料，恢复工作。

按：此例腰椎骨质增生，为一慢性疾病，其主要表现为腰部疼痛。祖国医学则认为此病为风寒湿邪，深入筋骨，留恋不去，阻滞荣卫循行，日久而形成骨痹证，其治采用补血能通络，温经散寒之"乌桂四物汤"加减，药症相合，药到病除。方中之乳香取其苦温补肾，辛温能十二经，祛风伸筋，活血调气；没药苦平入十二经，散结气，通滞血；丹参破宿血生新血；苏木行血去瘀、使邪血充荣卫循行调和，上述诸药与其他几味药物相互配合，故而共奏捷效，久疾得以除。而在丸药中加入生姜取其苦湿补肾，破瘀血；三七甘苦微温，散血定痛，缓服用之，以使疗效得到巩固。

【来源】　郑侨，黑龙江中医。

解毒定痛汤治非化脓性肋软骨

炎（泰齐氏病）

【组成】　金银花、蒲公英、紫花地丁、黄芪各 15 克，黄柏、桔梗各 12 克，连翘、乳香、没药各 9 克，防风 3 克。

【用法】　水煎服，每日 1 剂。

【功效】　清热解毒，疏通气血。

【主治】　风热入侵经络，毒热交织，气血壅遏不能而为患。

【病例】　秦××，女，23 岁，家属，1976 年 4 月 13 日初诊。

右侧第二肋骨胸骨端疼痛，局部隆起，同侧胸部闷已 10 个月。

于 1960 年 6 月间，无明显诱因，而觉右侧第二肋骨近胸骨部隐痛，数日后加剧，不能触碰，曾在住院后否定肋骨结核，曾用 APC 等药治疗 4 个月未愈，以后疼痛可忍，但动时加剧，压之亦然。1961 年 4 月初疼痛加剧，不能侧转，胸闷热感加重，患侧肢不能上举，故来院求治。

检查：发育正常，营养中等，表情痛苦，上半身呈被动状态。体温 37℃，脉弦稍数，舌苔黄，右侧第二肋胸骨端有明显隆起，皮色正常，压之无波动。血常规：白细胞 9500/毫米³，中性 65%，淋巴 34%，大单核 1%。诊为非化脓性软骨炎（泰齐氏病）。

投上方 2 剂，疼痛大减，胸部闷热感即轻，可以入睡。原方再服 2 剂后，疼痛基本消失，消沉局部有胀感，隆起局部有消减，又服止方 2 剂，以巩固疗效。

于 1 个月后追访，已毫无痛感，且能担水数担，不感疼痛，隆起局部大部消退，但较对侧稍高，又追访 2 年余，曾复发。

按：非化脓性肋骨炎，又称之泰齐氏病，本为软骨非化脓性肿胀，吸收缓慢，疼痛剧烈缠绵，疼痛消失后，往往于较长时间内，遗有肋软骨肿胀不消。无特效疗法。据引此案证情，乃由风热入于经络，邪从火化，毒热交织，气血壅遏不通，不通则痛，久之气血郁闭。壅塞局部，而致肿胀。此采用清热解毒。疏通气血的"解毒定痛汤"而获治愈。

【来源】　悦武，辽宁中医。

 ## 增损逍遥散治肩周炎

【组成】　白芍、陈皮各15克，柴胡、当归、清半夏、羌活、云苓各10克，以白酒作引。

【用法】　水煎服，每日1剂，于饭后分2次服。

【功效】　疏肝和脾，散寒祛风。

【主治】　风寒乘虚而入，凝之于肩，肩凝作痛。

【临床】　应用增损逍遥散于门诊治疗肩关节周围炎患者共291例，属此类型者201例，用上方结合手法治疗，疗效达99.3%，治愈率达93.5%。

【病例】　幸××，男，49岁，省卫生厅干部。右肩阵发性疼痛3个月，后伸内旋触及腰带，内收搭肩，肘尖距胸中线差20厘米，上臂举150°，活动时痛剧，肱二头肌、长短头腱、三角肌下均有压痛，诊断为右肩周炎。进行手法活动，予"增损逍遥散"，服药6剂痊愈，随访未复发。

【来源】　郭焕章，青海中医。

 ## 乳裂膏治乳头裂

【组成】　当归、生地、川贝母、白芷、制没药、制乳香各10克，紫草6克，麻油30克，黄蜡12克。

【用法】　先将麻油放在勺内熬开，后下药。下药须一味一味进行，每下一味药待炸焦黑而捞出弃之，后再下另一味，仅用麻油而不要药渣，最后将黄蜡倒入热麻油内，再一起倒入容器内凉后成膏，以备外用。

【功效】　清肝凉血止痛。

【主治】　肝火炽盛。

【病例】　王××，女，35 岁，邢台市某纺织厂工作。2 年前患乳头裂，久治不愈，于 1979 年 3 月中旬来此就诊。经外用"乳裂膏"1 周而痊愈（此后，她用剩余药膏也治愈很多人）。

【来源】　邵宗鉴，河北中医。

疏肝消瘰汤治乳腺小叶增生

【组成】　制香附 10 克，丹参、玄参、牡蛎、黄药子、菟丝子各 30 克，淡海藻、淡昆布、青皮、白芥子、甘草各 15 克。

【用法】　水煎服，每日 1 剂。

【功效】　行气活血，祛痰散结。

【主治】　忧思郁怒，肝脾两伤，气滞痰凝。

【病例】　李××，女，34 岁，技术员，患者于 3 个月前发现左乳有一包块，逐日长大。经 8 个医院检查，其中 3 个医院疑为乳腺癌。嘱其手术治疗，其精神十分紧张，又前来诊治。其左乳外上象限有一质硬边界不清之包块，活动表面欠光滑，与皮肤无粘连，肿块 6 厘米×8 厘米，腋下淋巴结无肿大，乳房外观正常，做软 X 光片检查，排除恶性肿瘤。但还是精神紧张，消瘦，纳少眠差，经前乳房疼痛加重，经后包块明显缩小，心烦易怒。发病前有情志不舒史，舌苔薄，质尖红，脉弦。临床诊断为左乳腺小叶增生。投以"疏肝消瘰汤"，加山栀 10 克以清心除烦。服药 6 剂，心烦消失，包块肿痛减轻且见缩小，质中硬，纳增，稍好。药已奏效，病有转机，去栀子守方再进。又服 6 剂，包块仅微痛，食眠如常。唯包块尚存为心中不快之事，查包块质变软，为 5 厘米×4 厘米。仍以前方服。共进药 24 剂，时为月余，包块消失已尽。又经数家医院检查。且经软 X 光片复查亦证实肿瘤消失，病已获愈。随访年余，未见复发。

按：应用"疏肝消瘰汤"加减，治疗甲状腺腺瘤等，也收到了使瘤体全消的良好疗效。

方中海藻、甘草二药，文献记载为相反的药，但临床上用之已久未见有不良反应，且效果独增。尤为男性乳腺增殖症获效更捷。

【来源】 艾儒棣，四川中医。

 ## 乳癖消方治男性乳房发育症

【组成】 丹参、麦芽各 18 克，白芍、首乌、淮山药各 12 克，当归、党参、香附各 9 克，女贞子 15 克。

【用法】 水煎服，每日 1 剂。

【功效】 疏肝养血，通络化痰。

【主治】 肝郁血虚，痰凝气滞。

【病例】 刘××，男，30 岁，已婚，职工。患者于 1963 年 10 月左乳房出现一肿块如拇指大，历经多方治疗而无效。遂于 1964 年 5 月 5 日前来求治。症见左乳晕部中内，有一硬块如鸭蛋大，中等硬，轻度压痛，并有胁部隐痛，难于入睡，梦多，纳呆，倦怠。舌淡白、苔白，脉弦细。过去史：1963 年 2 月曾患肝炎。查：全身无黄疸，腋下淋巴结不肿大，肝大乳中线肋弓下 20 厘米，触痛（＋），质软。肝功：脑絮（＋＋），麝絮（＋＋＋），谷丙转氨酶 716 单位，此属肝郁血虚，兼痰凝气滞，宜养肝活血、化痰导滞。投以"乳癖消方" 6 剂。

5 月 30 日诊，肿块变软，缩小如鸡蛋大，胃纳好，知脾已健，遂于前方去党参、淮山药、香附，加熟地 15 克，橘络 4.5 克使其更专以养肝血化凝。进 6 剂。

6 月 13 日诊，肿块缩小如拇指大。嘱守上方再进 6 剂。

6 月 30 日诊，肿块消失，肝功化验：脑絮（＋），麝絮（＋＋），谷丙转氨酶 58 单位。嘱其照上方再进 3 剂，以善其后。

【来源】 周子容等，广东中医。

 ## 细辛振萎方治阳痿

【组成】 细辛 5～10 克。

【用法】 上药投入沸水中，15分钟后频频饮服，15天为1个疗程。

【功效】 此方治疗阳痿，2～3个疗程即可见效或痊愈。

【病例】 周××，男，25岁，农民。半年前结婚，性生活和谐。1周前因冒寒涉水施工，渐致性欲减退，夫妻同房阴茎不能勃起，伴下阴不温，小腹隐痛作胀，经多方医治和自服参桂鹿茸丸、雄师丸等未见明显疗效。诊见：患者形体壮实，舌淡、苔薄白而润，脉弦迟。脉症合参，症属寒犯肝经，凝滞脉络所致。嘱每天以细辛6克，沸水冲15分钟后代茶饮服。15天后阳事渐举，坚持饮用1月，性生活转为正常，其病告愈。

【来源】 李久成，《浙江中医杂志》。

 ## 华神散治阳痿

【组成】 当归、茯苓、白芍各12克，丹参、乳香各9克，柴胡、甘草各6克，蜈蚣2条。

【用法】 每日1剂，水煎取药液500毫升，每次服250毫升，每天服2次。

【临床】 此方加减治疗阳痿130例，痊愈78例，有效42例，无效10例。

【病例】 张××，男，38岁，阴茎勃起困难1年，曾多处求医，服补肾壮阳之品甚多，但未见好转。1年前因工作不顺心致精神抑郁，房事时情绪不宁，阴茎举而不坚，渐至房事不能成功。同时患有头晕目眩，心烦多梦，肋胀满不舒，善太息，脘闷气，舌尖有暗红点、苔白腻，脉弦细。检查外生殖器发育正常，以疏肝解郁、通经活血。以华神散加酸枣仁10克，远志6克，服15剂后性生活恢复正常，随访半年无复发。

【来源】 王敬明，《陕西中医》。

 ## 硝矾汤治阴茎水肿

【组成】 芒硝50克，明矾5克。

【用法】 上药用水 500 毫升冲化，用干纱布浸吸药液舌趁热敷阴茎，凉后再绞干纱布重新浸吸药液敷，每天敷 3～5 次，每次约 10 分钟。湿敷时可顺势将包茎下抹复位。

【临床】 此方治疗阴茎水肿 30 例，均获痊愈。

【来源】 贾美华，《陕西中医》。

复方软坚药酒治阴茎硬结症

【组成】 橘络 18 克，法半夏 24 克，橘红、炒白芥子、炮穿山甲各 30 克。

【用法】 上药共研粗末，入白酒 300 毫升中，密封浸泡 7 天后，滤出酒液；加水 500 毫升浸泡药渣 1 天，滤出药液。二液合并放砂锅内煮沸 2 分钟（勿使药液溢出，否则仍会起火），待冷却后加入碘化钾 5 克，溶解后装入瓶中。每天服 3 次，每次 2 毫升（外对入适量开水），于饭后服下。

【功效】 此方治疗阴茎硬结症确有疗效。

【病例】 刘××，男，54 岁。1 年前每于阴茎勃起时觉有不适，后发现阴茎向右变曲，勃起觉疼，影响性生活。经某医院泌尿外科检查，在阴茎海绵体可触及绿豆大小硬结 2 枚，边缘清楚，质地较硬，按之微痛，皮色如常，确诊为阴茎硬结症，经治未效。诊其面色微黄，皮色如常。确诊为阴虚气滞痰凝，结于阴茎。治宜化痰软坚，活血通络。处以上方，1 料后症状明显好转，检查硬结较前缩小；续服 1 料，阴茎疼痛消失，勃起时已无弯曲畸形，检查阴茎海绵体未扪及硬结。随访 3 年未复发。

【来源】 吴震西，《浙江中医杂志》。

龟头炎方治龟头炎

【组成】 洋金花、生地榆、鱼腥草、苦参各 50 克，防风 15 克，冰片 2 克。

【用法】 上药加上 1000 毫升，煎 30 分钟后滤出药液，待稍凉后熏洗患处 20 分钟，每次洗完后的药液可留下与原药渣复煎再用。每剂药可用 2 天，每天洗 3～4 次。

【临床】 此方治疗龟头炎 12 例，均在 2～5 天内痊愈。

【病例】 梁×，35 岁。龟头红肿糜烂、渗流黄水 20 余天，用多种抗生素治 10 多天无效。症见龟头连及包皮浸润样糜烂，局部触痛，予上方 2 剂熏洗后，龟头红肿消失，糜烂愈合，连洗 4 剂痊愈。随访半年无复发。

【来源】 庞俊群，《四川中医》。

 ## 蜂白散治早泄

【组成】 露蜂房、白芷各 10 克。

【用法】 将 2 药烘干发脆，共研细末，醋调成面团状，临睡前敷肚脐（神阙穴）上，外用纱布盖上，橡皮膏固定，每天敷 1 次，或间日 1 次，连续 3～5 次。

【临床】 此方治疗早泄 43 例，经敷 5～7 次全部有效。

【病例】 顾××，24 岁。婚后半年，每次同房早泄，无法进行性生活。阳举不坚，腰酸膝软，面色萎黄，舌苔薄、脉弦细而弱。曾服中药月余无效，改用上法，5 次成功，后以秘精汤（生龙牡、生芡实、生莲子、五味子、麦门冬、生熟地、盐知母）调治月余以巩固。

【来源】 张春林，《浙江中医杂志》。

 ## 苏叶枯矾煎治鞘膜积液

【组成】 苏叶、蝉蜕各 15 克，枯矾、五倍子各 10 克。

【用法】 上药用纱布包，加水 1500 毫升，煎沸 10 分钟，把药液倒入盆内，趁热先熏后洗，至微温进将阴囊放入药液中浸泡，每天 2 次，每次 10～30 分钟，再次用药时，需将药加热至微温。每 2 天用药 1 剂，连用 3 剂为 1 个疗程。

【功效】 此方治疗睾丸鞘膜积液 24 例，痊愈 21 例，有效 3 例；精索鞘膜积液 8 例，痊愈 6 例，有效 1 例，无效 1 例；精索鞘膜积液 4 例，痊愈 3 例，无效 1 例。

【病例】 刘×，男，6 岁。其父代诉：患儿左侧阴囊肿胀光亮，当地医院诊为疝气，服中药 10 余剂无效；后转某医院认为睾丸鞘膜积液，需手术治疗，因害怕手术治疗转院。检查患儿左侧阴囊肿胀光亮似鸡蛋大，质软，无痛，按压肿物不能纳还腹内，触之有囊性感，透光试验阳性。用上方治疗 1 个疗程后，左侧阴囊肿胀已缩小半，2 个疗程后左侧睾丸鞘膜积液全部消失，阴囊复常。经随访 2 年无复发。

【来源】 张半旺等，《浙江中医杂志》。

 三叶煎剂治阴囊湿疹

【组成】 桉树叶 80 克，艾叶 90 克，柳树叶 100 克。

【用法】 将上洗净，放入砂罐内加水 500 毫升，煮沸 20 分钟后滤取药液。每剂药可服 3 次。用干净纱布蘸药液洗患部，每天早、晚各 1 次。

治疗期间保持患部清洁，忌用冷水洗患部，忌食易动风及油腻食物。

【临床】 此方治疗急性阴囊湿疹 54 例，痊愈 40 例，显效 10 例，好转 2 例，无效 2 例。

【来源】 郭筱宝，《辽宁医杂志》。

 五子洗剂治阴囊湿疹

【组成】 地肤子、蛇床子、苍耳子、五倍子、黄药子各 30 克。

【用法】 上药加水 1500 毫升，用砂锅煎煮。取药液，乘温热（以不烫手为宜）外洗患处，早、晚各 1 次，每次 15～20 分钟，7 天为 1 个疗程，连续治疗 3 个疗程。

【病例】　李××，男，58岁，干部。阴囊瘙痒已5年，经多方治疗，仅暂时止痒，停药后又复发。近1年来病情加重，奇痒难忍，彻夜不眠，抓破出血后方止痒。检查阴囊暗红，皮肤粗糙、干燥、肥厚、血痂。诊为阴囊湿疹。投五子洗剂水洗患处，7剂后瘙痒大减，部分皮损消失；再进7剂，诸症悉除。随访3年未复发。

【来源】　龚景林，《四川中医》。

艾叶千里光煎剂治阴囊瘙痒

【组成】　艾叶、千里光各30克。

【用法】　上药加水浓煎后，取药液温洗患处10～15分钟，每天1次，10次为1个疗程。

治疗期间避免局部搔抓和用肥皂。

【临床】　此方治疗阴囊瘙痒20例，仅2例无效。

【来源】　余土根，《浙江中医杂志》。

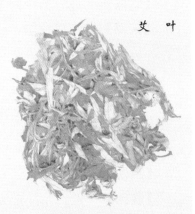

艾叶

贯众合剂治外伤性睾丸肿痛

【组成】　贯众90克，川牛膝10克，云南白药1克。

【用法】　前2味药水煎，取药液4次，每隔6小时服1次，空腹送服云南白药。

愈后1个月内宜戒房事，并少吃辛辣之品。

【功效】　此方治疗7例，其中儿童3例（用量减半），服10剂肿痛消失；成人4例，服5剂肿痛消退，硬度变软，15剂恢复正常。

【来源】　何德昌，《浙江中医杂志》。

疏肝活血汤治附睾瘀积症

【组成】 柴胡、郁金、白芍、赤芍、茯苓各 15 克，当归、王不留行、水蛭粉（分 3 次冲服）各 12 克，白术、枳实、甲珠、川楝子、黄皮核各 10 克，青皮 6 克。

【用法】 每日 1 剂，水煎 3 次，分早、午、晚服。服药停用其他药物。

【临床】 此方治疗附睾瘀积症 48 例，均痊愈。

【来源】 刘成柱等，《浙江省医杂志》。

檫树根煎剂治前列腺肥大症

【组成】 檫树根适量。

【用法】 水煎服，每日 1 剂。

【临床】 此方治疗前列腺肥大症 4 例，均显效。其中 3 例服药 1 剂，1 例服药 5 剂，小便即通，前列腺明显缩小。

【病例】 周××，男，78 岁。小便点滴不通，前列腺肿大如鸭蛋，予导尿、肌肉注射庆大霉素、口服乙蔗芬片效不显。改用鲜檫树根 150 克，水煎，分 2 次服，每日 1 剂。5 剂后小便通畅，前列腺明显缩小。减量为 100 克，续服 7 剂以资巩固。10 个月后随访，小便一直通利，前列腺仅大如麻雀蛋，质偏中，无触痛，亦无结节。

【来源】 周一祥，《浙江中医杂志》。

地元白头翁汤治前列腺肥大症

【组成】 生地、元参、白头翁各 30 克，白芍、萹蓄各 20 克。

【用法】　每日1剂，水煎，分早、晚服。

【临床】　此方加味治疗前列腺肥大，疗效较好。

【来源】　王明阳，《中医杂志》。

 黄芪甘草汤治前列腺炎

【组成】　生黄芪50克，生甘草12克，丹参、赤小豆各20克。

【用法】　每日1剂，水煎服，3周为1个疗程。

【临床】　此方加减治疗前列腺炎12例，均获痊愈。

【病例】　周×，男，52岁，农民。因寒战发热、尿急尿频、尿道刺痛10天后就诊。经检查确诊为前列腺

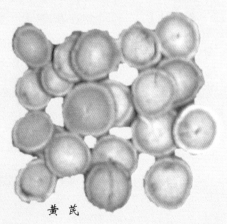

黄芪

炎，用抗生素治疗后发，热虽减，尿频依然，尿后淋浊，尿道刺痛有灼热感，小腹和会阴部胀痛。检查体温37.5℃，耻骨上压痛，肛门指诊前列腺肿胀，触痛明显；前列腺镜检卵磷脂小体（＋＋），白细胞10～20个，红细胞4～6个；舌红，苔黄腻，脉弦滑细数。症属湿热下注，治宜清热化浊，利水通淋。上方去赤小豆加萆薢、滑石各15克，服1个疗程后诸症消失而愈，前列腺镜检查正常。随访2年未复发。

【来源】　刘康平，《陕西中医》。

 猬皮散治遗精

【组成】　刺猬皮100克。

【用法】　上药焙细末，分成7包，每天1包，甜酒汁对服。

【临床】　此方治疗肾虚性遗精11例，均获痊愈。相火旺盛所致的梦

遗患者，不宜用此方。

【来源】　胡达坤，《湖南中医杂志》。

 ## 固精丹治遗精

【组成】　密陀僧、五倍子各3克，海螵蛸4克。

【用法】　上药共研极细末，筛去粗末备用。每晚临睡前，用少许撒龟头上，即用凡士林少许擦龟头上，微润后，再撒药末，其夜精不遗。

【病例】　许××，男21岁，未婚。1年以来经常遗精，中西药迭进无效。用上方治疗，经用数次，效果良好。

【来源】　陈洁，《四川中医》。

 ## 酸枣仁散治不射精症

【组成】　酸枣仁30克，细茶末60克。

【用法】　上药研细，每天服2次，每次6克，以人参须6克煎汤送服。

【临床】　此方治愈不射精症4例。

【病例】　王××，男，31岁。结婚5年，性交勃起正常，但从未射精，平日神疲嗜睡，阴囊湿痒，有梦遗，舌淡红、苔根微黄，脉寸弱尺滑。先以知柏地黄汤合二妙散，阴囊湿痒及遗精好转，但仍未射精，遂按心胆虚证治疗，用上法治疗，14天射精成功，妻怀孕。

【来源】　徐家驹，《浙江中医杂志》。

 ## 解毒益精汤治脓精症

【组成】　金银花、连翘各30克，蒲公英、紫花地丁各20克，天花粉、当归、杭芍药、锁阳、紫车（研末冲服）、韭菜子各 15 克，贝母、黄柏各 12 克，甘草 10 克。

【用法】　每日 1 剂，水煎服。

【临床】　此方治疗脓精症 150 例，痊愈 108 例，显效 37 例，有效 5 例。

【病例】　白××，33 岁。精液化验脓球（＋＋＋），舌暗、苔白厚腻，脉沉细而数。诊为脓精症。治以清热解毒、化湿排脓。方用解毒益精汤去韭菜籽加滑石 15 克，服 10 剂后复查精液，脓细胞（＋）；再服 10 剂后，复查脓细胞消失，舌苔薄白，脉沉缓。原方再服巩固疗效。

【来源】　顾春生，《辽宁中医杂志》。

砂糖治溃疡

【组成】　白砂糖若干。

【用法】　将砂糖直接撒溃疡面上，然后以纱布或胶布包扎紧，每日换药 1 次。

【病例】　×××，数月前因高热住院，滴注正肾上腺素，渗漏以致下肢慢性溃疡。溃疡在右膝内侧之下，面积约 2 厘米×2 厘米，形如漏斗，已看见大隐静脉，数月未愈。取砂糖满盖溃疡，外用叠瓦式胶布贴紧，3 天后溃疡已变小变浅，再敷 1 次白砂糖遂愈，时间不过 10 天。

【来源】　《新中医》1989 年第 12 期。

鸦胆子浸液治鹅掌风、灰指甲

【组成】　鸦胆子 20 克（打碎），生百部 30 克，白酒、醋各 250 毫升。此为治疗患者一只手的用量，如患两手，药量加倍。

【用法】　将药及酒、醋共放入大口瓶内，密闭，浸泡 10 天后备用。将患手插入瓶中浸泡（浸泡过程要注意尽量减少药液的挥发），每次浸泡

30～60 分钟，每天浸泡 2～3 次，11～12 天药液泡完即愈。泡至第六、七天时，患手皮肤将变得红嫩而薄。此是将愈之兆，不需顾虑，当继续浸泡至愈。

【来源】 《中医杂志》1981 年第 12 期。

仙人掌姜泥贴敷治疗急性软组织炎症

【组成】 取仙人掌 20 克（洗净、去刺、去皮），生姜 10 克。

【用法】 共捣烂呈稀泥状即可应用。将仙人掌、姜泥均匀地摊铺在塑料薄膜或凡士林布块上，外加敷料，贴敷在炎症部位，用宽胶布沿周围边固定。使其保持湿润状态，每天换药 1 次。一般不用抗生素及其他药物，全身症状明显时对症治疗。

【临床】 用本法局部贴敷治疗急性软组织炎症性疾病共 82 例，其中急性淋巴结炎 29 例、急性乳腺炎 21 例、急性腮腺炎 14 例、疖肿 12 例、外伤性肿块 6 例，全部治愈。其中 76 例敷药 3～5 次，症状、体征消失，血常规恢复正常。其余 6 例急性淋巴结炎 3 例、疖肿 3 例，体温均达 39℃，白细胞总数达 14.5×109/升左右，除局部贴敷外，并每天肌注青霉素 160 万单位、链霉素 1 克，分 2 次注射，病程最长者 7 天痊愈。全部病例均未发生化脓、复发及并发症。

【来源】 《中西医结合杂志》1990 年第 8 期。

芒硝外敷治乳腺炎

【组成】 芒硝适量。

【用法】 根据患处面积大小，以能敷满患处，厚度约 0.25 厘米为宜。将芒硝用凉水搅拌均匀，敷于患处，外用白布包裹。药干燥时可掸些凉水，务使经常保持湿润。每天换药 1 次，一般约 3 天可见肿消痛止。

【来源】 《中医杂志》1981 年第 4 期。

三黄苦参糊外治痤疮

【组成】 黄芩、黄柏、苦参各15克，黄连5克。

【用法】 将上3药加水煎成150毫升，待药温降至40℃左右，倒进装有300克特级熟石膏粉的器皿内，搅拌成糊状，均匀地覆盖整个面部，5次为1个疗程。

【临床】 共治疗痤疮10例，痊愈7例，有效3例。

【来源】 《新中医》1992年第4期。

血府逐瘀汤治胸腹壁静脉炎

【组成】 当归、桃仁、红花、枳壳、赤芍、柴胡、桔梗、川芎、牛膝、生地、甘草各适量。

【用法】 水煎服，每日1剂。

【病例】 王×，男，36岁，工人。1987年2月28日诊。患者右胸胁至上腹部疼痛3月余，痛如刀刺，固定不移，胸中烦闷；面色无华，体倦乏力，寐则多梦，胃纳尚可，二便调畅，舌暗淡，苔薄白，脉沉细弦。经多方医治，效果不佳。查：从右侧胸部第8肋间至右上腹部皮下可见一约30厘米长蚯蚓状条索物，质较硬，宽约3毫米，色泽紫暗，触之疼痛，推之可移，双手按其两端呈凹陷状。右侧胸腹壁静脉炎，属中医恶脉范畴。症属气血两虚，气滞血瘀，络脉不通。投上方加减。处方：当归、桃仁、熟地、川芎、柴胡、赤芍、五灵脂、醋延胡、桂枝各10克，川牛膝、枳壳、红花各15克，丹参20克，黄芪30克，水煎服。服药6剂后，自觉症状大有改善，续服15剂，诸症悉除，蚯蚓状条索物也随之隐没。

【来源】 《新中医》1990年第6期。

简效方治乳癖

【组成】　核桃、八角各适量。

【用法】　每次取核桃 1 个取仁，八角 1 枚，饭前嚼烂吞下，每天 3 次。轻者连用 1 月左右可愈。

【病例】　吴××，女，41 岁。半年前，左侧乳房上方有 1 鸡蛋大肿块，约 5 厘米×7 厘米，触之质坚硬，略有痛感，表面光滑，边界不清，推之可动，与皮肤和胸肌筋膜无粘连，两腋下淋巴结不肿大。每在经前、疲劳或精神不愉快进疼痛加剧。予上方治疗，10 天后肿块变小变软，疼痛减轻，1 月后痊愈。至今未见复发。

【来源】　《浙江中医杂志》1982 的第 6 期。

金钱开郁散治胆囊炎

【组成】　金钱草、柴胡、炒枳壳、浙贝母、乌贼骨、广郁金、杭白芍、生甘草各适量。

【病例】　毕××，女，24 岁，1988 年 12 月 6 日初诊。右上腹阵发性疼痛，且向右肩部放射，反复发作 2 年余。某院诊为慢性胆囊炎。今右胁胀痛又作，疼痛难忍，向右肩部放射，伴有胸脘痞满，恶心呕吐，嗳气频频，口苦喜饮，大便干结，小溲黄赤，舌淡、苔黄腻，脉弦滑微数。患者已怀孕 5 个月。症属湿热蕴结，胆逆犯胃。治宜清热利湿，疏肝和胃，佐以安胎。投"金钱开郁散"。服 1 剂，纳增便通，胁痛消失，恶心呕吐亦止。3 剂后诸症皆除。后顺利分娩一

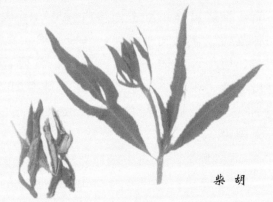

柴胡

女婴。随访至今，胆囊炎未再复发。

【来源】 《浙江中医杂志》1991年第5期。

 ## 猪胆汁方治胆道蛔虫症

【组成】 猪胆1具（取汁），川椒末、胡椒末各20克，酸醋300毫升。

【用法】 以上4药调匀后分2次服。

【临床】 以本方治疗近100例，收效满意。

【病例】 陈××，女，24岁，工人，1985年12月24日入院。阵发性右上腹疼痛，伴放射至右肩背痛恶心呕吐。疑胆道蛔虫病、胆结石，经用庆大霉素、消炎利胆片、输液、阿托品均无效。27日中医会诊。症见：面色青黄，疼痛剧烈，辗转不安，呻吟不止呕吐频繁，体温37.8℃；舌苔白而干、脉弦紧。因无猪苦胆，进乌梅汤1剂无效，彻夜不眠，弯腰抱腹，汗出如珠，注射杜冷丁、阿托品穴位封闭，针灸等疼痛仍无缓解。第2天家人找来猪胆1具，配以川椒末，胡椒末各20克，酸醋300毫升，分2次服下。几分钟后痛止，嘱其下午再服1次。3天后痊愈出院，至今未复发。

【来源】 《新中医》1989年第2期。

 ## 通淋排石汤治尿路结石

【组成】 金钱草30～60克，石苇、海金沙、鸡内金9～15克，瞿麦、茯苓、木香、枳壳、牛膝各9克，黄芪、生地、滑石各15克，生甘草5克。

【用法】 每日1剂，煎成药300毫升，早、晚分服。10天为1个疗程，未排石者间歇3～5天，再行下一疗程。

【临床】 治疗21例，结果治愈17例（结石排出，尿路X线摄片证实结石消失）；有效 2 例（结合位置下移 2 厘米以上）；无效 2 例（结合未移动或下移小于 2 厘米）。治愈者服药最少 3 剂，最多 54 剂，平均 23 例。

【病例】 张××，男，45 岁。因右下腹疼痛向右腹部放射，于 1982 的 7 月 8 日下午急诊。疑诊为"泌尿系结石"而入院。X 线摄片提示：右输尿管下端结石，约 1.4 厘米×0.6 厘米。患者不愿手术而求中医治疗。投以通淋排石汤，服药 27 剂后于 1982 年 11 月 13 日下午排尿时，觉一物从下腹部移入阴茎，顿时小便中疼痛剧烈并有强烈窘迫感，急由家属送来就诊。经查尿道口被一物完全堵塞，因剧痛无法自行排出，遂用 1% 可卡因尿道黏膜麻醉后，用止血钳取出一桑椹状结石，外观完整，约 1.8 厘米×1 厘米×0.5 厘米大小，次日症状完全缓解，随访 2 月无不适，遂告痊愈。

【来源】 《湖北中医杂志》1985 年第 5 期。

 ## 升提汤治疗老年性前列腺增生症

【组成】 生黄芪、生山药各 30 克，升麻、柴胡、通草各 6 克，党参、菟丝子各 20 克，益智仁 15 克，生甘草 10 克。

【临床】 经治疗 32 例，其中表现尿频、夜尿增多型 20 例，18 例痊愈（临床症状消失，肛门指诊前列腺恢复正常；镜检前列腺液脓球消失，白细胞每视野在 5 个以下）；2 例好转（临床症状明显好转，小便次数正常，但尿后仍带少许白物，小腹下坠感，或小便次数减少，或余沥不尽减轻。肛门指诊、镜检基本正常）。其中尿闭不下型 12 例，9 例痊愈，2 例好转，1 例无效。

【来源】 《浙江中医杂志》1989 年第 8 期。

 ## 马齿苋配合日光浴治疗白癜风

【组成】 马齿苋 20 克（鲜品），红糖 10 克，醋 70 毫升。

【用法】 诸药煮沸，过滤后取药液置有色瓶内备用。或将鲜马齿苋洗净、切碎、捣烂，用纱布包好，挤出汁液，瓶装备用（每 100 毫升加硼酸 2 克，使 pH 在 5.1，可久贮使用）。用时以棉签蘸药液涂患处，每天 1～2 次（最好晚上睡前涂 1 次）。患部晒太阳，每天从 10 分钟开始，逐日增加至 1～2 小时。日光浴时注意防止光感性皮炎发生。

【临床】 治疗 125 例，痊愈 57 例，有效 57 例，无效 11 例（其中 8 例治疗半途而废），总有效率为 91.2%。

【病例】 华×，男，32 岁。背部患白癜风已 2 年，约 6 厘米×5 厘米，经治未愈。采用本法治疗 3 个月而愈，迄今 3 年未见复发。

【来源】 《广西中医药》1978 年第 4 期。

 ## 补骨脂酊治疗白癜风

【组成】 补骨脂 20～50 克，95% 乙醇 100 毫升。

【用法】 将补骨脂捣为粗粉，置于 95% 乙醇 100 毫升中浸泡 5～7 天。涂于患处，每天 1～2 次。

【来源】 《新中医》1990 年第 7 期。

 ## 乌蛇消风汤治疗白屑病

【组成】 乌梢蛇、生首乌、白蒺藜各 15 克，土茯苓 30 克，红花、生甘草、荆芥穗、防风、丹皮各 10 克。

【用法】 水煎，每日 1 剂，分 3 次饭前温服。病程在 6 个月以上者，取 10 剂药量制蜜丸，开水送服，每次 6 克，每天 3 次。勿饮酒，勿食辛辣食物。

【临床】 以本方治疗 35 例，病程在 4 个月到 31 年，均收满意疗效。

【病例】 胡××，女，56 岁。自 1957 年起患白屑风病，曾服中西药治疗无效。1983 年服乙双马林，当时虽获缓解，但停药后复发。1984 年

10月10日再诊。见全身除手足心外，满布苔样圆形皮损，几无间隙，抓之白屑纷纷脱落。遂予乌蛇消风汤10剂加蜂蜜为丸内服。3个月共服2料，瘙痒全除，病灶尚留浅红色残痕，白屑少许。继进丸药2料，瘙痒全除，病灶消失。复予药1料善后，随访年余，皮肤正常。

【来源】　《湖北中医杂志》1987年第2期。

鱼香草治疗寻常疣

【组成】　鱼香草适量。

【用法】　先用75％酒精消毒疣体及周围皮肤，用消毒刀片将疣体表面削去一部分，后取适量鲜鱼香草搓绒擦疣体面，每天2次，一般3～4天痊愈。

【病例】　廖××，男，18岁。左手无名指外侧近掌端处长一寻常疣，如黄豆大，已2年余，经中西药治疗无效。采用本方治疗，4天告愈。随访7年未复发。

【来源】　《四川中医》1983年第2期。

木贼外洗方治疗扁平疣

【组成】　木贼、金银花、香附各30克，白芷、桔梗、红花、甘草各10克。

【用法】　上药加水2000～2500毫升，泡10～20分钟，煮沸后以温热适度的水洗净。①洗时可用纱布或毛巾在患处稍用力搓，以促使药物向疣组织内渗透，每次洗20分钟或药液凉为止。②洗时其疣表面微红为佳，洗后片刻即可看到疣之表面的药迹，7天左右结痂（疣）脱落，不留任何痕迹而痊愈。

【病例】　张××，女，24岁，罗山县××乡农民。颜面如粟粒样丘疹丛生，前额及两颧尤甚，连结成片，高出表皮，质硬，皮色正常，已3

年有余，多方治疗无效。经用上方 5 剂（每剂药洗 3 次，每天 1～2 次）而愈。

【来源】 《河南中医》1986 年第 6 期。

冰硼散治带状疱疹

【组成】 冰硼散、凡士林各适量。

【用法】 用冰硼散、凡士林各适量，调成糊状，敷于患处。每日 1 次。

【病例】 余×，男，23 岁。面部带状疱疹，病起 3 天，左侧面唇部有成簇的绿豆般大小水疱，疱周基底发红，疱液有的透明，有的混浊，水疱群间有正常皮肤，有跳痛、刺痛、瘙痒；左眼球结膜充血，眼睑肿，左侧颌下淋巴结肿大。敷冰硼散 3 天，症消病愈。

【来源】 《浙江中医杂志》1988 年第 7 期。

验方治疗荨麻疹

【组成】 白酒 100 毫升，生艾叶 10 克。

【用法】 上药共煎至 50 克左右，顿服。每天 1 次，连服 3 天。

【病例】 李××，男，27 岁，1987 年 3 月 4 日初诊。全身出淡红色、大小不等的风团，剧痒，反复发作 3 个月。诊断为慢性荨麻疹。经上法治疗 3 天痊愈，随访 1 个月未见复发。

【来源】 《浙江中医杂志》1990 年第 6 期。

汗斑散治汗斑

【组成】 轻粉、海螵蛸各适量。

【用法】　先将海螵蛸置瓦片上焙干研粉，再入轻粉和匀，瓶装备用。用时先洗局部。再扑搽该粉适量（若微汗后擦之，效则更好）。据 31 例临床观察，初发者 1 次可愈，最多 3 次收功，无复发病例。

【病例】　陈×，男，22 岁，学生。无明显诱因突发背、颈、胸部白色斑点 3 个月余，因不痛不痒未予治疗。入暑因气候炎热，汗较多，致白斑蔓延成片作痒而求治。经用"汗斑散"依法扑搽 1 次，白斑消失，痒亦得止。至今已 15 年未见复发。

【来源】　《新中医》1988 年第 10 期。

五倍子外敷治疗脱肛

【组成】　五倍子适量。

【用法】　将五倍子研成细末备用。用时直接外敷脱出的肛门黏膜上。

【病例】　李×，女，61 岁，农民。脱肛 20 多年，反复发作，每因劳累诱发，常自回纳即可。近因家忙，劳累过度，脱肛复作，回纳失败。检查肛门黏膜外脱 10～14 厘米，血水淋漓。患者面色萎黄，口唇淡白而干燥起皮，渴欲饮水而饮不多。舌尖略红、苔根淡黄微腻，脉弦细。症属脾肾亏虚，中气下陷，肛门外脱。治宜升提中气。先用针刺气海、足三里、长强，留针 30 分钟；艾条熏灸百分，约 2 小时。灸刺期间回纳 2 次，均告失败。后改用五倍子末直接外敷在脱出的肛门黏膜上，然后再行回纳，即告成功。嘱继续用艾条熏灸百分及气海各 1 小时。当天下午令患者站立，肛门不再外脱。后予补中益气汤调治半月，以资巩固。

【来源】　《浙江中医杂志》1990 年第 8 期。

珍珠生肌散治疗疡瘘及手术切口久不愈合

【组成】　珍珠 50 克，血竭、轻粉各 100 克，参芦根、海螵蛸各 75 克，乳香、没药、龙骨、赤石脂、象皮各 150 克，冰片 15 克。

【用法】 珍珠、血竭、冰片分别另研极细粉后入。余药共研极细粉末，混合一起调匀并绢罗筛过备用。疮口消毒后，将珍珠生肌散均匀撒在疮面上，或用纱条蘸药粉送入窦道中，以无纱布盖贴，隔天换药 1 次。

【病例】 杨×，男，60 岁，因胆囊炎行胆囊切除术，术后切口流脓，经细菌培养为绿脓杆菌。全身及局部用抗生素治疗月余，症状无变化而再次诊治。查：窦道深约 6 厘米，创面 4 厘米×2 厘米，肉芽灰暗，脓稀而少，面色萎黄，体虚乏力，脉虚。局部外用珍珠生肌散，隔天换药 1 次，同时服用人参养荣丸，10 天后改用六味地黄丸，共治疗 20 余天，窦道渐浅而愈合。

【来源】 《吉林中医药》1992 年第 5 期。

 ## 冬蛤生精饮治无精子症

【组成】 麦门冬、白芍、菖蒲、合欢皮、茯苓、羊藿叶各 15 克，枸杞子、知母各 20 克，淮山药 10 克，蛤蚧 1 对。

【用法】 水煎服，每剂煎 2 次，每天分 2 次服，早饭与晚饭后服用 50 毫升。3 个月为 1 个疗程，4 个疗程后统计疗效。

【功效】 益肾填精，助气安神。

【临床】 共治 60 例，其中治愈（精液检查：精子计数 90×109/L，精子成活率 75％以上，精子头、体、尾成适当比例，畸形 10％～15％以下，活动力良好，女方已怀孕或和育子女者）36 例，显效（精子计数 90×109/L，精子成活率 75％以上，精子头、体、尾成适当比例，畸形为 10％～15％以下，活动力尚好，）8 例，好转（精子计数 90×109/L，精子成活率 65％以下，畸形 15％～25％，精子头、体、尾尚成比例，身体无不适）4 例，无效（精液检查无任何改变者）12 例。有效率为 80％。

【病例】 张×，男，31 岁。1987 年 4 月 27 日初诊。主诉：结婚已 5 年，妻子未怀孕，经妇科检查证实其妻子有生育能力。1986 年经北京某医院检查确诊为无精子症与精索静脉曲张Ⅱ度。症见为头晕、耳鸣、五心烦热、盗汗、体倦乏力，面色红润，舌淡无苔，脉濡弱。症属肾阴亏虚，真阳暗耗所致。以滋补肾阴，清泄相火治之，应用冬蛤生精饮加减治疗 3 个疗程。1988 年 1 月精液检查：精子计数 90×109/L，精子成活率 75％ 以上，活动良好。2 个月后其妻已怀孕。同年 12 月娩出健康男婴。

【来源】　《辽宁中医杂志》1990 年第 5 期。

 ## 健雄煎治疗阳痿

【组成】　海螵蛸、生龙骨、生牡蛎各 30 克，公丁香 5 克，鹿角霜、阳起石各 15 克，蛇床子、怀牛膝、韭子各 10 克，硫黄（研吞）1 克。

【用法】　每日 1 剂，7 天为 1 个疗程，连服 2 个疗程无效者，改用他法。若服后胃部不适者，可加小量健胃药如砂仁、淮山药。硫黄亦可装入胶囊内，以汤药送服。

【临床】　7 例中，6 例痊愈（症状消失，恢复正常性生活）。其中服 3 剂者 1 例，服药 9 剂者 2 例，服药 13 剂者 3 例，1 例无效。

【病例】　尤××，男，28 岁，农民，住新安县磁涧乡，1990 年 3 月初诊。患阳痿半年，不能过正常性生活，有时亦能勃起，但不能性交，并有早泄、遗精、腰酸乏力等症状。用健雄加杜仲 18 克，连服 15 剂而愈。后其爱人已怀孕。

【来源】　《浙江中医杂志》1991 年第 11 期。

骨 科

风湿威灵方治骨质增生

【组成】 白花蛇（学名银环蛇）4条，威灵仙72克，当归、土鳖虫、血蝎、透骨草、防风各36克。

【用法】 共碾细末，过筛。每服3克，每天服2次，开水送服。以上为1个月药量，服完症状即消失。

【病例】 宛××，女，52岁，家庭妇女。1977年11月28日在医院X线摄片示：第3腰椎右下，第4腰椎右上呈雀嘴样骨质增生，第1、4腰椎椎体轻度唇状增生。经对症治疗无效。1978年3月开始服用本药。连服1个月后，疼痛消失，恢复劳动，随访至1981年2月，腰痛未再发作。

【来源】 《中医杂志》1981年第4期。

复元活血汤治腹部损伤

【组成】 柴胡15克，瓜蒌根、当归各9克，红花、炮山甲、甘草各6克，大黄（酒浸）30克，桃仁（酒浸去皮尖研为泥）50个。

【临床】 以本方治疗102例腹部损伤患者，有单纯胸腹壁软组织挫伤10例，兼全并肋骨骨折15例；腹腔或盆腔后腹膜血肿16例，合并骨盆骨折10例，肾挫裂伤16例，肝脾损伤33例，肝脾破裂和骨盆骨折者酌情输液输血，其余患者每天服中药1剂，3～10日可收痛止、肿消和完全经口进食的效果。

【来源】 《北京中医杂志》1989年第6期。

身痛逐瘀汤治多种疼痛

【组成】 秦艽、香附、川芎、五灵脂、羌活各 15 克，桃仁、红花、当归、没药、牛膝、甘草各 10 克。

【来源】 《中医杂志》1988 年第 2 期。

生栀子散治疗扭伤

【组成】 生栀子 30～50 克（研细末），鸡蛋清 1 个，面粉、白酒各适量。

【用法】 共调成糊状，贴在扭伤部位，用草纸（或棉垫、布类）覆盖，绷带固定，于扭伤当天敷药后休息，次晨取掉，不必辅用其他疗法。

【临床】 治疗 300 例，经 1 次治愈者 298 例。本法对陈旧性扭伤效弱，必须在 1～5 天内扭伤者效果方佳。

【病例】 雍××，女，31 岁。1986 年 4 月 6 日，穿高跟鞋下楼时不慎扭伤双足踝关节，内外踝均肿痛不能行步，以左外踝为甚，当即扶上病床，敷上药 1 料，次晨肿消痛除，能自由步行。

【来源】 《四川中医》1988 年第 2 期。

妇 科

俞氏验方治老妇行经

【组成】 水杨梅根、牛角腮（先煎）、旱莲草各 20～40 克，女贞子 20～30 克，党参 25～45 克，仙鹤草 15～30 克，煅龙骨、牡蛎（均先煎）各 15～35 克，鹿衔草 10～15 克，象牙屑（先煎）10 克，生白术、十大功劳叶各 15 克，生地、茯苓各 20 克，红枣 30 克，炙甘草 3 克。

【病例】 李××，63 岁，1981 年 6 月 17 日诊。花甲之年，月经又至，1 月 2 行，每行周余，经色鲜红，量较往昔为多，间夹血块，小腹胀满且下有下坠感，但无腹痛；伴有头痛头晕，眼花畏光，口渴饮水，经前食欲不振，口淡乏味，夜尿频繁，形体消瘦，夜梦纷纭，记忆力减退，病已 3 月余。自诉无痛经及月经不调史，经停已 14 年多。经行第 2 天，腰酸明显，舌红边有齿印，苔中剥而边薄腻，脉细弱，予上方 3 剂而愈。后用六味地黄丸巩固。1983 年 9 月追访，未复发。

【来源】 《浙江中医杂志》1984 年第 6 期。

中药治疗外阴营养不良

【组成】 （1）肝郁型：肛胁苦满，口苦眩晕，舌质紫或瘀斑，苔白或黄腻，脉沉细或弦滑；外阴干燥瘙痒，表面粗糙，皮纹增粗或有皲裂、脱屑溃疡，多发于大小阴唇间或波及阴蒂、会阴。

内服方药：当归、赤芍、柴胡、茯苓各 15 克，益母草、首乌各 25 克，白术 10 克，薄荷 5 克，水煎服。

（2）心脾两虚型：心悸气短，肌瘦无力，舌淡红、苔薄白，脉沉细；外阴大小阴唇或阴蒂出现萎缩，且表面皮肤黏膜粗糙。

内服方药：当归、党参、白术、黄芪、茯苓、炒枣仁、元肉、鸡血藤各 15 克，甘草、远志各 10 克，木香 5 克，水煎服。

外洗基本方：当归、赤芍、首乌各 15 克，水煎外洗。

（3）脾肾阳虚型：四肢不湿，腰背酸痛，小便频数和遗尿，脉沉细或沉迟，舌质紫、舌薄白，外阴痒，昼安夜重，热则痒减。

内服方药：淫羊藿、补骨脂各 20 克，当归、赤芍、生地、首乌各 15 克，川芎 10 克，益母草 25 克，水煎服。

外洗基本方：当归、赤芍、菖蒲、首乌、淫羊藿各 15 克，水煎外洗。

【来源】 《中西医结合杂志》1985 年第 4 期。

 ## 痰咳净治阴部瘙痒

痰咳净原治咽疾、咳喘，用治妇女阴部瘙痒症却鲜为人知。

【用法】 取痰咳净（广州羊城药厂生产）1 盒，嘱患者睡前以温开水清洗外阴，先用痰咳净粉 0.2 克（一小勺）外擦外阴瘙痒处，继用该粉 0.1 克（半小勺）塞入阴道，每晚 1 次。经期停用，孕妇慎用，用药期间禁房事，5 天为一疗程，瘙痒严重者可日擦 2～3 次。

【临床】 经治 32 例（其中霉菌性阴道炎 9 例、滴虫性阴道炎 3 例、外阴炎 18 例、外阴湿疹 2 例）均治愈。尤以发病时间短者取效快，一般用药 3 次后即可止痒。对外阴炎疗效颇好，霉菌性阴道炎及滴虫性阴道炎疗程稍长，一般 1～2 个疗程方可治愈。部分患者随访 1 年，治效良好。

【病例】 秦××，37 岁。1987 年 9 月 6 日诊。外阴瘙痒伴黏液性白带 1 年余，经治多次只能暂缓症状，常复发，瘙痒难忍，影响工作，痛苦难言，渐渐面黄，神疲，腰臀酸楚，饮食少纳，舌淡苔白，脉细濡。妇检分泌物检出霉菌，诊为霉菌性阴道炎。以痰咳净外用治 2 个疗程，瘙痒止，带下除。经 2 年随访，未见复发。

【来源】 《新中医》1991 年第 1 期。

防风通圣散治妇科病

【组成】　防风、荆芥、连翘、麻黄、薄荷、川芎、当归、白芍、白术、山栀子、大黄、芒硝、石膏、黄芩、桔梗、甘草、滑石各适量。

【用法】　临床可适量，改散剂为汤剂口服。

【病例】　临床将此方用于部分妇科病症，只要把握好"风热郁结，气血蕴滞"，蕴热郁结的病机，随症加减化裁，常获良效。现将验案介绍如下：

于×，女，27岁。1985年4月7日初诊。患者3月中旬曾做人工流产手术；术后调摄不慎，恰逢春播农忙之际，苦于劳作。6日前出现憎寒壮热，腹痛嗜睡，下腹胀痛拒按，带下黄白、量多质稠秽臭，口渴而干，小便短赤，大便溏而不爽，脉象濡数，舌红，苔黄腻。西医诊为急性盆腔炎症，经用抗生素3日，有小效。由于愈疾心切，求中医治疗。此症属下焦湿热，郁结化火，而成气血蕴滞之候，急当清除湿热，以条畅气血。方以防风通圣散加减：防风、荆芥、连翘、麻黄、薄荷、桔梗、川芎、白芍、山栀子、大黄、芒硝、石膏、黄芩、甘草各10克，当归5克，白术20克，滑石30克。药进4剂，热退痛止，带下全无。守上方去芒硝、大黄、石膏、薄荷、黄芩诸清泄之品，滑石量减为10克，继服4剂，诸恙消失。

【来源】　河间刘完素创制之名方。

 ## 徐氏外洗方治湿毒带下

【组成】　野菊花、蛇床子各30克，生百部15克，苦参20克，枯矾末12克，若加百合15克，疗效更佳。

【用法】　上药用纱布包好后入水煎30～40分钟，取药汁趁热熏洗阴部，每天3～4次，每次15～30分钟。每剂药可用2天。治疗期间忌食鱼腥、油腻，勿用公共浴池，节制性生活。

【功效】　清逐湿毒，杀虫止痒。

【临床】　共治42例，痊愈39例，好转3例。用药最多13剂，最少2剂。

【病例】　王××，28岁，病起3年余，带下色黄如脓，前阴瘙痒难忍，每年梅雨季节症状加重，伴有食欲不振，夜眠不宁，用灭滴灵引发风疹，影响食欲，因而中断治疗，近2月来症状加剧，尤以夜间为甚，常因瘙痒而彻夜不眠，颇为苦闷，精神萎靡不振，性欲减退，月经前期量多，经来小腹胀满，腰酸力怯，饮食不思，舌红、苔黄腻，脉滑数。已投完带汤10余剂，无效。诊为湿毒带下，用上方4天，症状大减，续用10天，诸症若失。复予完带汤加茵陈5剂，以资巩固。15个月后随访，未见复发。

【来源】　《浙江中医杂志》1984年第11期。

 ## 回魂汤治疗产后血晕

【组成】　人参（太子参）60克，丹参、黄芪、煅龙骨各30克，当归15克，荆芥炭10克，川芎3～6克。

【用法】　每日1剂，水煎，分2次服。

【临床】　经治61例，治愈38例（服1～3剂，诸症消失），显效19例（服1～4剂，症状明显好转），无效4例（治疗前后症状与体征无改变）。

【病例】　李×，24岁。分娩后半日，突然流血不止，憎寒战栗，晕厥，不省人事，口噤不语，面色苍白，手足逆冷，少气息微，脉微，似有若无，唇面爪甲俱苍白。此乃血脱症。急令火烧红铁器淬醋，使气从鼻嗅以醒脑清神。内服益气固脱兼以祛邪的回魂汤加防风10克，水煎，分2次服，连进2剂，人事清醒，脉来应指缓弱。仍综上方加服2剂，诸症悉平。

【来源】　《陕西中医》1990年第4期。

番泻叶回乳

【组成】 番泻叶 4 克。

【用法】 以开水 200～300 毫升，泡浸 10 分钟，为 1 天量，分 2～3 次口服。

【临床】 治疗 36 例因死胎、引产术后、婴儿死亡、不愿哺乳或乳头下陷不能哺乳及患有乳疾者，效果满意。疗程最长 7 天，最短 3 天。

【病例】 张××，女，26 岁，农民，1981 年 1 月 13 日诊。2 年前生 1 男婴哺乳至今，现因事外出不能继续哺乳，要求回乳。患者急躁易怒，双乳胀痛，乳汁较多，大便干燥，有时 4～5 天一行。给予番泻叶 5 克，开水泡服。5 小时后即腹泻，1 天 4 次，乳汁明显减少。又连服 2 天，乳汁断绝。

【来源】 《新中医》1989 年第 12 期。

化瘀通乳饮治急性乳腺炎

【组成】 甘草、麻黄、川芎、赤芍、白芍、青皮、陈皮、桃仁、白芷各 10 克，海金沙 15 克，蒲公英 30 克。

【用法】 水煎服，每日 1 剂。

【功效】 理气化瘀，通乳，佐以清热解毒。

【主治】 忧思郁怒，肝气郁滞，瘀久化热，热腐成脓。

【病例】 温××，女，25 岁，1974 年 5 月 30 日初诊。患者产后 10 余天，左侧乳房突感胀痛，有硬块，局部红肿，恶寒，头痛，全身不适，体温 39.5℃。检查发现左侧乳房中部有一扁平硬块，疼痛明显，舌质红苔黄，脉象滑数，此为乳痈初期，给以"化瘀通乳饮"，2 剂痊愈。

【来源】 王黎，河南中医。

瓜蒌牛蒡汤治急性化脓性乳腺炎

【组成】 全瓜蒌、金银花各 30 克，牛蒡子、天花粉、柴胡、黄芩、栀子、连翘、皂角刺、赤芍、青皮、陈皮各 9 克，蒲公英 24 克，生甘草 3 克。

【用法】 水煎服，每日 1 剂。

【主治】 暴怒忧郁，肝失条达，气滞血瘀，壅结成痈。

【功效】 清热解毒，疏肝清胃，通乳和营。

【临床】 曾用瓜蒌牛蒡汤治疗近千例急性化脓性乳腺炎，均获良好效果。在长期的临床实践中证实该方的疗效可靠。

【来源】 李延来，山东中医。

脐痛舒治痛经

【组成】 山楂 100 克，葛根浸膏 10 克，甘草浸膏 5 克，白芍 150 克。

【用法】 诸药共干为粉，再加乳香、没药浸液 70 毫升，烘干，另加入鸡矢藤挥发油 4 毫升、冰片少许即成。取 0.2 克用醋或黄酒调成糊状，敷于脐处；月经来潮前 2 天应用，或初感痛时应用。

【功效】 行气活血止痛。

【主治】 气滞血瘀，寒湿凝滞。

【病例】 徐××，女，32 岁，已婚，职工。痛经已 19 年。13 岁初潮，周期 30 天左右，经期 7 天，月经第 1 天即腹痛，痛 2 天左右，一般能忍耐。15 岁后症状加剧，有时剧痛床上打滚。28 岁生第一胎后仍在月经第 1 天出现腹痛，伴有腰痛，量不多，无血块，有时不能坚持上班。用"脐痛舒"敷脐治疗，第 2 天痛即止，以后月经来潮时亦未再发生疼痛，经量比以往稍多。

按：此药应用简便是其一大优点。一般小卫生所或是医院门诊，均可配制备用，遇有患者，给以药物回去自用即可，既省钱省事，且见效又快。

【来源】 李忠，河南中医。

 散瘀见喜汤

【组成】 制香附、五灵脂、延胡索各 10 克，阳春砂仁 6 克，晨童便 50 毫升（对服）。

【用法】 水煎服，每日 1 剂。

【功效】 行气活血，化瘀通经。

【主治】 气滞血瘀，壅塞胞宫。

【病例】 管××，女，29 岁，工人，于 1958 年元月 2 日初诊。患者 14 岁初潮，每于经前、经期小腹胀痛，偶有针刺样痛，其痛常向腰背部、外阴、肛门等处辐射。经期尚准，经量较少，每次仅约 30～40 毫升，色黯红有块，行而不畅，延至婚后，诸症不减，同居八载，未曾受孕，另诉经前、经期头昏乏力，心烦欲吐，经后则得以缓解。在某院行妇科检查后，诊为"原发性痛经并不孕症"。屡投以镇痛剂、雌激素、睾丸素等西药治疗，疗效不理想。诊见：面容憔悴性情抑郁不乐，不喜言笑，脉象弦缓带涩，舌质淡红有紫点，苔薄白。脉症合参，乃多年月经失调，肝气郁结，气滞血瘀，闭阻胞宫，所以痛经不孕。治拟行气活血，化瘀通经。方用"散瘀见喜汤"。患者连进药 30 余剂，其后行经色正且无块，经量中等，诸症悉除，经后受孕，于当年年底足月顺产 1 女。继又于 1962 年、1968 年各生 1 子，月事正常，诸症未见复发。

按：此例患者二七天癸至，月事以时而下，但初讯起即有痛经以及月经量、色、质的异常，延至婚后，诸症未衰，多年不孕，又经西医检查，排除了生殖系统器质性病变。故根据痛经久治不愈，久痛入络，久痛必瘀之理，结合患者经前、经期小腹痛胀，并有针刺样痛，经行不畅，经色紫黯，量少，有块，脉象涩等特点，疑由气滞血瘀，壅塞胞宫所致；气血瘀滞，清阳不升，浊阴不降，则伴见经前、经期头昏乏力，心烦欲吐诸症，经后气血暂时通畅，故诸症缓解，投以行气活血，化瘀通经之"散瘀见喜汤"，调治月余，病愈受孕。方中制香附善走血道，行血中之气，为妇科调经之要药；五灵脂、延胡索能化瘀通经以止痛；阳春砂仁入脾胃，醒脾以助生化气血之源；取童尿 50 毫升服以清肃下焦，合之则能使气顺、瘀去、痛止、经调，故而受孕。

【来源】 方庚孚，湖南中医。

 ## 小柴胡汤加减治月经期发冷发热

【组成】 柴胡、半夏、黄芩、当归、赤芍各 10 克，甘草 5 克，大枣 5 枚，生姜 3 片。

【用法】 水煎服，每日 1 剂。

口干者加生地、麦门冬；痛经加山楂、玄胡；呕逆加竹茹；腹胀加川楝子、郁金；热重者选加青蒿、丹皮、地骨皮等。

【功效】 和解少阳，佐理血分。

【主治】 经期血海空虚，邪热最易内陷，热入血分。

【病例】 高××，34 岁，医生。1977 年 6 月 22 日初诊，连续 3 个月经周期均在经前一天开始先冷后烧，体温达 38～39.5℃，入夜发作，深夜热退。如此连续 6～7 天至经净为罢。查白细胞 8100/毫米^3，中性 70%，淋巴 30%（发热时）。尿常规正常，尿培养阴性。肝功能正常，经输液，应用青、链、卡那、红毒素等药物均无效。妇科检查：右侧附件呈条索状，其他无异常，曾顺产一胎。经期发热时口苦、欲呕、纳少，来诊时脉弦，舌黯苔黄，诊为热入血室发热，治以和解少阳，佐清血分。拟用"小柴胡汤加减"方，另加入丹皮、竹茹、青蒿各 10 克，郁金 12 克，陈皮 5 克。进 6 剂，于 7 月 3 日经潮，寒热未作。后又守方进 6 剂，未再服药，观察 1 年未发。

【来源】 徐阳，湖北中医。

十味血室汤治月经期感染

【组成】 柴胡、党参、秦艽、鳖甲、知母、青蒿各 10 克，地骨皮、条芩各 6 克，玉竹 15 克，甘草 3 克。

【用法】 水煎服，每日 1 剂。

【功效】 滋阴除热，和解除烦。

【主治】 热入血室。

【病例】 肖×，女 28 岁，已婚。于月经来至第 2 日入浴洗澡，浴后突感寒颤壮热，口干而渴，头昏身痛，脉弦数，舌淡有津，月经中断。体温高时可 41℃，时而可低至正常，并兼有小腹胀痛，心烦不安，神志时清时乱。给以"十味血室汤"后，体温始降，服完 3 剂，体温已在 38℃ 以下，人亦较适，再无自觉寒热，二便亦正常，饮食增加，脉弦缓，舌红苔白有津。共服药 11 剂，身体康复，诸症皆去。

按："十味血室汤"乃清骨散与小柴胡汤化裁而来。用于经期感染，寒热往来如疟者效果甚好。

【来源】 王明辉，湖南中医。

加味调经汤治月经不调

【组成】 茜草、丹参、赤芍各 12 克，土鳖虫、川军各 6 克，当归、红花、桃仁、干姜各 3 克。

【用法】 共研为细末，每晚临睡前服 4.5 克。

【功效】 消瘀止痛，生新排浊。

【主治】 瘀血停滞。

【临床】 应用加味调经汤，治疗许多月经不调患者，临床实践证明，应用屡效，不少久病之妇，服药后病获痊愈。

按：方中茜草 1 味行血止血；而丹参 1 味有四物之称；川军、土鳖虫、桃仁乃古之下瘀药，有消瘀止痛解热调经之效；当归治血虚；而芍药生于山谷，经冬而根茎不腐，独秉春阳之气；红花走末梢神经，干姜解川军之寒，况血得热则行；故用此方，能获卓效。

【来源】 洪哲明，吉林中医。

 ## 加减清肝利湿汤治排卵期出血

【组成】 瞿麦、萆薢各12克，萹蓄、车前子（包煎）、川楝子各9克，木通、赤芍、白芍、柴胡各3克，延胡索、黄芩各6克，荆芥穗4.5克。

【用法】 水煎服，每日1剂。

【功效】 清热利湿，行气活血。

【主治】 湿热下注，热伤血络。

【病例】 李××，女，24岁。于1974年12月25日初诊。患者正值月经中期，近3日来阴道少量流血，并伴有外阴明显瘙痒，口干渴。曾去某医院就诊，诊断为排卵期出血。脉象弦滑，舌尖红，苔薄黄。诊后即投以"加减清肝利湿汤"。服药2剂，阴道出血亦止。随访，其后未再出现月经中期阴道出血。

按：排卵期出血，一般发生于2次月经中期，即月经后第12～16天，历时可数日，血量较少，色深，常伴有小腹寒冷疼痛，以及痛经等症。因此，曾以温宫散寒的法则治疗，但效果不理想。其后，脉症合参，以整体出发辨证分析，认识到此症系湿热下注，热伤血络，故以清热利湿，行气活血为治，用"清肝利湿汤"方加减，取得了较好的疗效。

【来源】 刘奉五，北京中医。

 ## 圣愈汤合失笑散加味治功能性子宫出血

【组成】 西党参、生地、煅牡蛎（先煎）各30克，炙黄芪50克，

奇效中华验方

炒白术、阿胶珠（烊冲）各15克，当归、白芍各12克，丹皮、生蒲黄（包）10克、炒五灵脂（包）各10克。

【用法】 水煎服，每日1剂。纳呆者加砂仁6克（冲），陈皮10克。

【功效】 凉血益气，活血化瘀。

【主治】 血热气虚，瘀阻胞宫。

【病例】 张××，女，30岁，家属。于1972年2月5日初诊。患者孀居2载，情怀抑郁，相继子殇，惨痛益极，渐至月经失调、痛经等不以为意。适经期超前，量多如注，热急似崩，经中西医共同抢救而脱险。但始终漏下，淋漓下尽。症见面色白无华，精神萎靡，体乏少气，口干欲饮，经色鲜红杂有紫块，小腹时痛拒按，舌淡红，苔白薄，脉弦细数。妇科检查：宫颈轻度糜烂，诊断为功能性子宫出血。投以"圣愈汤合失笑散加味"方，服药2剂，下紫黑色血块碗许，腹痛即除，漏遂止。投2剂，元气复，食欲增，神色转佳，脉和缓。此改以归脾丸、人参养荣丸以善后。

按：肝为刚脏，将军之宫，主藏血，体阴用阳，司疏泄，性本条达。此例患者孤守清闺，内伤七情，肝气郁结，气滞血阻，肝主冲任，影响月经而不调；肝气郁久化热，迫血妄行，势如潮涌；失血过多，血虚累及气虚，气虚主统无效，以致渗血更多。如此前因后果，造成恶性循环，所以出血不休，虚羸毕现。症见经血鲜红，夹有紫块，腹痛拒按，为瘀热在里，留滞血室；因血去过多，气阴受耗，故有面色白无华，少气乏力，口干渴，脉细数等征象。药用生地、丹皮凉血清热；当归、白芍养血平肝；人参、黄芪、白术补脾益气；阿胶养阴止血；蒲黄、五灵脂活血祛瘀；煅牡蛎固涩止血。此方有塞流、澄源、固本三法。因而，药后血热平则出血自止；瘀血消则新血自生；元气固则阴血自复。非但崩得止，月经亦趋正常，健康如昔。在临床上见血热气虚而致月经先期量多而逾期不止者，亦用此方化裁治疗，每收良效也。

【来源】 刘云龙，浙江中医。

209

参芪阿胶煎治功能性子宫出血

【组成】 参须、当归、乌贼骨、茯神、阿胶各9克，地榆炭、黄芪各15克，炙甘草6克，艾叶炭3克。

【用法】 水煎服，每日1剂。崩血难止，加仙鹤草15克，田七3克；肢冷脉迟，加附片6克；口渴脉数，加黄芩、生地各9克。

【功效】 益气摄血。

【主治】 气不摄血，冲任不守，血海不固，而致血崩。

【病例】 向××，女，36岁，工人。1966年5月24日入院。怀孕九胎，曾多次流产，去年冬天流产1胎，今又妊娠3月，再度流产，血流点滴，虽经治疗，持续20日未止。入院日上午8时，血如潮涌。头晕目眩，耳鸣心悸，出冷汗，面色苍白，舌淡白，脉微欲绝。症系元气衰亏，冲任不固。急宜益气固脱，药用高丽参6克，煅龙牡各30克，阿胶15克，水煎顿服。服1剂后，暴崩渐减，血流未断，头晕眼花，神疲乏力，舌质淡，脉细弱。此为气血虚少，治宜补气固摄，用"参芪阿胶煎"加续断、煅龙牡各15克，连服8剂，其病得愈。

【来源】 彭述宪，湖南中医。

红花石榴皮汤治闭经

【组成】 红花15～20克，石榴皮30克。

【用法】 水煎2次，混合分2次服，每日1剂。至月经来潮后，再隔24小时服1～2剂（即下次月经来潮前3天）。

【功效】 活血化瘀。

【主治】 血瘀经闭。

【病例】 卢××，女，22岁，未婚，农民。发育正常，16岁月经初潮，以后5年未见点滴，每月有1周左右身体不适，小腹胀满，头晕胸闷，四肢乏力。前来求诊，见舌淡苔白，脉弦数滑，拟以"红花石榴皮汤"，酌加泽兰、益母草。服用2剂，3天经来，24天后再煎1剂，月经正常。其后随访，结婚并生育1男孩。

按：此方适用于未婚、未产妇女之原发性闭经或继发性闭经，效果皆较好。一般有月经征象前服用2剂为妥。然后再在下次月经前继服。

【来源】 唐德裕，湖南中医。

补脾调经汤治闭经

【组成】 生山药、炒白术各30克，生鸡内金15克，当归、白芍各12克。

【用法】 水煎服，每日1剂。

气虚者可加党参、黄芪；血虚者可加首乌、熟地；肾虚可加菟丝子、巴戟天、枸杞；阴虚可加鳖甲、龟板；虚寒兼小腹冷痛，四肢不温者加附子、肉桂、吴萸；痰湿加芩去半夏；气郁兼两胁胀满加柴胡、香附；血瘀少佐桃仁红花。

【功效】 补脾养血，调理冲任。

【主治】 脾虚，精血不足，冲任不调。

【病例】 患者××，24岁，素体弱，月经每月一行，量少色淡。近9个月来经闭，经中西药治疗，均未获愈。患者乏力、心悸、失眠、纳差。查见皮肤不润，无泽，舌质淡红，脉沉细涩无力。症属心脾两虚，精血不足，血虚经闭。拟补脾养血，调理冲任。方用"补脾调经汤"3剂。服药后精神转佳，食欲渐增，小腹有下坠感，继服3剂，月经来潮，经量正常，色鲜红。又继服6剂，随访月经正常。

【来源】 刘强，天津中医。

止痛汤治痛经

【组成】 樱桃叶（鲜、干品均可）20～30克，红糖20～30克。

【用法】 水煎取液 300～500 毫升，加入红糖溶化，1 次顿服，经前服 2 次，经后服 1 次。

【临床】 此方治疗痛经 60 例，皆获良效。

【病例】 谢×，女，21 岁。行经即小腹痛 1 年余。周期尚准，量少、色紫、有血块，痛甚时，坐卧不安，表情痛苦，鼻尖出汗，四肢发凉，舌淡、苔薄白，脉沉紧。用上方治疗，服 1 次疼痛即缓，共服 3 次获愈。后随访，痛经未复发。

【来源】 石效龙，《浙江中医杂志》。

南花汤治痛经

【组成】 南瓜蒂 1 枚，红花 5 克，红糖 32 克。

【用法】 前 2 味先煎 2 次，去渣，加入红糖熔化，于经前分 2 日服用。

【临床】 此方治疗痛经有明显疗效。

【病例】 冯×，25 岁。痛经 7 年，婚后未孕，18 岁月经初潮，经量少，腰酸，腹胀痛，四肢冷，曾服中西药无效。妇科检查未见异常。予此方服用 2 个月经周期，痛经止。3 个月后复诊已怀孕。

【来源】 杜占魁，《浙江中医杂志》。

丹参煎治痛经

【组成】 丹参、生蒲黄（包煎）各 10 克，白檀香 6 克，砂仁 3 克。

【用法】 每日 1 剂，水煎服。每月行经前 3～5 天开始服药，连服到经净为止，为 1 个疗程，可随症加减。

【临床】 上方治疗痛经 34 例，服药 1 个疗程治愈者 18 例，2 个疗程治愈者 9 例，3 个疗程治愈者 6 例，无效 1 例。

【病例】 王××，女，19 岁，未婚。月经期腹痛 1 年余，平素体质弱。17 岁月经初潮，3～4 日净。本次月经适至 1 日，血量少、色淡无块，小腹绵绵冷痛，面色无华，头晕心悸，舌淡苔白，脉细。治以上方加黄芪、当归、艾叶各 10 克。3 剂经净痛止。经治 2 个疗程而愈。

【来源】　闵捷，《四川中医》。

活血化瘀散治子宫内膜异位症

【组成】　当归、乳香、三七、土鳖虫、沉香各适量。

【用法】　上药共研末，用黄酒调糊，放棉签上贴于阴道内穹隆结节处，隔日 1 次。经期停用。1 个月为 1 个疗程。

【临床】　此方治疗子宫内膜异位症 23 例，痊愈 4 例，显效 15 效，有效 4 例。

【来源】　蔡玉华，《中西医结合杂志》。

硝草煎治倒经

【组成】　芒硝、甘草各 40～90 克。

【用法】　上药加适量水，文火煎 1 小时，早、晚分服。

【病例】　杨×，22 岁。月经初潮后，即出现倒经，4 年后症情加重，经期烦躁，平时头晕心悸，失眠多梦，神疲乏力，面白肌瘦，舌边尖红、苔薄黄，脉细数。以芒硝、甘草各 60 克，服 3 剂后痊愈。

【来源】　赵安平，《浙江中医杂志》。

柴胡疏肝散加减治经前期紧张症

【组成】　白芍、当归、郁金各 12 克，柴胡、枳壳、牛膝、香附、青皮、橘叶、路路通各 9 克。

【用法】 水煎服，于经前服 3～5 剂。每日 1 剂。

热而躁怒者加丹皮、栀子；乳房结块加王不留行、瓜蒌、橘核；头痛者选加蔓荆子、菊花、薄荷、白芷、葛根等；水肿者加白术、茯苓；阴部瘙痒可加钩藤、荆芥、防风。兼有梅核气者可加川朴、半夏、苏叶。

【功效】 疏肝通络。

【主治】 肝郁气滞。

【临床】 应用"柴胡疏肝散加减"治疗观察了 70 例经前期紧张症患者，治愈 43 例，占 61.4％，有效 23 例，占 32.8％，总有效率为 94.2％。

【病例】 刘××，25 岁。1976 年 1 月 21 日初诊。14 岁月经初潮，月经周期 29～30 天，色红、有块。末次月经 1976 年 1 月 4 日。

婚后 6 年未孕。经前 1 周腹痛，经前 3～4 天乳房、胸胁胀痛，经潮后胀痛则解。妇科检查：外阴阴道正常。子宫稍小后位，活动正常两侧附件正常脉弦，舌红、苔薄黄。西医诊断为经前期紧张症，原发性不孕，子宫发育不良。症系肝郁气滞。给予"柴胡疏肝散加减"服用。服药 6 剂后，于 1 月 30 日经潮，潮前胸乳胀未发。

此次月经后以养血滋肾为治，药用：当归 9 克，白芍 12 克，川芎 6 克，熟地 9 克，菟丝子 15 克，覆盆子 12 克，巴戟天 12 克，淫羊藿 12 克，益母草 12 克，香附 9 克，甘草 6 克。

此后，遵守上法治疗：经前服用柴胡疏肝散加减 3～5 剂，经后服用养血滋肾方 6～9 剂，连服药 4 个月经周期，经前胀痛均解，于同年 9 月 22 日来诊，停经已 3 个月余，末次月经为 6 月 17 日。检查子宫如鸭蛋大小。后产一男婴。

【来源】 徐阳，湖北中医。

 ## 加味六妙汤治慢性盆腔炎

【组成】 黄柏、苍术、香附各 12 克，生薏米、红藤、败酱草各 30 克，白芍 20 克，甘草 8 克。

【用法】 水煎服，每日 1 剂，分 3 次服。

【功效】 清热燥湿，活血清带。

【主治】 湿热下注胞宫。

【病例】 孙××，女，42 岁，工人。初诊日期为 1978 年 4 月 6 日。患者已绝育 3 年，带下痛经 1 年余。近 1 年来黄白带下气腥味浊，腰腹坠痛，月事错前，色黯质浓，7 日方净，经前感觉会阴及腹部胀痛，如临盆，苦楚不堪，须用片刻方能缓解。其舌正红，苔微黄，脉细弦而数。妇科查：外阴已产式。阴道充血，宫颈下唇中糜，附件右侧增厚压痛，宫体大小正常，白带镜检：红细胞（＋），脓球（＋＋＋），症属湿之邪久带脉，瘀热互结成为带下，治宜燥湿，清热，利带。嘱其服用"加味六妙汤"。服药 17 剂，带下渐少，色转浅，腰腹痛明显减轻，经期已可停服镇痛剂。嘱其照原方再进 10 剂。病者于 7 月 3 日来诊，述此次月经 28 天至，色正红，4 天净，腹痛及诸症已消，带下状如蛋清，且少。唯腰骶略酸，又拟黄柏 12 克，苍术 12 克，生薏米 30 克，山药 30 克，芡实 20 克，白芷炭 9 克，6 剂，以善其后。

按：以"加味六妙汤"再进行加减化裁，对于治疗输卵管炎、宫内膜炎、急慢性宫颈炎等妇科疾病，临床实践证明，也均能收到较好的疗效。

【来源】 张琼林，安徽中医。

 当归补血汤治子宫内膜增殖症

【组成】 熟地、丹参各 20 克，当归、杭芍、续断、茜草、地榆炭、槐米炭、党参、丹皮、阿胶各 12 克。枸杞、荆芥、艾叶、炙甘草各 10 克，川芎 3 克。

【用法】 水煎服，每日 1 剂。

【功效】 补气固涩，养血止漏。

【主治】 虚伤及冲任，冲任不固。

【病例】 张××，女，42 岁，住武汉市桥口区韩家圩地质局测量队。1978 年 4 月 28 日来门诊治疗，自述月经来潮血量过多，经期前后错乱，经行头昏腰痛，面色苍白，有时延期月余不净，有时数月不净。开始行经血量多，有 1 周左右，以后则淋漓不净，经后白带多，精神疲重，睡眠差，食欲不振，四肢无力，脉象弦细，舌苔薄黄。经妇科检查诊断为子宫内膜增殖症，功能性出血，子宫肌瘤。症属气虚伤及冲任，致冲任不固。治当补气固涩，养血止血，投"归补血汤"6 剂，服药后血亦止。嘱其续服 6 剂，以巩固效果，随访得知病未再发，月经正常。

【来源】 黄云樵，湖北中医。

 ## 温经汤治疗发育不良性不育症

【组成】 吴茱萸、川芎、阿胶（另蒸对）、酒白芍、西党参、麦门冬各 12 克，桂枝、粉丹皮、法半夏、全当归各 10 克，鲜生姜 3 片，炙甘草 6 克。

【用法】 水煎服，每日 1 剂。

【功效】 温阳散寒，益气和胃，活血补血。

【主治】 肾虚不能化气行水，寒湿注于胞中，气血凝滞，冲任失养。

【病例】 涂××，女，24 岁，工人。于 1957 年 3 月 6 日初诊。患者婚已 4 年，至今年未能生育。平时自觉小腹冷感，间或隐痛不适，精神疲倦，腿软无力，经期尚准，经色淡红，经量较少，为"子宫发育不良性不孕症"，曾屡投西药，治不见效，前来求治。期脉沉细，舌质淡红，苔薄白。用以"温经汤"，嘱其在月经之前 10 天开始服药，连服 10 剂，待月经来时停药。患者遵守嘱，服药 9 剂后月经即来，停药。下次月经来潮，其后怀孕。于 1958 年元月足月顺产 1 女婴。于 1974 年再访，诉其先后又得 1 男 2 女，均健在，且已行输卵管结扎术，经调体健。

按："温经汤"源出于《金匮要略》，用以治疗子宫发育不良性不孕症常获良效。有 1 患者婚后 4 年未孕，有一派胞宫虚寒征象，认为由于肾虚不能化气行水，遂致胞宫虚寒，血气凝滞，内必停瘀，冲任失养，经血衰少，因而难孕。其方中吴萸、桂枝温阳散寒，除宫湿；当归、白芍、阿胶、麦门冬滋阴补血；川芎，丹皮协桂枝行血祛瘀；党参、炙甘草、生姜、法半夏益气和胃，以资生血之源。合而用之，遂使胞宫寒湿除，虚得补，瘀血祛，气血和，冲任调，阴阳交，故能孕也。

【来源】 方瘐孚，湖南中医。

通输卵管方

【组成】 大黄10克，桃仁、陈皮、细辛、斑螯、红花各3克。

【用法】 将上药共研为细面，醋调为丸，如梧桐子大，每次月经第一天开始服用，2日分4次将药服完。每1月经周期为1个疗程（服药后有时患者有呕吐和腹泻，一般无须处理）。

【功效】 舒通冲任。

【主治】 痰湿内生，气机不畅，冲任受阻。

【病例】 张××，女，31岁。自述婚已5年而不孕，平素体健，无任何疾病发现。男方检查一切均正常。其本人检查为输卵管不通，经充气治疗无效。

患者服用"通输卵管方"3个疗程，而自然怀孕。

【来源】 林泽田等，河南中医。

温中和胃饮治妊娠反应

【组成】 苍术、砂仁、陈皮、木香各6克，厚朴、藿香梗、桔梗、小茴香、益智仁各5克，炙甘草1.5克，生姜3片。

【用法】 水煎，服汁，少饮频服，以不吐为度。

有热者加黄芪；寒盛者加吴萸；胎动不安者加苎麻根；子宫少量出血者可重加苎麻根炒炭用；腹痛者加酒炒杭芍。

【功效】 辛香化浊，温中和胃。

【主治】 中焦气化不足，清气升降失常，胎元浊气上逆，胃气不降。

【病例】 宋××，30岁。1年前曾因妊娠恶阻，致使3月之胎流产，此次怀孕又已3月，乃自1个月前开始呕逆，不思饮食，食后片刻即吐，渐至饮即吐。现已不能饮食，时常觉胃中泛恶吐，有时呕吐之涎中带有血丝，阴部亦有少量出血。身体羸瘦，卧床不起，诊脉细滑，舌淡有齿痕，苔薄白滑。给以"温中和胃饮"加藕节 10 克，苎麻根炭 25 克，水煎 2 次取汁 1 茶杯和匀，不拘次数，少量服饮，初服药入口即吐，随即再饮，强行忍耐，呕而不吐，片刻再少进，如此服完 1 剂，自觉呕恶减轻，饮水少许亦不吐。服完 2 剂后，晨起可进少量豆浆。药已收效，再照方进 2 剂，呕吐乃止，阴道亦未再出血，能进少量食物，但食后尚有呕意，忍耐片刻自安。乃将原方去藕节、苎麻根炭继服，共服药 10 剂。饮食恢复，亦不呕逆，已起床活动，诊其脉缓滑，舌苔正常，诸症均除。

按：妊娠初期，肾精之阴济养胎元，肝失肾养，肝气恣横，胃气不降，故不食而吐。又肝脏之脉过阴器抵小腹，挟胃属肝络胆，上贯膈布胁肋，故恶阻之症，多兼有寒热，口苦，胸胁胀满，小腹痛等症状。"温中和胃饮"，用平胃散以和胃降逆，加桔梗、木香以升清降浊，益智、小茴辛香化下焦之浊气，砂仁、藿香梗以健胃止呕，数药合用，能温化中焦，使清升浊降，中焦之气化健运，肝气逢不上逆。

症有轻有重，轻者略觉不舒，且不治亦可自愈。重者不能饮食，呕吐频繁，阴部有血至流产。无论轻重，此"温中和胃散"均可应手取效。

【来源】 耿韶昶，天津中医。

 养阴清热汤治妊娠后高热

【组成】 小环钗 18 克，甘草 6 克，白薇 9 克，麦门冬 12 克，孩儿参 15 克。

【用法】 水煎服，每日 1 剂。

【功效】 养阴，清热。

【主治】 久热伤阴，阴虚内热，心火偏盛。

【病例】 郑××，女，26 岁，保健站职员，于 1973 年 3 月 9 日来诊。患者已孕 3 个月余，孕前有低热，多在 37.8℃ 左右。怀孕后热度升高，经久不退，上午稍降，下午更高，高时达 39℃，并见心烦不安，手心发热，头痛，耳鸣，口淡无味，小便短黄。曾以淡渗透热等法治疗未效，其舌红、苔白，脉浮弦细数，此久热伤阴，阴血亏损，加之妊娠后血聚养胎，阴血更显不足，以致心火偏亢，神明不安，甚至心烦躁闷，症属子烦治宜养阴，清热余。投以"养阴清热汤"。服药 3 剂症大减，再进 3 剂热退，诸症皆除，随访月余，未见复发。

按：此例虽孕前有发热，但主要是以妊娠后持续发热，且温度较高 3 个多月不退，加之有心烦不安，手心发热，舌红、苔白，脉浮弦细数。有孕之，烦热加重，故而中医可诊断为"子烦"，亦即妊娠子烦，《沈氏女科辑要》说："子烦病因，曰痰、曰火、曰阴亏。"审其病因，此乃久热伤阴，阴虚内热，心火亢所致，故重用小环钗养阴（津液）清热，佐以白薇导热外出。麦门冬甘寒清润，"去心热止烦热"。孩儿参、甘草益气（小环钗是石斛常用品种之一）。

 ## 景岳胎元饮加减治先兆流产

【组成】 红参 6 克（另炖），川杜仲、桑寄生、北芪各 15 克，川续断、生艾、白术各 9 克，熟地、白芍、阿胶（后下）、当归 12 克。

【用法】 水煎服，每日 1 剂。

【功效】 补气益血，养肝肾，固冲任。

【主治】 气血不足，肝肾虚损。

【病例】 张××，女，28 岁，梧州市××公司职工，1972 年冬来诊。患者妊娠 3 个月，恶阻月余，1 周前阴道不时下血，淋漓不止，腰酸腹胀，头晕目眩，口淡纳呆，经治未效。诊见：面色苍白，精神疲倦，舌淡红、苔薄白，脉沉弱。此因孕妇系第三胎经产妇，体质素弱，加之恶阻月余，脾气虚弱，水谷精微不足以化生为血，致气血虚衰，冲任不固，不能摄血载胎而成胎漏，治宜补气益血为主，兼补养肝肾，固冲任，方用"景岳胎元饮加减" 2 剂，血止，诸症好转。继用八珍汤加北芪、首乌调

奇效中华验方

治 1 周而愈。

【来源】 剂广源，广西中医。

 ## 加减保产无忧汤治习惯性流产

【组成】 姜厚朴、醋艾叶各 3.5 克，酒芍、川芎各 7.5 克，生芪、芥穗各 4 克，菟丝子 5 克，川羌活、甘草各 2.5 克，枳壳 3 克，酒当归 10 克，生姜 3 片

【用法】 水煎，空腹服。每 10 日 1 剂，服至临产。或有先兆流产症状时连服数剂，流产症状消失，再每 10 日服 1 剂至临产。

【功效】 调气血，固冲任，安胎元。

【主治】 气血失调，冲任不固。

【病例】 王××，37 岁。1974 年 4 月 27 日来诊。患者述，以往曾流产 6 次，每次均发生在妊娠 4～7 个月，曾应用过多种中西药物，均未能见效。现已怀孕 3 个多月，目前尚无不适之感，唯体质较弱，投以"加减保产无忧汤"，原方再加白参 15 克，连服 3 剂后，每 10 天再用药 1 剂，至临产前为止，乃足月生女婴。

按：对于妊娠尿潴留、胎位异常，应用"加减保产无忧汤"治疗，临床实践证明也有很好的效果。

【来源】 李华，黑龙江中医。

 ## 加减盘石饮治习惯性流产

【组成】 炙黄芪 15 克，党参、白术、当归、熟地、续断各 12 克，白芍 10 克，川芎、砂仁各 5 克，炒糯米 50 克。

【用法】 水煎服，每日 1 剂，连用 5～10 剂，至胎元得固后，再每月分服 3～5 剂临产为止。

【功效】 补益气血，固摄胎元。

【主治】 气血两虚，冲任不固，胎气下滑。

【病例】 临床应用多年，已治疗不少习惯性流产患者，屡用屡效。

李×，中学教师，婚后数年，已孕多次，然每孕每坠。此次又孕数月，又有"滑胎"之征。投以"加减盘石饮"，并告其遵嘱服用，直至临产。患者足月顺产一婴儿，母子均健，全家皆欢。

【来源】 朱佑武，湖南中医。

 ## 加减茯苓导水汤治羊水过多

【组成】 白术15克，党参、茯苓、猪苓、泽泻、萹蓄、桑白皮各12克，桂枝、木香、砂仁各6克，陈皮9克。

【用法】 水煎服，每日1剂。

【功效】 健脾渗湿，益气安胎。

【主治】 脾阳虚弱，转输无力，水湿滞留。

【病例】 悦××，女，29岁。于1971年2月29日初诊。妊娠5个月，而腹大如8个月之状。小便不利，呼吸不畅，下肢明显水肿。腹部超声波探查：宫内液平段14厘米，胎体反射迟钝，胎动及心反射存在，舌淡、苔薄白、脉滑。诊断为羊水过多，中医系胎水。此乃为脾阴虚弱，转输无力，水湿滞留。治宜健脾渗湿，益气安胎。投以"加减茯苓导水汤"连用7剂，患者小便通利，腹胀减轻，超声探查，宫内液平段已减至10厘米。服药后无不良反应，仍以上方略作加减，继续用。又进5剂，下肢水肿已消退，超声探查，宫内液平段已减至8厘米，药见显效，为防止羊水复增过多，嘱其照原方继续服用，减为每3日服药1剂。服药50余天，未见水肿再发，腹部增长正常。而于1971年7月正常顺产一男婴，母子均健。

按：妊娠六七个月后。见有腹部胀满而喘者，多为胎水所致，也称"子满"，其胞络水液过多引起，现代医学称之为羊水过多。其症产生之因，不外脾肾虚衰，肾衰温化无力，脾虚不能制水，加之妊娠期间冲任受累，水湿聚集胞中。治当健脾渗湿，温阳利水，但要注意补而勿滞，利而勿损。所以在上述治疗中其补中有利，利中有补，发胎以祛邪，水去不损胎，故而症得除、娩得顺、母子均健。

【来源】 李玉泽，河南中医。

当归祛瘀汤治产后阴道出血不止

【组成】 当归、泽兰、丹参、续断各 12 克，杭芍 1.2 克，川芎、炮干姜、荆芥、艾叶、炙甘草各 10 克。

【用法】 水煎服，每日 1 剂。

【功效】 活血祛瘀，温经散寒。

【主治】 产后瘀血未净，寒湿内滞。

【病例】 叶××，女，32 岁，住武汉市地质学校。1979 年 2 月 13 日问诊，患者自述产后 2 周阴道恶露不净，血量少，腹痛，腰痛。西医行刮宫术后仍然不净，头昏，四肢软弱无力，小腹坠胀畏冷，脉象沉细，舌苔薄白有齿痕。症属产后瘀血未净，寒湿内滞。投"当归祛瘀汤"3 剂。其遵嘱服用，3 剂尽，诸症除，病获痊愈。

【来源】 黄云樵，湖北中医。

黄芪建中合龟鹿二仙加味治流产后月经过多

【组成】 炙黄芪 15 克，归身、炒白芍、制伸筋炭、川续断各 10 克，川桂枝 5 克，炙龟板 24 克，鹿角霜 12 克。

【用法】 水煎服，每日 1 剂。腹胀痛加熟军炭 6 克。

【功效】 温中补虚固冲。

【主治】 胞络受损，累及冲任二经，肾虚督亏。

【病例】 杜××，女，32 岁，职工。初诊日期 1979 年 6 月 22 日。小产 2 胎，人流 1 次。自 1974 年 4 月人流加绝育术后，经来且多如崩，色红、块多，小腹胀痛，腰酸痛如折，两腿疼楚。末经 6 月 1 日，平素白带多，色透明或如糊状，形体渐削，舌质淡红、苔白，脉细小。妇检：宫颈横裂，宫体后倾位，稍大，质较硬，活动中等。服用"黄氏建中合龟鹿二仙加味"5剂。7月2日复诊：服药后奏效，经净6月28日，超前2天，量中等、色淡或黑，小腹痛胀减轻，再守前方以巩固疗效。随访3个月，经汛来潮量中且诸症均减轻。

【来源】 何少山，浙江中医。

补中益气汤合五苓散加减治产后尿潴留

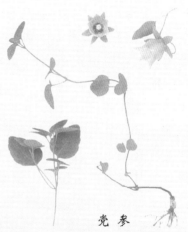

党参

【组成】 黄芪20克，党参15克，白术、枸杞各12克，炙升麻6克，茯苓、猪苓、泽泻、车前子（包煎）、柴胡、桂枝各10克，甘草3克。

【用法】 水煎服，每日1剂。大便干燥加炒杏仁10克；腰酸痛加菟丝子15克。

【功效】 益气升阳，化气行水。

【主治】 产后肾气受损，中气下陷，使膀胱气化不利。

【病例】 用此方治疗产后尿潴留10余例，都获得满意效果。但有器质性病变者多无效。

董××，女，26岁，邢台人，产后小便不通已5天。患者为第一胎，于1979年11月21日晨在某医院足月分娩，因胎儿较大，行侧切手术，当时出血较多，午后患者欲解小便，临盆却点滴不出，小腹胀痛，曾用导尿、服消炎利尿剂配合针灸、热敷等法均未收效。但见患者面色淡白，体倦乏力，时有自汗，心悸，时感腰酸，恶露量多，舌淡白，脉虚细，此系产后肾气受损，中气下陷，膀胱气化不利所致。宜益气升阳，化气行水，投以"补中益气汤合五苓散加减"。连服6剂，小便已通畅，后用十全大补丸，以补气血固其本。

奇效中华验方

补益通乳汤治产后缺乳

【组成】 潞党参、炒白术、当归身、炮山甲、王不留行各 10 克，炙黄芪 12 克，川芎、通草、陈皮各 6 克。

【用法】 水煎服，每日 1 剂，早、晚分服。肝郁气滞者加柴胡 6 克，青皮 4.5 克。

【功效】 补益通乳。

【主治】 产后气血两虚，乳腺郁滞。

【病例】 "补益通乳汤"临床应用已 30 余年，收到良好效果。一般产后缺乳，服用 4～6 剂，乳汁即可通畅。

胡××，女，32 岁，护士。第二胎足月顺产 4 天，乳汁甚少，乳房无胀感，饮食尚可，自觉头晕肢倦，心悸气短，脉细，舌淡、苔薄，辨证为气血不足，乳络不通，予以"补益通乳汤"，服 4 剂，乳汁明显增多，已够儿吮吸，半月后夫妇口角，致乳汁突然减少，胸闷胁痛，乳房觉胀，再诊，嘱其注意怡情悦性，于原方加柴胡 6 克，青皮 4.5 克，再服 4 剂，乳汁分泌即恢复正常。

【来源】 吴震西，江苏中医。

 # 加味补中益气汤治子宫脱垂

【组成】 黄芪 30 克，炙甘草、人参各 4.5 克（或党参 9 克），白术、当归、熟地各 15 克，金樱子、菟丝子各 18 克，葛根、五味子各 9 克，升麻、柴胡各 6 克。

【用法】 水煎服，每日 1 剂。

阳虚、气虚甚者重用黄芪、党参；阴虚、血虚甚者加女贞、旱莲草、白芍、阿胶；脾虚者加用白术、淮山药；腰痛尿频者加续断、杜仲、益智仁；脱出之子宫肿痛，伴有白带多、小便赤涩者加炒黄柏、龙胆草；用药后效果不著时可重用枳壳。

服药治疗期间严禁负重、过累、房事、食生冷油腻之物。

【功效】 应用"加味补中益气汤"适当加减共治疗，观察子宫脱垂患者 14 例，服药最多者为 18 剂，少者仅 9 剂，均获得良好疗效。

【病例】 孙××，女，42 岁。子宫脱垂已 9 年。平时腰及下腹痛，阴部闷坠，大便不适，尿失禁。妇科检查：宫体全部脱出阴道，膀胱直肠膨出，舌淡、苔薄白，脉细。诊断为三度子宫脱垂，给予"加味补中益气汤"服用，另以枳壳 120 克、升麻 15 克煎汤熏洗坐浴。服药 6 剂后，子宫已明显回缩。仍予原方再加入益智仁、川续断、枳壳，连进 5 剂，其宫颈，位置恢复正常，诸症消失。随访未见复发，其后并怀孕生下一子。

【来源】 王树元等，山东中医。

 ## 双蜕一虫散治外阴白斑

【组成】 蛇蜕、蝉蜕各 250 克，蜈蚣 25 克。

【功效】 祛风止痒，灭蛊解毒。

【主治】 肾主二阴，肾阴不足，虚热内作，复感风毒所致。

【病例】 高××，女，30 岁，教师。1971 年 2 月 2 日初诊。主诉外阴特殊瘙痒，皮肤色变白，大小阴唇萎缩，并有裂纹，有时渗血，已 17 年。日趋加重，影响工作和休息，患者从 13 岁起外阴皮肤变白，有轻微瘙痒症状。27 岁结婚，症状仍不显著，28 岁生一个孩子后，外阴瘙痒加重，前阴周围色已变白，大小阴唇出现裂纹，终日瘙痒，无暂安时，医治无效，痛苦万分。在沈阳经两个医院诊断，均确诊为外阴白斑，某院肿瘤科用镭照射，不仅无效，反而加重，局部肿胀，奇痒难忍。1971 年某医院决定给以手术治疗，并交待术后还可能复发。在预约手术期之前 1 天，患者前来就诊。

检查外阴周围皮肤变白，大小阴唇萎缩，色白，有皲裂。嘱其服用"两蜕一虫散"，每日 2 次，每次 10 克。3 月 6 日复诊，服药已 5 日，瘙痒明显减轻，继续服用 1 个月，外阴皮肤接近正常，嘱其坚持服用。8 月 4

日来诊，患者断断续续服用两蜕一虫散近半年，症状全部消失，嘱其停药。1980 年 6 月 15 日随访：经服上药后，除 1975 年生第二个孩子之后，外阴有较短时间的轻微瘙痒外，一直很好。

【来源】 王乐善，辽宁中医。

白术通便饮治妇科手术后便秘

【组成】 生白术 60 克，生地 30 克，升麻 3 克。

【用法】 水煎服，每日 1 剂。

【功效】 健脾补气，养阴生津。

【主治】 气阴两伤，津液耗损。

【临床】 共观察 50 例患者，其中因子宫肌瘤、葡萄胎、宫颈原位癌施行子宫全切手术者 35 例；行剖腹产者 2 例；卵巢肿瘤、宫外孕、附件炎性肿块行附件切除者 12 例；阴道

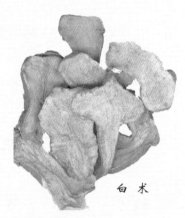

白术

肿块切除者 1 例。一般投药 1～4 剂。在 50 例中有 36 例服药为 1～2 剂后开始肠鸣矢气，随后排便，仅 7 例无效。服药后排便的第一天，每天排便 1 次者 34 例，每天便 2 次者 6 例，每天排便 3 次者 3 例。其后多数患者保持每日排便 1 次或隔日排便 1 次。

【病例】 沈××，46 岁，工人。于 1987 年 10 月 10 日入院。因患子宫肌瘤施行子宫及两侧附件全切术，术后第 3 天患者腹胀不适，有便意感，但排便困难。经灌肠仅有矢气而仍无排便。术前有习惯性便秘史。脉细微数，苔薄黄、质偏红。当即投以"白术通便饮"。服药 2 剂后即肠鸣矢气增多，服第 3 剂后当天排便 2 次，随后每日排稀便 1 次，自感小腹舒适，胃纳增加。为巩固其疗效，共投药 5 剂，住院期间保持每天排便 1 次。出院后 4 个月随访，习惯性便秘亦已好转，经常保持每天排便 1 次。偶尔便秘时除用些蜂蜜外，加用此方数剂即可通便。

按："白术通便饮"方，乃由《新医药学杂志》1978 年第 4 期刊登的"魏龙骧老中医的医生白术通便秘"发挥所得。魏老中医在治疗秘方中精

辟地引证了李东垣所谓"病必求其源，不可一用牵牛、巴豆类下之"。源者何在？在脾胃也。重用生白术以升脾阳，降浊气，实为治便秘之本，加用生地以滋之，加用升麻以助升阳，此方有通便之卓效。

【来源】 范华光，浙江中医。

 ## 加减归脾汤方治同房发痉症

【组成】 党参、黄芪、炒枣仁各 15 克，当归、茯神、远志各 10 克，杭白芍 12 克，熟地 18 克，白术、生姜各 9 克，木香、陈皮、甘草各 6 克，大枣 6 枚。

【用法】 水煎服，每日 1 剂。

【功效】 补血养肝。

【主治】 心肝血亏。

【病例】 苏××，女，25 岁。于 1977 年 4 月 13 日由其爱人同来诊。诉近 3 个月来每逢同房时女方则突然出现不省人事，颈项及四肢强硬，呼之不应，待片刻后可渐至清醒，未曾作过治疗。患者结婚已 2 年，婚后无此症。此症乃为产后出现，并述同房前无恐惧感。日常饮食、睡眠及大小便均正常。观其面色少华，形体瘦弱，舌淡嫩、苔薄白而滑，脉沉细略弦。症系发生于产后，且脉症合参，此乃心肝血亏心血不足，则出现神无所主；肝血不足，则筋脉失于濡养，故发生痉症。治当补血养肝，心血足则神有主，肝血旺筋脉得以濡养。遂投以"加减归脾汤方"。嘱其服药期间切忌房事。患者进药 6 剂，服药后精神较前为好，饮食佳。遂嘱其照原方再加入桂圆肉 15 克，继续服用，进 10 剂后，改用人参归脾丸早、晚各 1 丸。半年后随访患者诉前症已失，未再复发。

按：此症临床罕见，其病名为笔者自拟。根据祖国医学辨证施治，审其阴阳气血的盛衰，当属心不足，神无所主，肝血虚，筋脉失濡润而发为此症。故以归脾汤加减，健脾养心，益气补血。方中之白芍、熟地养肝补血。故用 10 剂后能收效。

【来源】 刘乾和，山东中医。

治白带症验方

【组成】 煅白果 10 克，淮山药 15 克。

【用法】 清水煎服，每日 1 剂，每剂可重煎 1 次，连服 7～10 天。

【主治】 妇女白带量多、腰酸膝软、纳少神疲、头昏眼花、四肢乏力等。

治妇女白带多腥臭验方

【组成】 山药 24 克，黄芩 12 克，黄柏 18 克，白果 6 克，车前子、芡实、薏米、甘草各 9 克。

【用法】 水煎服，每日 2 剂，日服 2 次。

妇女增奶 10 方

有些产妇生了孩子，出现奶少的现象。除常用葱汤洗乳头外部，促进气血行通外，还要保持精神愉快，情绪乐观，并可选用下列方法增奶。

方一 花生仁 60 克，黄酒 30 毫升，红糖 30 克，先将花生仁煮熟，再加入黄酒、红糖，略煮一下，食仁饮汤。

方二 鲜鲫鱼 500 克，清炖，加黄酒 3 杯，吃鱼喝汤；或鲤鱼去尾，煮汤饮服。

方三 将去壳的南瓜子 120 克（焙干研末），每次 30 克，用开水冲服。

方四 老丝瓜 1 个，阴干，研细成末，黄酒冲服，每次 9 克。

方五 多饮富含营养的汤类食物，如猪蹄汤、鸡汤、鲫鱼汤等，连服 3～5 天。如在烹制这类汤食时，加些黄芪和通草，其效更佳。

方六 用金针菜干花 25 克与适量瘦猪肉炖熟服食；或以金针菜鲜根 15 克，猪蹄 1 只煮熟吃。

方七 羊肉 250 克，猪蹄 1 个，加入配料共炖，食用肉汤，每日 1～2 次，连服 1 周。

方八 黑芝麻 250 克，炒后研细成末，同猪蹄汤冲服，每次 16 克，每日 3 次。

方九 赤小豆 250 克，煮粥食；赤小豆 250 克，煮汤，去豆饮汤，连服 3～5 日。

方十 活虾适量，微炒，以黄酒拌食，连食 3 日。

 治孕吐小方

怀孕妇女一般在第 6 周后，常有择食、食欲不振、轻度恶心呕吐等早孕反应，一般不需特殊治疗；少数反应严重者，可选用下列有效小方：

方一 伏龙肝（即烧柴火灶中的黄坯块），用纱布包后放在小铝锅中煎煮，每次用 150 克，服用前再用纱布滤净，当茶饮用。

方二 鲜芦根 60 克（干品 30 克），生姜 15～20 克，水煎服，每日 1 剂，分 3 次服用，连服 5～7 日。

方三 鲜姜 10 克，橘子皮 12 克，水煎，分 3 次饮用，连服 4～6 日。

方四 鲜扁豆 75 克，晒干研末，每次 10 克，用米饭汤送下，若呕吐重者，配用黄连方 1 克，饭前服用。

上述药汁宜冷服，一次饮一口，隔 10 分钟无呕吐，可再服一口，如此反复，直到服完。服药后若药汁呕出，可隔 10 分钟，再服药汁一口，切忌一口气将药汁饮完。

 治不孕症的中医验方

妇女不孕症的治疗效果与年龄有密切关系，年龄在 25～30 岁者治愈率较高，年龄在 35 以上者治疗效果较差。因此对不孕症的治疗应早为治宜。治疗前应由妇产科医生查清不孕的原因，然后再选择治疗方法。如果婚后多年不孕，不妨试用以下验方：

（一）输卵管炎症阻塞引起不孕

【组成】 白蛇舌草 30 克，黄柏 10 克，当归、黑山栀、香附各 9 克，白芍 12 克，柴胡、砂仁各 6 克，郁金 8 克。

【用法】 水煎服，每日 1 剂。

（二）子宫发育不良引起不孕

【组成】 大黄、广木香、枳壳、草豆蔻各 5 克，紫石英 15 克，细辛 3 克，甘草 6 克。

【用法】 研为细末，炼蜜为丸，共制 8 丸，分 2 次服，在月经后服。

（三）卵巢功能不足引起不孕

【组成】 党参、当归、菟丝子各 15 克，白术、茯苓、杜仲、鹿角霜各 12 克，芍药 9 克，川芎、炙甘草、川椒各 6 克，熟地 8 克。

【用法】 水煎服，每日 1 剂。也可将以上方 3 倍量的药制成蜜丸（6 克 1 丸），早、中、晚各服 1 丸，如果将汤剂与丸剂交替服用，效果更好。

 治女子不孕症验方

中医认为不孕症的主要原因是肾气不足，冲任失调。根据陈沛嘉老中医运用补益肾气、调补冲任的方法进行治疗，取得良好的效果，很多人因此而怀孕。

【组成】 大熟地、白芍、桑椹子、女贞子、阳起石各 15 克，全当归、桑寄生、仙灵脾各 10 克，蛇床子 5 克。

【用法】 隔日1剂，分2次空腹服，月经期间停服。

若偏阳虚可加鹿角霜10克，熟附块10克（先煎）；偏阴虚可加龟板10克，生地15克；偏气血虚者加党参10克，黄芪10克，黄精15克，白芍10克；湿热者加黄柏10克，椿根皮10克；虚寒者加吴茱萸5克，细辛3克，陈艾叶5克；痰湿者加苍白术各10克，陈皮10克，山楂30克；气滞者加香附10克，乌药10克，青皮10克；血瘀者加穿山甲10克，皂角刺10克，失笑散10克（包煎）等，可进一步提高疗效。

服用本验方期间，遇有感冒等急性病时暂停服药。平时应消除焦虑和紧张情绪，适当锻炼身体和补充营养。怀孕时停服本方。

 ## 治妇女功能性子宫出血验方

【组成】 阿胶珠、川续断炭各18克，黄芪、山茱萸肉各15克，党参、菟丝子、桑寄生各12克，甘草9克。

【用法】 水煎服，每日1剂，日服2次。

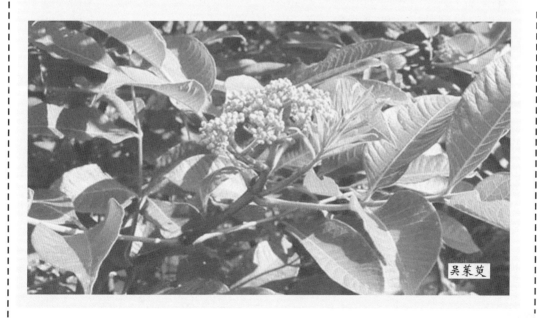

吴茱萸

儿 科

山栀外敷剂治小儿发热

【组成】　生山栀9克。

【用法】　上药研碎，浸入少量70％的酒精或白酒中30～60分钟，取浸泡液与适量的面粉和匀，做成4个如5分硬币大小的面饼，临睡前贴压于患儿的涌泉穴（双）、内关穴（双），外包纱布，再用胶布固定，次晨取下，以患儿皮肤呈青蓝色为佳。

【临床】　此方治疗小儿发热60例，1～3次患儿体温均恢复正常。

【病例】　楼×，女，2岁。鼻塞、流涕、咳嗽已3天。昨起发热，曾服小儿消炎散等药热不退，今天体温39.5℃，纳减，便干、溲赤，咽红，扁桃体肿大，舌红、苔薄黄。诊为急性扁桃体炎。以此方治疗1次热退，继以清热利咽之品调理而愈。

【来源】　方红等，《中医杂志》。

注：山栀具有清热解毒、凉血泻火之功，故用其外贴涌泉穴，即取"上病下治"之意，以清泻三焦之热；用其外贴内关穴，以清心经之热。故以此法治疗小儿发热，常获奇效。

清热止咳汤治小儿发热

【组成】　鸡屎藤（全草）、火炭母（全草）各30克，此为5～8岁小儿量。

【用法】　上药加水300毫升，煎成100～150毫升，1次服完（可适量加白糖调味）。

【临床】　此方治疗小儿发热咳嗽有效。

【病例】　陈×。突然发热，体温达 38.5℃，咳嗽、声嘶，咽部充血。服此方 1 剂，次日热退咳止。

【来源】　黄显能，《四川中医》。

小儿退热散治小儿发热

【组成】　连翘 120 克，黄芩、黄柏、山栀子、知母各 80 克，淡竹叶、薄荷、大黄、大青叶、浙贝母、炙甘草各 60 克。

【用法】　上药研细为末。用时以白糖开水冲调服用。3 岁以下幼儿，先用开水冲泡药末，纱布滤去药渣后口服。4～7 岁每天服 2 次，每次 3 克，4 岁以下每次服 2 克。

【临床】　此方治疗 7 岁以下小儿风热感冒发热，有一定效果。

【病例】　殷×，女，5 岁。发热 4 天不退，体温为 39～40℃，伴有口干，咳嗽，小便发黄，食欲不佳，彻夜吵闹。因青霉素皮试有过敏反应，仅服 1 天退热药物，高热未退。以此方 8 包，每天服 2 次，每次 3 克，白糖调开水冲服，2 天后痊愈。

【来源】　徐宏生，《湖北中医杂志》。

银石饮治小儿发热

【组成】　金银花、石膏各 30 克，玄参 20～30 克，神曲 15 克，荆芥 8 克。伴大便秘结者加大黄 3～5 克。

【用法】　上药加水煎 2 次，共取药液 150 毫升，3 岁以下每天服 1 剂量，3～8 岁服 1.5 剂量，8 岁以上服 2 剂量。要求每天药量在当天晚上 11 时以前服完。

【临床】　此方治疗小儿高热 175 例。服药后 12 小时内体温降至正常者 11 例，服药 24 小时内体温降至正常者 42 例，服药 48 小时内体温降至正常 52 例，服药 3 天内体温降至正常 10 例。

【病例】 周××，男，7 个月。发热 3 天，体温波动在 38.5～39.5℃，伴烦躁口渴喜饮，纳呆，小便短黄，大便干结，舌红、苔黄，指纹红紫；咽部充血，咽壁滤泡增生。服此方 1 剂，6 小时后微汗出，热退；再服 1 剂，诸症悉平。

【来源】 李江，《浙江中医杂志》。

退热饮治小儿发热

【组成】 石膏 20～30 克，麻黄 3～5 克，白僵蚕、蝉蜕、生甘草各 3～6 克，金银花 15～20 克，防风、荆芥各 10 克，杏仁 6～9 克。

【用法】 每日 1 剂。石膏研末先煎 20 分钟，余药用冷水浸渍 10～20 分钟后再与石膏同煎，煮沸 5 分钟，去渣稍凉服。3 岁以下少量多次分服，3 岁以上分 3～4 次服完，可用米汤或糖水送服。

【功效】 此方治疗小儿发热 54 例，显效 38 例，有效 15 例，无效 1 例。

【来源】 杜发斌，《湖北中医杂志》。

石板柴汤治小儿发热

【组成】 生石膏（先煎）30 克，板蓝根、大青叶各 15～20 克，柴胡、僵蚕各 9 克。

【用法】 每日 1 剂，水煎分 3～4 次温服，每次口服量不宜少于 20 毫升。

【功效】 此方治疗小儿外感发热 100 例，显效 96 例，有效 2 例，无效 2 例。

【来源】 唐业忠，《广西中医药》。

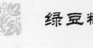 **绿豆糊剂治小儿发热**

【组成】 生绿豆 50 克，鸡蛋 1～2 个。

【用法】 将绿豆研细，过 80 目筛，再将鸡蛋打一小孔滤出蛋清，与绿豆粉调成稠糊状，做成直径 3～5 厘米、厚 0.5～0.8 厘米的圆形糊饼 2 个，分摊于布块上敷两足心（涌泉穴），外以绷带缠裹包扎，每天敷 2 次，每次 6～8 小时。共敷 2 天。

【功效】 此方治疗小儿高热，疗效较佳。

【病例】 王×，男，1 岁半。发热 3 天，体温在 39.1～39.5℃ 波动，精神萎靡，口渴喜饮，舌红、苔薄黄，指纹青紫。以此方外敷 2 天，体温降至正常。

【来源】 邵金阶，《浙江中医杂志》。

 银芩石草汤治小儿发热

【组成】 生石膏 30 克，白花蛇舌草 15 克，金银花 10 克，黄芩 6 克。

【用法】 上药煎汤，每次用 50～150 毫升，高位保留灌肠，每天 3 次。

【临床】 此方治疗小儿高热 86 例，痊愈 67 例，好转 14 例，无效 5 例。

【病例】 陈××，男，5 岁。患儿发热 3 天，咳嗽流涕，呕吐痰涎，咽喉充血，饮食减少，大便干燥难解，夜间抽搐 1 次，舌红、苔薄腻微黄，脉数，体温 39.8℃；血液检查：白细胞 13.6×109/升，中性 80%，淋巴 20%；X 线胸透肺纹理增粗。以上方加双钩藤 10 克，生石决明（先煎）20 克，1 剂急煎 250 毫升左右，冷后灌肠，每次 60 毫升，每天 3 次。次日体温恢复正常。症状消除。

【来源】 陈建平，《浙江中医杂志》。

麦门冬橄榄汤治小儿夏季热

【组成】　麦门冬15克，盐橄榄1～2枚，田蛙1只。

【用法】　将田蛙洗净，剖去肠杂，纳入麦门冬、盐橄榄于田蛙腹中，用针线缝牢田蛙腹部，加水适量，炖汤弃渣服。每天服1～2剂均可。病程长、体质虚弱者，加西洋参炖服；口渴引饮甚者，用鲜丝瓜皮、大枣适量水煎作饮料服。

【临床】　此法治疗小儿夏季热40例，全部获愈。

【病例】　黄××，男，3岁。患儿发热已3个月，体温在38～38.5℃之间，喜卧冷地，口渴多饮，无汗多尿，纳差，入夜则烦扰不安，精神萎靡，形体羸瘦，手足心热，脉细数。曾经治疗，无效。以此方加西洋参2克，每天1剂，间用鲜丝瓜皮15克，红枣5粒煎作饮料，共服9剂痊愈。随访1年无复发。

【来源】　吴光烈，《福建中医药》。

羊耳菊合剂治小儿夏季热

【组成】　羊耳菊10～30克，桑椹子10～15克，黄芪、葛根、麦门冬各6～10克。

【用法】　每日1剂，水煎服。

【临床】　此方治疗小儿夏季热112例，痊愈101例，未愈11例。

【来源】　唐冬季，《湖北中医杂志》。

荷翠地枣汤治小儿夏季热

【组成】　荷叶、西瓜、翠衣各5克（鲜品倍量），地骨皮、生地各3

克，大枣、五味子各 2 克。

【用法】　每天 1～2 剂，水煎去渣置冷，加白糖适量，频频饮用。

【临床】　此方治疗小儿夏季热 124 例，痊愈 80 例，好转 32 例，无效 12 例。总有效率为 90%。

【来源】　颜振旗，《湖北中医杂志》。

感冒香袋治小儿感冒

【组成】　荆芥，1 岁以内 5～10 克，1 岁以上酌增。

【用法】　用清洁的棉布制成长方形小袋放入荆芥，封口，挂在患儿前胸 6 小时。必要时隔 6 小时再用 1 次。

【临床】　此方治疗及预防小儿感冒有一定的效果。

【病例】　朱××，女，4 个月。鼻塞、咳嗽、睡眠不安 3 天。用此方治疗 1 次，诸症消失而愈。

【来源】　柯群智，《浙江中医杂志》。

金连香菊汤治小儿感冒

【组成】　金银花、连翘、七叶一枝花、菊花各 8 克，薄荷 5 克，香薷 4 克。

【用法】　上药加水浓煎至 100 毫升，每次取 50 毫升保留灌肠，每天 2 次。

【临床】　此方治疗小儿病毒性感冒 20 例，疗效较好。一般灌汤 2 次后症状减轻，5 天后可获痊愈。

【病例】　肖×，女，9 岁。患儿发热每天持续在 38℃ 左右已 15 天，伴头痛、咽疼、咳嗽 1 周。予辛凉、辛温解表之剂治疗，热仍未退。白细胞 $30×109g/$ 升，结核菌素试验（一），抗生素治疗无效。以此方煎液保留灌肠，每天 2 次，共治疗 5 次，热退诸羔若失。

【来源】　周振祥，《江苏中医》。

 ## 明菊梅花汤治小儿咽结膜热

【组成】　千里明 12 克，野菊花、一点红、岗梅根、板蓝根各 9 克，金银花、桔梗、甘草各 6 克。

【用法】　每日 1 剂，重症可每天 2 剂，水煎服。

【临床】　此方治疗 83 例咽结膜热病儿，治愈 70 例，好转 13 例。

【病例】　李×，男，3 岁。发热，流涕，两眼红赤，头痛已 3 天，两次门诊治疗未效而入院。入院体温 39.4℃，双眼结膜红赤明显，口渴多饮，纳少，小便黄短，大便干结。诊见双眼结膜充血明显，球结膜下出血，颌下淋巴结如黄豆大、无压痛，咽红，右侧扁桃体Ⅱ度肿大、充血，舌红苔薄黄，脉浮数。诊断为咽结膜热。以此方治疗 5 剂痊愈。

【来源】　王振熹，《广西中医药》。

 ## 冰蝎散治小儿急性扁桃体炎

【组成】　冰片 5 克，全蝎 10 克，菜油 2 毫升。

【用法】　先将冰片、全蝎捣碎，再调入菜油拌均匀，做成 5 分硬币大小的药饼，用胶布贴于外廉泉穴，24 小时调换 1 次。

【临床】　此方治疗小儿急性扁桃体炎 46 例，全部单纯用本方外贴，均获痊愈。

【病例】　高××，男，7 岁。患儿头痛高热 2 天，体温达 39.5℃。经治疗热稍退，但咽喉仍疼痛，吞咽不利，气急微咳，泛恶，小溲短赤，扁桃体肿大Ⅲ度，舌红、苔黄厚，脉滑数。血白细胞 $15×10^9$/升，中性 75%，淋巴 25%。用此方治疗 3 天，扁桃体肿大消退至正常，脉平神安。

【来源】　程栽芝，《浙江中医杂志》。

麻杏石甘汤加减治小儿痉挛性喉炎

【组成】　炙麻黄、荆芥各 6 克，杏仁 12 克，射干 25 克，天门冬、石膏各 30 克。

【用法】　每日 1 剂，水煎 2 次，共取 250 毫升，分服（一般要求在晚上 8 点钟以前服完）。

【临床】　此方治疗小儿痉挛性喉炎 10 例，服药 2～4 剂均治愈。

【病例】　钟×，男，5 岁。患儿咳嗽 4 天，曾诊断为支气管炎，用青霉素及非那西丁糖浆等治疗无效。咳嗽常在午夜前骤然发作，声音紧促如犬吠，稍感呼吸困难，伴声嘶，神倦纳减。检查咽部稍充血，心肺听诊无异常；检查血常规、胸透无异常。诊断为痉挛性喉炎。以此方药治疗 3 天，诸症悉除。

【来源】　李江，《浙江中医杂志》。

蠲饮汤治小儿胸膜炎

【组成】　全栝楼 12 克，黄芩 7 克，冬瓜仁 15 克，薏苡仁 30 克，桃仁、杏仁、款冬花、川贝母各 10 克，桔梗、甘草各 5 克。

若属渗出性胸膜炎酌加百部、防风、前胡、荆芥等；包裹性胸膜炎酌加金银花、连翘、牛蒡子、荆芥等。

【用法】　每日 1 剂，水煎成 100～200 毫升，分次频服。2 周为 1 个疗程。

【临床】　此方治疗小儿胸膜炎 49 例，痊愈 25 例，好转 23 例，无效 1 例。

【来源】　毕道才，《湖北中医杂志》。

吴茱萸外敷剂治先天性喉喘鸣

【组成】　吴茱萸适量。

【用法】 上药研末备用。用时取 1～2 克以白开水调成稠糊状，敷于双侧涌泉穴，每晚 1 次，次日清晨取下。6 次为 1 个疗程。

【临床】 此方治疗小儿先天性喉喘鸣 69 例，均痊愈。

【病例】 许×，男，10 个月。患儿出生后便喘息，喘息时出现三凹征。经某医院直接喉镜检查确诊为先天性喉喘鸣，用钙剂、鱼肝油服用多天无效。以此剂外敷 6 次病愈。随访 2 年未复发。

【来源】 张连城，《河北中医》。

 ## 祛风化痰方治小儿支气管炎

【组成】 制白附子、制南星、制半夏、地龙、白僵蚕各 10 克，陈皮 12 克。

【用法】 上药加水煎为 200 毫升，分 4 次口服。

【临床】 此方治疗小儿喘息性支气管炎 42 例，显效 24 例，有效 14 例，无效 4 例。

【病例】 顾×，男，10 个月。症见咳嗽，气喘，动则尤甚，喉中痰鸣，发热，舌淡、苔薄白；两肺闻及哮鸣音。诊断为喘息性支气管炎。以此方服 2 剂后，咳喘减轻；继服 3 剂咳止喘平，肺部啰音消失。

【来源】 俞建庭，《陕西中医》。

 ## 止喘灵治小儿支气管炎

【组成】 射干、杏仁、茶叶各 6 克，炙麻黄、白果、甘草各 3 克，生姜 1 片，葱白 1 根。

【用法】 每日 1 剂，水煎服。

【临床】 此方治疗小儿毛细支气管炎 50 例，痊愈 32 例，好转 15 例，无效 3 例。

【病例】 王××，男，3 个月。因受凉后发病，加重半天。诊见：

喘憋气促，张口呼吸，呼气延长，呈呼气性呼吸困难，呼气性哮鸣，三凹征阳性。喉间痰鸣，鼻翼煽动，呼吸困难，口唇略青，发热烦躁，舌淡红、苔白、脉浮紧而数，指纹色青。体温 38.1℃。两肺听诊以哮鸣音为主，可闻及小水泡音。X 线示两肺呈轻度肺气肿及支气管周围炎征象。以此方加厚朴 3 克，服 1 剂后发热退，喘憋有所缓解。续进 4 剂，诸症消失，告愈出院。

【来源】　李富汉，《浙江中医杂志》。

 ## 消咳喘治小儿支气管炎

【组成】　冰片、细辛、硼砂各 1 克，白术、僵蚕、防风各 10 克，黄芪、白芥子各 30 克。

【用法】　将诸药研成细末，加白面粉 1 把调匀，装入布袋内（布袋长 18 厘米，宽 15 厘米）。穿时将布袋缚在背部，上面盖住大椎穴，下面盖至腰椎处，昼夜穿用，直到病愈。凡 10 岁以内小儿急慢性支气管炎均可穿用。

【临床】　此方治疗小儿急慢性气管炎 50 例，痊愈 23 例，好转 24 例，无效 3 例。

【病例】　张×，女，7 个半月。咳喘并伴腹泻 15 天余。听诊双肺湿啰音明显，白细胞 17.8×10^9/升，用青霉素、咳特灵无效。胸 X 线诊为支气管感染，改用此方作背心穿用。6 天后咳喘均减，腹泻止，偶见咳嗽。继穿背心 3 天告愈，胸透正常。

【来源】　史存娥等，《浙江中医杂志》。

 ## 僵黄饮治小儿肺炎

【组成】　天竺黄 5 克，沉香 2 克（研末冲服），僵蚕、车前草、鱼腥草各 10 克。

奇效中华验方

【用法】 每日1剂，水煎2次成180毫升，分4～6次服。重者可每天2剂。

【临床】 此方治疗小儿毛细支气管炎50例，痊愈37例，显效12例，无效1例。

【病例】 唐×，男，7个月。因发热、咳嗽、时有憋气伴痰鸣5天，经当地医院用青霉素、氨茶碱、激素等药治疗无效。诊见：面色青灰，唇紫绀，呼吸困难，鼻翼扇动，便秘溲黄，舌红苔黄，指纹紫滞；体温38℃，呼吸60次/分；双肺可闻及湿啰音及痰鸣音；X线片示双肺纹理增粗，心缘区少许斑点状模糊阴影。诊为毛细支气管肺炎。上方加石膏、苏子4剂而愈。

【来源】 金欠等，《湖南中医杂志》。

 ## 肺炎外敷方治小儿支气管炎

【组成】 细辛10克，白芥子、苏子、芜荑、香附、食盐各30克，食醋少许。

【用法】 上药用铁锅翻炒至芳香灼手，装入柔软的布袋内，立即在患儿脊柱及其两旁或啰音密集处来回推熨，开始可隔衣熨，药物温度下降后，直接在皮肤上熨，每天2次，6天为1个疗程。

【临床】 此方外敷治疗小儿肺炎肺部啰音久不消者30例，啰音消失24例，啰音偶闻4例，啰音减少2例。湿性啰音比干性啰音消失快。

【来源】 吴震西，《中医杂志》。

 ## 止喘汤治小儿哮喘

【组成】 活蟾蜍7只（以夏季捕捉为佳），面粉250克，麻油250克。

【用法】 先将活蟾蜍置于空缸中一昼夜，仅取其后腿，去皮、掌，剁为肉泥。将面粉加适量水与肉泥拌匀成薄块，然后切成小片块。取麻油煮沸，将片块炸焦，即成蟾蜍果。将蟾蜍果分为 12 等份，每天服 3 次，每次 1 份（此为 3 岁左右儿童量。儿童随年龄的大小，用量可增减）。剩余麻油，分次炒饭给患儿吃。1 剂为 1 个疗程，若未好转，可再服 1 个疗程。

【临床】　此方治疗小儿哮喘 5 例，均获满意效果。

【病例】　袁×，男，3 岁。其母代诉小儿咳白色痰，喘气 2 年余，经儿科诊断为小儿哮喘。曾服氨茶碱，肌肉注射链霉素等药，时有好转，但遇风寒即发。望诊：咳喘，吐白色泡沫痰，呼吸急促，鼻翼扇动；听诊：两肺满布哮鸣音。嘱其服用蟾蜍果，1 剂药后病愈。随访年余未见发作。

【来源】　林志坚等，《四川中医》。

 ## 二黄二子汤治小儿哮喘

【组成】　炙麻黄 2 克，生大黄（后下），苏子、浙贝母、杏仁各 10 克，葶苈子（布包）15 克，橘红 5 克。

【用法】　每日 1 剂，水煎 2 次，共取药汁 200～300 毫升，分次频服。

【临床】　此方治疗小儿热哮 98 例，显效 74 例，好转 21 例，无效 3 例。

【病例】　徐××，男，4 岁。咳嗽气喘痰鸣 3 天，喉中如曳锯，痰液黄稠，难以咯出，烦躁口渴，腹胀，大便 3 天未行，小便色黄，舌苔黄腻，脉滑数。曾用西药治疗乏效。血液检查白细胞 $10.6×10^9$/升，中性 68%，淋巴 28%，酸性 4%。胸 X 线示肺门阴影增浓。以此方加莱菔子 10 克，服 2 剂药后解稀热臭便 4 次，哮喘减去七八；继进 1 剂，哮喘止。

【来源】　秦亮，《湖北中医杂志》。

 ## 蛇床子汤治小儿哮喘

【组成】　蛇床子 8 克，陈皮、法半夏各 5 克，苏叶 4 克，五味子、炙甘草各 3 克，细辛 2 克。

【用法】　每日 1 剂，水煎服。

【临床】　此方治疗小儿支气管哮喘 26 例，痊愈 9 例，控制 13 例，有效 2 例，无效 2 例。

【病例】　文××，男，8 岁。哮喘反复发作已 3 年，本次发作 4 天。呼吸喘促，喉中有哮鸣音、夜间为甚，咳嗽，痰白而稀，面白肢冷，喜热饮，小便清，舌淡白、苔白，脉沉细无力。听诊双肺满布哮鸣音。以此方治疗 2 剂后症状明显减轻，继用 3 剂症消。随访 1 年未发。

【来源】　陈勇，《湖北中医杂志》。

 ## 止咳化痰汤治小儿顽咳

【组成】　桑叶、枇杷叶、浙贝母、知母、白僵蚕、蝉蜕、甘草各适量，剂量视患儿年龄大小酌定。

【用法】　每日 1 剂，水煎，取汁分多次服。

【临床】　此方治疗小儿麻疹后久咳不愈，有较好的疗效。

【病例】　杨×，男，4 岁。1 周前患麻疹，服银翘散加味 2 剂，疹点由颜面、胸腹而及手足心透出，尔后疹消热退，但咳嗽仍频，甚则涕泪交流，声音嘶哑，夜不安宁，口渴食少，尿赤便秘，舌红、苔薄黄，脉细数。予此方 3 剂告愈。

【来源】　孙庆君，《浙江中医杂志》。

 ## 抗结核汤治小儿肺门淋巴结结核

【组成】　鱼腥草 20 克，夏枯草、白及、百部、麦芽、金银花各 10 克，百合、淮山药、牡蛎各 15 克，甘草 6 克，大枣 2 枚。此为 3～5 岁的儿童用量。

【用法】　每日 1 剂，水煎，分 3 次服。1 个月为 1 个疗程，连用 2～

4个疗程。

【临床】 此方治疗小儿肺门淋巴结结核100例，痊愈78例，好转13例，无效9例。总有效率为91％。

【病例】 胡×，男，7岁。咳嗽盗汗1年，伴食欲欠佳，形体消瘦，神疲乏力，经X线片检查，诊断为双肺门淋巴结结核，曾用西药抗结核治疗未见好转。诊见：咳嗽，咯吐白沫痰，盗汗甚，眼眶凹陷，两侧项下查3～5个黄豆大小的结核、边缘光滑，舌淡、苔白，脉浮缓。以此方治疗2个月，症状明显好转，X线检查示病灶大部分趋向钙化。续用药2个月，症状消失，X线检查示两肺清晰，心膈正常。随访2年未见复发。

【来源】 张道诚，《浙江中医杂志》。

 儿茶汤治小儿流涎

【组成】 儿茶5克，冰糖适量。

【用法】 每日1剂，水煎汤代茶饮，连服5天为1个疗程。

【临床】 此方治疗小儿口角流涎（属脾热者）15例，均治愈。

【来源】 张桂宝，《辽宁中医杂志》。

 止涎散治小儿流涎

【组成】 黄连4克，儿茶12克，此为3岁以下剂量。

【用法】 将上2药研细末，分4份，每早、晚各服1份，用梨汁或甘蔗汁8～16克将药粉搅匀吞服。

【临床】 此方治疗小儿脾胃湿热型流涎（滞颐），有较好的疗效。

【病例】 邓××，男，3岁。患儿8个月前开始流口水。诊见：患儿口角流涎，稠黏腥臭，口角赤烂，颏下皮肤红赤，面赤唇红，口渴喜冷饮，小便微黄，大便微稀秽臭，舌红、苔黄，指纹紫。以此方2剂治疗后痊愈。随访3月未见复发。

【来源】　杨金炉，《四川中医》。

 白益枣汤治小儿流涎

【组成】　白术、益智仁各 15 克，红枣 20 克，此为 5 岁用量，可视年龄大小增减。

【用法】　每日 1 剂，水煎，分 3 次服。

【临床】　此方治疗小儿流涎症 7 例，均获良效。

【病例】　张×，男，5 岁。病后体虚，流涎已数日，甚则浸湿衣被。诊见：面色无华，舌淡苔薄，脉濡细。以此方药浓煎，服 5 剂后痊愈。

【来源】　袁培春，《四川中医》。

 治鹅口疮方

【组成】　红糖适量。

【用法】　以手指蘸糖，轻轻涂擦口腔患处，随蘸随涂，每天数次。

【临床】　此方治疗鹅口疮数例，一般 2～3 天即愈。

【来源】　刘书生，《山东中医杂志》。

 乌梅桔梗汤治鹅口疮

【组成】　乌梅、桔梗各 15 克。

【用法】　上药加水浓煎，用消毒棉签蘸药液轻轻换擦患处，每日 1～2 次。

【临床】　此方治疗鹅口疮 58 例，收效甚速，轻者用药 1 次即愈，重者 3 天见效。

【来源】　张庆年，《湖南中医杂志》。

地龙白糖浸液治鹅口疮

【组成】　活地龙 10～15 条，白糖 50 克。

【用法】　将地龙用清水洗净后置于杯中（不要弄断），撒上白糖，用镊子轻轻搅拌，使其与白糖溶化在一起呈黄色黏液，盛于消毒瓶内备用。用棉签蘸此液涂布在疮面上，3～5 分钟后用盐水棉签擦掉即可，每天 3～4 次，夜晚疼痛时可再外涂 1 次。

【临床】　此方治疗鹅口疮 20 例，一般 3～5 天可治愈。

【来源】　何国兴，《中医杂志》。

鹅口疮方

【组成】　鲜天晴地白全草、糯米各适量。

【用法】　将天晴地白全草洗净切碎与糯米拌匀，加适量冷开水，捣烂取汁，用干净细布将药汁轻涂于患处，每天涂数次。

【临床】　此方治疗鹅口疮，一般 2～3 天即可痊愈。

【来源】　邓克新，《湖南中医杂志》。

通幽汤治小儿先天性肥大性幽门狭窄

【组成】　芒硝、生赭石各 20 克，大黄、桃仁、莱菔子各 10 克，鲜萝卜 500 克。

【用法】　先将萝卜切片入锅，水浸，文火煮，煮水开后入芒硝，煮至萝卜熟烂后捞出，再加入其他药煎 30 分钟过滤取汁。每次服 10 毫升，每 3～4 小时服 1 次，吐后再服，坚持服用，待吐止、便通、腹胀减轻后停药。

【临床】　此方治疗小儿先天性、肥大性幽门梗阻4例，均治愈。

【来源】　刘太生，《山东中医杂志》。

扩幽解痉汤治新生儿幽门痉挛

【组成】　蝉蜕9克，陈皮6克，木香、砂仁、枳壳各4.5克，半夏、甘草各3克。

【用法】　每日1剂，水煎，早、中、晚各服1次或频频饮服。

【临床】　此方治疗新生儿幽门痉挛21例，服药48小时内呕止者19例，72小时呕止者2例。

【病例】　张×，女，18天。患儿呕吐6天，呕吐物为陈旧奶块，每天3～4次，量不多；大便每天1次，有时干燥。检查身体状态尚可，神志清，无脱水貌，腹部柔软，未触及肿块，肠鸣音正常。诊断为新生儿幽门痉挛。服此方1剂后呕吐止，2剂后呕吐未再发而愈。

【来源】　丛春艳，《陕西中医》。

止泻汤治婴幼儿腹泻

【组成】　豇豆壳（干品）50克。

【用法】　取当年干豇豆壳50克，用冷水浸泡30分钟后，加水200毫升，煎至60～80毫升，分2～3次口服。

【临床】　此方治疗小儿秋季腹泻疗效很好。

【病例】　陈×，男，1岁。腹泻稀水便，日10余次。伴发热（体温39℃）、呕吐、口渴、尿短、烦躁不安。入院后经补液、对症治疗2天，体温正常，脱水基本纠正，腹泻每天仍有10余次。用上方治疗，1剂后，大便减至5次，2剂而愈。

【来源】　赖丁兴，《浙江中医杂志》。

白胡椒粉治婴幼儿腹泻

【组成】　白胡椒1～2粒。

【用法】　上药研细末，填脐中，用胶布贴敷，每24小时更换1次，连用2～3次。脐部有感染或对胶布过敏者禁用。

【临床】　此方治疗轻型婴幼儿腹泻209例，治愈139例，大便次数明显减少者31例，无效39例。总有效率为81.3%。

【来源】　马雅彬等，《河北中医》。

薯蓣粥治婴幼儿腹泻

【组成】　生淮山药500克，白糖30～50克。

【用法】　先将山药研成细末，过细筛备用。取山药粉约50克，放锅内加适量凉水调匀，加热，搅拌，煮二三沸后成稀糊状，加入白糖。每天服4～5次，每次4～6匙羹。若婴儿小可适当调稀，频频饮之。

【临床】　此方治疗婴幼儿脾虚泄泻22例，全部治愈。

【病例】　李×，男，3岁。腹泻20天，日行十余次，大便稀薄，食后即泻，完谷不化；时有腹胀隐痛，喜按，纳食不香，面色萎黄，神疲肢倦，形体消瘦，舌淡、苔白，脉缓弱；指纹色淡，隐现风关。大便常规检查可见脂肪球。治如上法，2天腹泻次数明显减少，纳食大增，5天后痊愈。

【来源】　陈富等，《浙江中医杂志》。

小米芹菜汤治婴幼儿腹泻

【组成】　生小米、炒小米各50克，鲜旱芹100克，食盐3.5克，白

奇效中华验方

糖 10 克。

【用法】　上药洗净后加清水 2000 毫升浓煎。过滤取上清液 1000 毫升，加入食盐、白糖调味口服。

【临床】　此方治疗小儿秋季腹泻，在止呕、止泻及纠正脱水等方面均疗效满意。

【来源】　赵双林等，《河南中医》。

 止泻粉治婴幼儿腹泻

【组成】　炒苍、术焦、山楂、车前子各 5 克，罂粟壳 2.5 克。

【用法】　上药共研细末，过筛备用。1 岁以内每次服 2 克，1～3 岁每次服 3 克；4～6 岁每次服 4 克；7 岁以上酌量增加。2～4 小时服 1 次，加适量食糖，开水冲服。

【临床】　此方治疗小儿腹泻 20 例，均在服药后 2 天腹泻停止，大便正常，无不良反应。

【病例】　洪×，女，2 岁。腹痛泻稀水，每天行 10 余次，服中西药无效。诊见：大便稀水，日 10 余次，色黄绿兼挟奶块，哭闹不休，面黄略青，舌红、苔薄，指纹紫滞。以此方 30 克，每次服 3 克，每 2 小时服 1 次。服药 2 次后（4 小时）腹泻减轻，1 天后腹泻止，大便成形。改为每天服 1 次，5 天后痊愈。

【来源】　任大昌，《四川中医》。

 山药茯苓汤治婴幼儿腹泻

【组成】　淮山药、扁豆各 20 克，茯苓、莱菔子各 10 克。

【用法】　每日 1 剂，加水浓煎，少量频频饮服。

【临床】　此方治疗婴幼儿腹泻 150 例，痊愈 130 例，有效 18 例，无效 2 例。

【来源】　易维祥，《浙江中医杂志》。

大黄蝉蜕汤治婴幼儿腹泻

【组成】　大黄、蝉蜕各1～3克。

【用法】　将大黄捣碎，蝉蜕去头足，用水适量浸泡20分钟，武火煎煮10～15分钟，取澄清药液约50毫升，每次灌服3～5毫升，每天5～8次。脱水现象严重者可配合口服适量糖盐水或输液。

【临床】　此方治疗婴儿腹泻300例，显效192例，有效48例，无效60例。总有效率80%。

【病例】　尚×，男，2岁。患儿腹泻月余，曾用过中西药，虽然脱水有所纠正，而腹泻依然。诊见：患儿眼窝凹陷，精神萎靡不振，嗜睡，烦躁，腹大如鼓、拒按、青筋隐现，口唇干燥，渴而索饮，水入则吐，每天泻下10余次，泻下物内挟奶瓣、黏液，及口服之药物残渣，肛门红肿，舌淡、苔腻，指纹淡红深沉、透气关射命关。大便常规检查脂肪球（＋＋），白细胞（＋）。以此方药灌服4天，病告痊愈。

【来源】　王振录等，《浙江中医杂志》。

止泻洗剂治婴幼儿腹泻

【组成】　艾叶50克，透骨草、白胡椒各25克。

【用法】　上药加清水500～1000毫升，煎10～15分钟，将药液倒入盆中，以不烫为度，将患儿两脚放入盆中洗浴约10分钟，每天3次。1剂药可煎3次。

【临床】　此方治疗小儿消化不良性腹泻24例，经治1～4天全部治愈。

【来源】　李友明，《辽宁中医杂志》。

消胀汤治小儿肠炎

【组成】 木香、砂仁各适量。

【用法】 上药研末装瓶备用。每天服 3 次，2 岁以下每次 2 克，5 岁以上每次 3 克，以开水调服。5 天为 1 个疗程。

【临床】 此方治疗小儿肠炎后腹胀 40 例，均获治愈。

【病例】 秦×，男，3 岁。15 天前患肠炎，经西医用抗生素治疗症状改善，大便从稀水状变成稀糊状，但腹胀加重，不欲食，精神萎靡，面色苍白，怕冷，肠鸣音弱；叩诊鼓音，无移动性浊音；X 线检查肠管大量积气。西医诊为肠功能紊乱，给抗生素、酵母片等无效。以此方每天 9 克，分 3 次服，连服 5 天，腹胀消失，精神好转。继服参苓白术片 7 天以巩固疗效。

【来源】 秦书勤等，《陕西中医》。

苦木合剂治小儿肠炎

【组成】 苦参 25 克，木通 15 克。

【用法】 上药加水 200 毫升，文火煎煮至 15～20 毫升，为 1 次用量。每晚保留灌肠 1 次，灌肠前令患儿排便。药液温度宜 37～37.5℃，插管深入 10～15 厘米，慢慢推药，拔管后令家长捏紧双侧臀部 5～8 分钟。

【临床】 此方治疗小儿滴虫性肠炎 21 例，全部治愈。

【来源】 侯传夫，《山东中医杂志》。

止痢粉治小儿细菌性痢疾

【组成】 满天星适量。

奇效中华验方

【用法】 上药洗净晒干，研细末备用。每天服 3 次，每次 1.5 克，加糖冲开水服。

【临床】 此方治疗细菌性痢疾 32 例，均获痊愈。

【病例】 李××，男，3 岁。发热、腹泻 2 天，曾伴呕吐。诊见：体温 39.5℃，双肺呼吸音粗。大便常规检查黏液（＋＋），红细胞少许，脓球（＋＋），吞噬细胞少许。血液检查，白细胞 14.8×109/升，中性 28％，淋巴 72％。诊断为急性细菌性痢疾。以此方治疗，每 2 小时服 1 次，每次 1.5 克，同时给予补液。自晚 10 点开始用药，至次日晨 8 时，体温 38℃，大便已干。大便、血液检查均已正常。继服 2 天，每天 3 次，每次 1.5 克，病愈。

【来源】 张继宗，《浙江中医杂志》。

 ## 加减白头翁汤治小儿细菌性痢疾

【组成】 白头翁 12～25 克，大黄、枳实各 5～10 克，地榆 5～9 克，黄连 3～6 克。腹痛甚者加广木香 5～10 克，白芍 9～15 克。

【用法】 上药以冷水浸泡 15 分钟左右，武火煎煮。1 剂煎 2 次，取药液 60～150 毫升。嘱患儿侧卧，将肛管（或导尿管）插入肛内 15 厘米左右，待药液温度在 35～36℃时，用 50 毫升注射器（或灌肠筒）抽药液缓慢注入，保留 30 分钟以上，每天 1 次，直至痊愈为止。

【临床】 此方治疗小儿细菌性痢疾 12 例，均治愈。

【来源】 许忠民，《江西中医药》。

 ## 三黄粉治小儿细菌性痢疾

【组成】 黄连、黄芩、黄柏各适量。

【用法】 上药研细末和匀备用。1 岁每次用 1 克，生理盐水 20 毫升；2～3 岁用 2 克，生理盐水 30 毫升；4 岁以上用 3 克，生理盐水 40 毫升注射器吸入药液，接上导尿管，插进患儿肛肠内 5～8 厘米，缓缓注入。每天灌 1 次，病情较重者每天 2 次。

【临床】　此方治疗小儿菌痢 146 例，治愈 118 例，无效 28 例。

【病例】　夏×，男，7 个月。夜间哭闹不安，腹泻赤白相间，黏冻，夜间至清晨达 8 次，诊见体温 38.6℃（肛探），腹微胀，苔白厚腻。大便常规脓细胞（＋＋＋），红细胞少许。血常规检查白细胞 12.6×109/升，中性 48%，即用三黄粉 1 克，调入生理盐水 20 毫升灌肠，每天 2 次，连用 2 天，体温恢复正常，余症均除。

【来源】　杨侃，《浙江中医杂志》。

止呕泥治小儿呕吐

【组成】　生姜 100 克，鲜橘皮、米饭各 50 克。

【用法】　将生姜、橘皮捣碎，加入米饭共捣成泥，外敷神阙穴上，上盖消毒纱布，并压以热水袋加温。

【病例】　邹×，女，2 岁 6 个月。患儿 1 天前感寒而发呕吐，继则恶寒发热，诊断为急性胃炎，经输液及抗感染治疗无效，反增腹泻。诊见：呕吐不止，兼有下泻，腹中雷鸣，发热恶寒，四肢厥冷，脸色苍白，眼眶凹陷，舌苔白干，脉数带紧。以此法外敷神阙穴，顷刻，呕吐止，四肢转温，后与祛湿止泻中药内服，诸症消失。

【来源】　曾立崑，《浙江中医杂志》。

玄胡粉治小儿食滞

【组成】　玄明粉 3 克，胡椒粉 0.5 克。

【用法】　上药研细拌匀，放置肚脐中，外盖消毒油纸或纱布，用胶布固定，每天换药 1 次。

【临床】　此方敷脐治疗小儿积滞，一般 1～2 天见效，3～5 天可愈。

奇效中华验方

【病例】　赵××，男，3岁。近10天来呕吐，厌食，大便腥臭，3天一行而不畅，烦躁哭闹，小腹胀满，无发热，苔黄腻，脉滑数。诊为小儿积滞，以此方敷肚脐治疗，每天换药1次，2天后好转，4天后痊愈。

【来源】　孙兴大，《四川中医》。

儿溃散治儿童胃及十二指肠溃疡

【组成】　炙黄芪500克，桂枝、血竭各20克，炒白芍200克，炙甘草、九香虫各50克，白及、乌贼骨、徐长卿各300克，黄连45克，枯矾30克。

【用法】　上药除枯矾外，一起放入烘箱烤干，如无烘箱可用文火将药物烤干，与枯矾混合，研成细粉末，过筛，装瓶备用。使用时每次取10～20克以热水或蜂蜜调成糊状，饭前30分钟吞服，每天3次。30天为1个疗程。

【临床】　此方治疗儿童胃及十二指肠溃疡53例，痊愈30例，好转17例，无效6例。

【病例】　王×，男，14岁。脐周及胃脘部隐痛3年，胃镜检查发现胃前壁小弯靠近幽门处有0.5厘米×0.5厘米大小溃疡2处，有陈旧性血痂，幽门轻度梗阻。诊断为胃小弯侧溃疡。经诊：胃脘灼热，嘈杂吞酸，痛处不定，夜间及饥饿时痛甚，伴纳呆腹胀，时而呕吐，舌红，脉弦。以此方加姜竹茹、枳壳粉末，饭前30分钟取20克加蜂蜜8克调成糊状吞服，每天3次。治疗2个疗程后痊愈。复查胃镜正常，随访多年未见复发。

【来源】　杨林等，《浙江中医杂志》。

注：服此方后食似有干涩及黏附紧束之感，属正常反应，多饮开水。如患者并发急性胃穿孔，须立即手术治疗。

肾炎方治小儿肾炎

【组成】　蒲公英100克。

奇效中华验方

【用法】 水煎，分 2 次服。

【临床】 以此方治疗小儿慢性肾炎而服用激素而见阴虚之症者，有疗效。

【病例】 方×，男，8 岁。患慢性肾炎已 2 年余，肿不甚，溲通，长期服用强的松（每天 15 毫克），尿蛋白（＋＋）持续不降，一派阴虚之症，遂以此方治疗，同时递减激素，半年而愈。

【来源】 谢立业，《中医杂志》。

 黄芪益母草汤治小儿肾炎

【组成】 黄芪 18 克，益母草、生地、白茅根各 12 克，黄柏、小蓟、茯苓、白术、泽泻、滑石各 9 克。

【用法】 每日 1 剂，水煎服，10 天为 1 个疗程。

若疮疡者加金银花、紫花地丁、蒲公英；由于风寒感冒者加荆芥、防风、桔梗；由于扁桃腺发炎者加金银花、黄芩、牛蒡子。

【临床】 此方治疗小儿急性肾炎 104 例，全部治愈。

【病例】 李×，男，6 岁。眼睑水肿，尿少，双下肢溃疡（部分化脓结痂），体温 37.6℃，舌红、苔薄黄，尿常规检查蛋白（＋＋），红细胞（＋＋），颗粒管型（＋）。以此方加金银花、紫花地丁、蒲公英各 15 克。服 7 剂浮后肿消退，余症减；继服 7 剂后，症状除。连续 3 周尿常规检查正常。

【来源】 闪建武，《湖北中医杂志》。

 荔蓟煎合剂治小儿肾炎

【组成】 荔枝草、车前草各 3 千克，大蓟，小蓟各 1.5 千克。

【用法】 上药加水煎成 6000 毫升，加适量苯甲酸、尼泊金防腐，分装备用。每天服 3 次，每次 10～20 毫升。

【临床】 上方治疗小儿急性肾炎 70 例，治愈 69 例，好转 1 例。

化疸复肝汤治小儿黄疸

【组成】 茵陈 180 克，金钱草 90 克，川郁金 60 克，粉甘草 15 克，红糖适量。

【用法】 每日 1 剂，水煎取液冲红糖当茶饮，每天 3～5 次。

【临床】 此方治疗小儿黄疸型肝炎 250 例，均治愈。

【来源】 李庆铎，《陕西中医》。

丹参清肝饮治小儿黄疸

【组成】 丹参 9 克，龙胆草、甘草各 6 克。

【用法】 每日 1 剂，水煎 2 次，早、晚各服 100～150 毫升。若湿重者加藿香；热重者加白茅根，食滞者加鸡内金。配服维生素 C、酵母片。

【临床】 此方治疗小儿传染性黄疸型肺炎 70 例，临床治愈 66 例，好转 4 例。

【病例】 何××，男，10 岁。纳呆、神疲、尿黄 5 天，现尿黄如浓茶，腹胀恶心，全身皮肤、巩膜黄染鲜明。检查肝肋缘下 3 厘米，有压痛及叩痛，脾未触及，舌边尖红、苔薄黄而腻，脉细数。黄疸指数 40 个单位；凡登白氏直接间接反应阳性。按此方加白茅根 12 克，服 16 剂症状基本消失，肝功能恢复正常。继服 7 剂以巩固疗效。

【来源】 潘子函，《湖北中医杂志》。

荆防板蓝根汤治水痘

【组成】 荆芥、防风各 10 克，板蓝根 20 克，芦根 15 克。

【用法】 每日1剂，水煎，分2次服。

【临床】 此方治疗小儿水痘94例，全部治愈。

【来源】 翁建新，《江苏中医》。

 银翘一丁汤治水痘

【组成】 金银花、连翘、车前子、六一散各10克，紫花地丁15克。

【用法】 上药纱布包裹，头煎药液50～100毫升，分2～3次服；二煎外洗患部。

【临床】 此方治疗小儿水痘11例，均治愈。

【来源】 吕月美，《四川中医》。

 银石汤治水痘

【组成】 金银花、石膏各30克，玄参、紫草、泽泻各15克，薄荷9克，荆芥6克。

【用法】 每日1剂，水煎2次，共取药液250毫升，分服。

【临床】 此方治疗小儿水痘116例，均获痊愈。一般服药2～5剂。

【病例】 周×，女，7岁。发热并出疹1天，身上瘙痒，头面、躯干皮肤散在丘疹、疱疹，疱疹红润，清净明亮，内含水液；纳食略减，体温38.4℃，咽部充血，舌红、苔薄白，脉浮数。投"银石汤"2剂获愈。

【来源】 李江，《浙江中医杂志》。

 消毒饮治腮腺炎

【组成】 板蓝根30克。

【用法】 上药加水200毫升，煎成60毫升，分6次服，每4小时1

奇效中华验方

次，空腹服。此为 1 天量。

【临床】　此方治疗流行性腮腺炎疗效满意，一般连服 3～5 剂可愈。

【来源】　穆桂馨，《黑龙江中医药》。

腮腺炎糊剂治腮腺炎

【组成】　木鳖子适量。

【用法】　木鳖子去壳取仁，用瓷碗或碟将木鳖子仁加少许清水磨成浆糊状，以棉签蘸涂于患处，每天 10 余次，干后即涂，保持湿润。

【临床】　此方治疗小儿腮腺炎 18 例，均痊愈。

【病例】　田×，男，8 岁。发热、恶寒 3 天，两侧颐颌部色白濡肿 1 天，按之酸痛，食欲不振，小便短赤，苔黄腻，脉滑数。诊断为腮腺炎。以此方治疗 3 天痊愈。

【来源】　罗原福，《广西中医药》。

梧桐花汁治腮腺炎

【组成】　鲜梧桐花 20 朵。

【用法】　上药捣烂外敷患处，药干后再换，1 天数次。

【临床】　此方治疗小儿腮腺炎数 10 例，取效满意。

【病例】　李××，男，7 岁。两耳下红肿疼痛，张口咀嚼困难，头痛、恶寒已 3 天。来诊时体温 38℃。以此方外敷 28 小时，共计 12 次，热退肿消。

【来源】　李庆，《浙江中医杂志》。

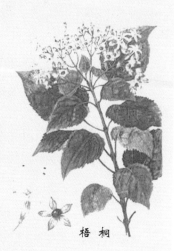

梧桐

蒲公英煎剂治腮腺炎

【组成】　鲜蒲公英 30～60 克，白糖 30 克。

【用法】　将鲜蒲公英洗净和糖同放药罐内，加水 300～400 毫升，文火煎开后再维持 15 分钟左右，用净纱布滤过，取药液分早、晚 2 次服。

【临床】　此方治疗小儿流行性腮腺炎 84 例，均治愈。

【来源】　梁昌银，《河北中医》。

百部煎剂治百日咳

【组成】　百部适量。1 岁患儿每天 3 克；2～4 岁 6 克；5 岁以上 10 克。

【用法】　每日 1 剂，水煎，取药液约 30 毫升，加适量白糖，分早、午、晚 3 次服。

【临床】　此方治疗百日咳效果显著，一般服用 3～6 天可痊愈。

【来源】　刘砚方，《河北中医》。

马齿苋煎剂治百日咳

【组成】　马齿苋 200～300 克。

【用法】　上药水煎 2 次，浓缩 100～150 毫升，分早、晚 2 次口服。5 天为 1 个疗程。

【临床】　此方治疗小儿百日咳 50 例，治愈 48 例，无效 2 例。

【来源】　樊英诚等，《黑龙江中医药》。

鸡胆百合散治百日咳

【组成】　鸡胆 1 具，百合 10 克。

奇效中华验方

【用法】 将鸡胆焙干，与百合共研细末。1岁以内分3天服；1～2岁分2天服；3～6岁为1天服；7～10岁以上药量加倍，1天服完。每天量分3次内服。

【临床】 此方治疗百日咳，一般用药4～10天痊愈。

【来源】 阎保祥，《浙江中医杂志》。

 苏杷合剂治百日咳

【组成】 苏叶、枇杷叶各10克，龙胆草6克，花椒1克，红糖15克。

【用法】 上药用清水煮沸10～15分钟，加入红糖微火熔化，少量频服，2天1剂。

【临床】 此方治疗小儿百日咳，收到满意的效果，特别是百日咳的中后期效尤佳。

【病例】 蔡×，男，5岁。因患百日咳，经中西多种方法治疗，咳稍减，但夜间仍有剧咳，有时呕吐食物。服此方2剂后，剧咳大减，呕吐已止，继服4剂而愈。

【来源】 廖鹤龄，《四川中医》。

 马鞭草煎剂治白喉

【组成】 马鞭草、全草各200克。

【用法】 上药加水1000毫升，煎至300毫升，早、晚各服1次，连服10～15天，同时加用维生素B_1、维生素C常用量，每天3次。

【临床】 以此方治疗白喉30例，痊愈29例，无效1例。

【病例】 王×，男，12岁，发热，咽痛，咽部异物感，吞咽困难，进食阻挡3天，经当地医院给青霉素、链霉素、庆大霉素治疗无效而入院。体温39.3℃，血压12/9千帕，急性热病容，皮肤无异常；左颌下淋巴结如鸭蛋大，活动，压痛；双侧扁桃体均Ⅲ度肿大，均见灰白色伪膜占据全扁桃体，表面光滑，不易剥落，边界清楚；咽部充血，悬壅垂无水肿，咽反射正常，两肺无异常；血白细胞 $13 \times 10^9/$升，中性 85%；咽拭子涂片、培养白喉杆菌均阳性。药敏试验对马鞭草和红、氯霉素高度敏感。予马鞭草煎剂早、晚分服，20 小时后体温降至正常。住院第 5 天咽痛消失，扁桃体复原，咽拭子培养白喉杆菌转阴。继服马鞭草煎剂 1 周，住院 12 天，痊愈出院。

【来源】 何明汉，《陕西中医》。

 ## 桑叶末治小儿汗症

【组成】 霜桑叶 60 克。

【用法】 上药焙干研细末，每晚睡前用米汤送服 6 克。

【临床】 此方治疗小儿盗汗，多有效验。

【病例】 ××，男，7 岁。每于夜间睡后汗出，头面如洗已近半载，曾作检查未发现异常。以此方治疗 8 天，盗汗除。

【来源】 宋传荣，《浙江中医杂志》。

注：现代药理研究，桑叶含有氨基酸、有机酸、胡萝卜素、维生素 B_1 等多种成分，其止汗作用可能是通过对植物神经的调节而起作用。

 ## 党参黄芪汤治小儿汗症

【组成】 党参 30 克，生黄芪 20 克。

【用法】 上药加水煎成 50 毫升，每天分 3 次口服。1 岁以内小儿减半量。10 天为 1 个疗程。

【临床】 此方治疗小儿自汗 40 例，临床控制 24 例，显效 16 例。

【来源】 朱全发，《江苏中医》。

五龙散治小儿虚汗

【组成】 煅龙骨、五倍子各适量。

【用法】 上药研末混匀装瓶备用。每次取 10 克用温开水或醋调成糊状，敷于患儿肚脐部（但邪盛时不可用），用胶布固定。晚上睡前敷，早上起床后取下。第 2 天晚上再敷，连敷 2 个晚上。

【临床】 此方治疗小儿单纯性虚汗 76 例，显效 54 例，有效 22 例。

【来源】 周定洪，《江西中医药》。

皂荚散治小儿疳积

【组成】 皂荚适量。

【用法】 取干燥、皮厚、质硬光滑、深褐色、无虫蛀之皂荚，刷净泥灰，切断，放入铁锅内，先武火、后文火煅存性，剥开荚口，以内无生心为度。煅后放在干净地上，去其火毒，防止炭化，研末，过 80 目筛，装瓶备用。1～2 岁每天服 1 克，3 岁以上每天服 2 克，用糖拌匀吞服。

【病例】 吴××，女，5 岁。纳呆厌食 5 个月，日渐消瘦，面色萎黄，毛发稀疏，精神萎靡，困倦喜卧，脘腹胀满，手足心热，烦躁不宁，大便干结，小便黄浊，舌淡红、苔白腻，脉滑细，以此方治疗 2 剂，症状明显减轻，6 剂后食欲正常，继以燕窝肥儿糖浆善后。

【来源】 汪贻魁，《中医杂志》。

冰黄酒治小儿痱子

【组成】 生大黄 6 克，黄连 5 克，冰片 4 克，白酒或 75％酒精 150 毫升。

【用法】　上药装瓶密封，浸泡，徐徐摇动使其充分浸透后可使用。用时取棉签蘸药酒涂搽患处，每天3～5次。

【临床】　此方治疗小儿痱子数百例，一般用药1～2天即愈。

【病例】　张维义，《四川中医》。

 ## 治疳散治小儿疳积

【组成】　蟾蜍1只，鸡肝1具，朱砂0.1克，鲜荷叶1张，白糖醋少量。

【用法】　先将蟾蜍去内脏、剥皮，再将鸡肝剔开后放入朱砂，一同放入蟾蜍腹内，用荷叶包，将其焙干至焦香，立即将糖醋喷在表面，待其酥脆，分3次服。一般服6～14天。

【临床】　以此方治疗小儿疳积100例，治愈91例，好转9例。

【病例】　李×，女，3岁。患儿大便溏泄，纳呆、四肢水肿已久，曾用抗生素治疗无效。诊见面色萎黄，形体羸瘦，毛发枯稀舌淡，脉细无力，体温38.5℃，肝脾肿大。诊为疳积，属气血虚弱型。以治疳散，并配黄芪12克，当归8克煎服治疗，3天后下肢水肿消失，停服煎剂。续投治疳散13天，痊愈。

【来源】　褚毅鹏，《浙江中医杂志》。

 ## 鸡肝散治小儿疳积

【组成】　鲜母鸡肝1具，草决明20克，鸡内金、山楂各10克。

【用法】　先将草决明、鸡内金、山楂研细末，鸡肝捣烂如泥，拌匀搓成团如鸡蛋大小，用清洁纱布包好，外用线扎好，然后用第2次淘米水500毫升煎煮，煎为100毫升，空腹食药饮汤，1次服完。

【临床】　此方治疗小儿疳积145例，痊愈127例，好转15例，无效3例。

【来源】 聂家绍，《湖北中医杂志》。

 ## 大黄甘草散治小儿厌食症

【组成】 大黄、甘草以 4：1 配制，蜂蜜适量。

【用法】 先将大黄、甘草研细末备用。每次 0.5 克调以蜂蜜服，每天 3 次，连服 2 天。

【病例】 林×，男，2 岁。患儿 2 月来食欲不振，每餐勉强吃几口米饭，家人常以饼干、糖果等哄食，日久更不思饮食，身体渐消瘦，烦躁哭闹，口渴喜冷饮，大便干结而少，舌苔黄腻，指纹红赤。症属胃肠积滞，纳运失常。以此药散连服 2 天，泻下如羊屎之便甚多；继以此药散每天服 1 次，量仍为 0.5 克，4 天后痊愈。

【来源】 曹是褒等，《浙江中医杂志》。

 ## 羊肝散治小儿重度营养不良

【组成】 鲜羊肝 500 克，白术、海螵蛸各 150 克，茯苓、淮山药、鸡内金各 100 克，甘草 30 克。

【用法】 将羊肝蒸熟晒干炒黄，海螵蛸去硬皮切成蚕豆大炒黄，余药均文火炒黄，共研细末，过细筛备用。每天服 2～3 次，1～2 岁每次 2～3 克；3～4 岁每次 4～5 克；5～6 岁每次 6 克。温开水送服。

【临床】 此方治疗小儿重度营养不良 100 例，服后 1 个月有效 78 例，2 个月有效 21 例，3 个月有效 1 例。

【病例】 某男，2 岁。不思饮食，不愿活动，面黄肌瘦，每天只吃少量母乳。检查：身高 70 厘米，体重 8.5 千克，精神不振，肌肉松弛，皮肤弹性差。服此方 10 天后自要饭吃，不再母乳，30 天体重增 2 千克。5 年后随访发育良好，营养正常。

【来源】 石克宪，《新中医》。

通便茶治婴幼儿便秘

【组成】　胖大海 3 枚。

【用法】　上药放在茶杯或碗里，沸水约 150 毫升冲泡 15 分钟，少量分次频频饮服。

【临床】　此方治疗婴儿大便不通 32 例，均收显效。

【病例】　刘××，男，2 岁 6 个月。大便不通 3 天，食少腹胀，用开塞露则便通，药停如故。以此茶治疗 1 次，大便通畅，随访 1 周，大便每天 1 行。

【来源】　秦亮，《浙江中医杂志》。

银菊饮治婴幼儿便秘

【组成】　金银花、菊花各 18 克，甘草 8 克。

【用法】　每日 1 剂，水煎 2 次，取药液为茶频饮。

【临床】　此方治疗小儿便秘 180 例，均获效。

【来源】　李江，《湖北中医杂志》。

地鸦矾汤治小儿便血

【组成】　地肤子 30 克，明矾 9 克，鸦胆子 9 粒。

【用法】　上药水煎至 100 毫升，每次取 50 毫升保留灌肠，每天 2 次。

【病例】　黄××，男，3 岁。患儿大便带血持续 3 月余，每天排便 1～2 次，粪便表面附有鲜红血液，便后续下鲜血数滴，无腹痛；面色萎黄，形体消瘦，某医院诊为多发性直肠息肉（无蒂）。以此方药治疗 2 次后症状减轻，治疗10天后停药，大便正常。1月后患儿面红体胖，恢复健康。随访3年未见复发。

【来源】　倪平佛，《中医杂志》。

木贼散治小儿脱肛

【组成】　木贼适量。

【用法】　上药烧存性研末，每次肛门脱出时，将药末敷撒于脱出的肠段上，然后将肠段纳回。

【临床】　此方治疗小儿脱肛3例，均于10天内痊愈。

【主治】　姜×，1岁半。因泄泻2个月不愈，渐至每次便泻后，肛门外脱4厘米左右，不能自行还纳。以此方治疗便泻后，5天即愈。

【来源】　马新风，《浙江中医杂志》。

脱肛丸治小儿脱肛

【组成】　使君子、饴糖各适量。

【用法】　使君子去壳取仁，捣烂后加入饴糖，制成丸药。每丸3克，备用。3天服药汤1次，与瘦猪肉100～250克炖服，3次为1个疗程。

【临床】　此方治疗小儿脱肛53例，痊愈30例，好转15例，无效8例。总有效率达84.9％。

【病例】　吴××，男，4岁。3年前患痢疾后发现肛门内时有淡红色的柔软肿物脱出，经服中药无效。至今肿物脱出，不易还纳肛门内，便时肛门口带血。检查肛门脱出一皮球样肿物，长约4.5厘米，柔软，表面有环状黏膜皱壁，并见有散布性局部充血及针尖样溃疡出血点。诊为直肠脱垂。经服此方1剂程后症状消失，随访2年未见复发。

【来源】　陈孟，《中医杂志》。

大蒜外敷方治小儿龟头炎

【组成】　生大蒜1枚（大者为佳）。

【用法】　将生大蒜用慢火烧熟后捣烂如泥状，敷患处。

【临床】　此方治疗小儿龟头炎有效。

【病例】　李××，男，3岁。患儿龟头红肿，瘙痒疼痛，周身战栗，两下肢不能靠拢，排尿困难。以引药外敷20分钟后，红肿渐消，排尿自如。

【来源】　许井春，《河北中医》。

艾叶洗剂治小儿龟头炎

【组成】　艾叶10克。

【用法】　将艾叶洗净，加水约200毫升，煎1～2分钟，去渣取药液，置于广口瓶中加盖，待其自然冷却后，用以浸洗阴茎，每次10～15分钟，间隔20～30分钟再浸洗。

【临床】　此方治疗小儿龟头炎有效，一般1剂即愈。

【病例】　刘×，男，3岁。家长发现其阴茎肿大，小便困难，哭闹不安。检查阴茎发现包皮水肿似青枣大。以此方药浸洗1剂即愈。

【来源】　胡松昌，《浙江中医杂志》。

山药散治小儿遗尿

【组成】　炒淮山药适量。

【用法】　上药研末备用。每天服3次，每次6克，用温开水冲服。

【临床】　此方治疗小儿遗尿症，效果甚好。

【病例】　王××，女，7岁。出生到服此方前，每夜遗尿2～3次，面白乏力，精神不振，白天睡眠亦遗尿，经用此方药560克治疗1个月，遗尿症状消失。随访7年，未见复发。

【来源】　王典钦，《四川中医》。

止遗敷剂治小儿遗尿

【组成】　黑胡椒粉适量。

【用法】　每晚睡前将上药放肚脐窝中，以填满肚脐窝为度，用伤湿止痛膏贴盖，并将其周围用胶布封紧，24小时后去掉或更换，7次为1个疗程。

【临床】　此方治疗小儿非器质性的遗尿症，一般用药1～3个疗程可愈。

【来源】　陈长义，《中医杂志》。

止遗方治小儿遗尿

【组成】　生姜1片。

【用法】　采用姜灸列缺穴，以皮肤感到灼热但能忍受为度，每天1次。每次各灸双侧列缺穴30分钟，5次为1个疗程。

【临床】　此法治疗小儿遗尿10例，痊愈9例，有效1例。

【病例】　漆××，男，12岁。4年前患肾炎经半年而愈，此后夜睡遗尿，经治疗仍2～5天遗尿1次，伴见面色苍白，神气虚怯，舌淡红、苔薄白，脉弱。以此法连灸2个疗程，遗尿消失。随访2年复发。

【来源】　王延凡，《中医杂志》。

儿麻散治小儿麻痹后遗症

【组成】　制马钱子8克，制川乌、制草乌、地龙、萆薢各5克，黄芪 20 克，木瓜、川续断、当归、狗脊、五加皮各 10 克。

【用法】　上药共研极细末，过 120 目筛。视年龄及体质每次服 0.5～2 克，每天 2 次。可先从小剂量服起，渐加大剂量。10 天为 1 个疗程，一般治疗 3～6 个疗程。

【临床】　此方治疗小儿麻痹症瘫痪 31 例，治疗后主要瘫痪肌肉有效 2 例，肌力提高Ⅲ级及以上 20 例，肌力提高Ⅱ级及以上 7 例，肌力提高Ⅰ级 2 例，无效 2 例。

【病例】　张×，男，1 岁半。患儿因发热在某医院诊为小儿麻痹症，治疗月余后右下肢呈软瘫。诊见：不能站立，爬行时右下肢不动，右股四头肌、小腿三头肌、臀肌等主要肌肉均松弛，肌力均弱；左下肢正常。以此方治疗 5 个疗程。患者可扶物步行，肌力提高Ⅳ级以上。随访 1 年步行稳健，右下肢无畸形。

【来源】　郭建民，《陕西中医》。

葛根全蝎散治小儿癫痫

【组成】　葛根、全蝎、僵蚕各 30 克，茯神 20 克（朱砂拌红）。

【用法】　上药共研细末，去筋杂，拌匀晒干备用。每天服 3 次，2～5 岁患儿每次 2 克，6～10 岁每次 4 克，5～11 天后症状得到控制。

【临床】　此方治疗小儿癫痫 5 例，均在用药 3～5 天后症状得到控制。随访 2 年未见复发。

【来源】　严忠等，《广西中医药》。

止啼汤治小儿夜啼

【组成】　五倍子 1.5 克。

【用法】　上药加水浓煎 80 毫升，于睡前顿服，每日 1 剂。

【临床】　此方治疗小儿夜啼 36 例，均治愈。

【病例】 任×，女，5个月。1个月来每夜啼哭，不得安睡，时现惊悸不安，面红、口渴，咽干，烦躁不安，舌红、苔薄白。其他检查未见异常，诊断为小儿夜啼。即以此方药3剂，药后痊愈，随访半年未见复发。

【来源】 王发书等，《浙江中医杂志》。

大黄甘草散治小儿夜啼

【组成】 大黄、甘草（4∶1配制）各适量。

【用法】 上药研为末备用。每天服3次，每次0.6克。并以适量蜂蜜调服。

【临床】 此方治疗小儿夜啼属胃肠积滞者有效。

【病例】 陈×，男，14个月。自断奶后，常以牛奶、糕点等香甜食品代餐，近日患儿夜睡不安，哭闹不止，精神烦躁，曾服镇惊散、宁神丸无效。诊见：患儿两目多眵，腹部胀满，大便不畅，舌红、苔黄。症属胃肠积滞，酿热扰心，治宜清腑热。以此方药连服3天，夜啼止。

【来源】 曹是褒，《浙江中医杂志》。

灯芯搽剂治小儿夜啼

【组成】 灯芯草、麻油适量。

【用法】 将灯芯草蘸麻油烧成灰，每晚睡前将灰搽于小儿两眉毛上。

【临床】 此方治疗小儿夜啼96例，痊愈89例，无效7例。一般连搽1～2晚见效，3～5晚即愈。

【病例】 王×，男，6个月，患儿因肺炎入院治疗好转，第5天晚上突然烦躁不安，夜啼不已，面红，口渴咽干，舌尖红，脉数，经检查未见异常，即以此方治疗3晚，痊愈。

【来源】 张化南，《广西中医药》。

奇效中华验方

加减驱蛔汤治小儿荨麻疹

【组成】 乌梅、使君子、苦楝树根皮、枳壳各9克，大黄12克。

【用法】 每日1剂，水煎，分2次服。药渣捣烂于睡觉前填压在肚脐上，外盖纱布敷料，用胶布固定，第3天更换1次。

【临床】 此方治疗小儿荨麻疹16例，均服3～6剂治愈。

【病例】 杨×，男，10岁。患荨麻疹反复发作5年，近年来逐渐加重，多在夜晚睡眠后开始全身发痒发热，继而出现大小不等的疹块，融合成片，瘙痒难忍，患儿日渐消瘦，精神不振，经常腹痛，并有大便排虫史。经服此方5剂而愈。

【来源】 胡达坤，《陕西中医》。

蛋黄辣椒油治小儿冻疮

【组成】 蛋黄5枚，辣椒粉3克。

【用法】 将鸡蛋煮熟，取蛋黄，加入辣椒粉放入铁锅或大勺内焙焦压榨取油，瓶装备用。用时将油涂于患处，用手掌轻搓至皮肤发红，每天2～3次，一般冻疮2～3天可愈，复发者重复使用仍然效佳。并可作护肤、预防冻疮用。

【临床】 此方治疗小儿冻疮，疗效颇佳。

【来源】 李海波，《河南中医》。

芥艾敷剂治小儿冻疮

【组成】 白芥子、艾叶各30克。

【用法】 上药同捣烂外敷患处。

【临床】　此方治疗小儿阴疽有效。

【病例】　廖××，男，10岁。1年前暑天右大腿内侧接近前阴处，起一核如鸡蛋大，按之痛，舌白滑，脉沉细。以此药治疗捣敷1次，2天后全消。

【来源】　王全昆，《四川中医》。

鱼腥草敷剂治小儿脓疱疮

【组成】　鲜鱼腥草250克。

【用法】　上药洗净，加水3000毫升，煮取2000毫升，倒入脸盆内，先熏蒸疮面，待温度适宜时用毛巾蘸药液趁热外敷，并反复清洗疮面，每次熏洗20分钟左右。

【临床】　此方治疗小儿脓疱疮有效。

【病例】　谢×，女，8岁。头部患脓疱疮已3年余，且每至秋季加重，曾用中西药均乏效。以此法熏洗6次，症状减轻，坚持治疗15天，痊愈。随访1年余未见复发。

【来源】　杨全胜，《浙江中医杂志》。

祛湿汤治婴儿湿疹

【组成】　大或小飞扬30～50克。

【用法】　加水适量煎，取药液洗患处，每天1～2次。

【临床】　此方治疗婴儿湿疹8例，均治愈。

【来源】　许浩，《新中医》。

复方丹参煎剂治婴儿湿疹

【组成】　丹参、茵陈各30克，苦参25克。

【用法】 每日1剂，水煎后，取1/5药液内服，余液外洗患处，每天2次。

【临床】 此方治疗婴儿湿疹20例，经3～6天治疗全部治愈。

【病例】 冯××，女，3个半月。1月前两颊出现对称性湿疹，表面有渗液，且有痒感，经内服抗过敏药物及稳步搽肤轻松软膏等治疗，不见好转，反而面积增大，波及额部，渗液增多，黄色结痂增厚。以此方治疗3剂后症状消失，随访未复发。

【来源】 彭端婵，《浙江中医杂志》。

蛇床子散治婴儿湿疹

【组成】 蛇床子10克，轻粉1克。

【用法】 上药共研极细末，以麻油调适量药末外搽。先搽1小片皮肤。如未发现皮肤损伤，可扩大搽试面积。每天1次。

【临床】 此方治疗婴儿湿疹数百例，疗效满意。

【来源】 李延超，《山东中医杂志》。

注：极少数患儿用药后出现轻微恶心，药停自止。

大黄茶治新生儿不乳

【组成】 大黄10克。

【用法】 取上药置碗内，冲入沸水100毫升左右浸泡10分钟后，少量分次喂服。

【临床】 此方治疗新生儿不乳，效果颇著。

【病例】 朱×，男。患儿出生后1天半不吮乳，啼哭不已，烦躁不安，腹胀便秘。口腔检查无异常，予大黄泡饮治疗，当天下午解下稀热臭大便1次，量多，诸症消失，吮乳正常。

【来源】 秦亮，《浙江中医杂志》。

止血肿方治新生儿头皮血肿

【组成】 血竭 10 克，云南白药 2 瓶，凡士林 30 克。

【用法】 将血竭研末，与云南白药和匀，再加凡士林及热水少量调成糊状，视部位大小敷于血肿上，3 天换药 1 次。

【临床】 此方外敷治疗新生儿头皮血肿（多为产伤所致），一般 3～5 次即可消散。

【病例】 随××，男，10 天。患儿出生后第 2 天，发现其枕部有 6 厘米×8 厘米之血肿块，经多次抽吸加压包扎无效。用此方外敷 3 次即愈。

【来源】 祝松青，《浙江中医杂志》。

 ## 疴明眼丸治儿童近视

【组成】 生地、丹参、白术、青葙子、枸杞子、酸枣仁各 20 克，川芎、人参、石斛、熟附子、五味子、决明子、红花、肉苁蓉各 15 克，山茱萸肉、当归、丹皮、菖蒲、远志、蝉蜕、桃仁、夜明砂、枳壳各 10 克，桂枝、泽泻、炙甘草各 5 克。

【用法】 上药研末，炼蜜为丸，每丸重 10 克。每天早、晚各服 1 丸，温开水送服，连服 7 天，停服 8 天，再服 8 天，休息 8 天，1 个月服药 30 丸为 1 个疗程，视疗效服 1～3 个疗程，每疗程中检查视力 3～4 次。

【临床】 此方治疗近视眼 300 例，计 586 只眼，其中显效 134 只眼，有效 312 只眼，无效 140 只眼。

【病例】 孔×，女，12 岁，学生。双眼视远物不清 2 年，读书后眼胀，视力疲劳，舌淡红，脉缓。检查远视：右 0.6，左 0.7，近视力 1.5（双），两眼底正常。属功能性近视，经治疗 3 疗程，双眼视力皆上升至 1.5，不需视力矫正。8 个月后随访，视力仍为 1.5。

【来源】 王毅夫，《河北中医》。

蝉蜕酒治小儿破伤风

【组成】 蝉蜕 50 克，白酒 20 毫升。

【用法】 上药加 1 小碗水，煎煮约 100 毫升，1 次顿服。服后患儿覆被卧。

【临床】 此方治疗小儿破伤风有效。

【病例】 何×，女，8 岁。患者 15 天前被钉划伤左手食指，因伤口小而未介意。后恶寒发热，头项强痛，忽口噤难开，牙关急紧，项强不利，手指拘挛，四肢阵发性抽搐，大有角弓反张之势而急诊。检查伤口长约 0.4 厘米，边缘苍白，未见红肿。此系破伤致痉，急用此方治疗。服药约 20 个小时后，患儿渐醒，头似蒸笼，通体大汗发黏，腥臭熏鼻，抽搐再发作，续用蝉蜕 10 克，水煎，当茶饮而获效。

【来源】 袁博渊，《浙江中医杂志》。

按：破伤风乃急重症，应及时送医院救治。若条件所限，须用酒煎服（依患者饮酒量为度）。

芦根茶治小儿叩齿

【组成】 芦根 40 克。

【用法】 每日 1 剂。开水泡饮。

【临床】 此方治疗小儿叩齿有效。

【病例】 江×，女，7 岁。患儿入睡后叩齿 20 多天，曾作驱虫治疗未效，且有加重，伴口干引饮，大便干燥，唇赤红、舌尖有芒刺，苔黄腻，脉洪大，症属胃上蒸所致。以此方治疗 5 天，余症均消。

【来源】 汪德云，《浙江中医杂志》。

耳鼻喉科

 耳炎灵治外耳道炎

【组成】 枯矾8克，黄柏2克，黄连、猪胆汁粉各1.5克，冰片0.2克。

【用法】 上药研为极细末，装入广口瓶中，紫外线照射45分钟备用。使前用3％双氧水清洁外耳道，拭干后将药末撒于患处，隔天1次。

【临床】 此方治疗外耳道炎症186例，全部治愈。一般3～5次可愈。

【来源】 吕韶光等，《陕西中医》。

 芩柏滴耳液治外耳道炎

【组成】 黄芩、黄柏各12克，枯矾6克，冰片3克，麻油500毫升。

【用法】 将黄芩、黄柏放入麻油中浸泡24小时，置入铁锅煎炸变为黑黄色，取出后研末，与枯矾、冰片细末同时放入麻油煮沸，过滤装瓶备用。使用时用棉签蘸药液局部涂抹或入塞外耳道，每天1～2次。

【临床】 此方治疗外耳道炎96例，痊愈93例，无效3例。

【病例】 朱×，男，3岁。1天前无明显原因出现右耳检查疼痛，夜间烦躁哭闹不能入睡，右耳郭牵拉痛，外耳道急性充血、肿胀。鼓膜边缘充血。以此方治3疗次后症状消失，检查外耳道皮肤正常。

【来源】 谷志平，《辽宁中医杂志》。

桑叶滴耳剂治中耳炎

【组成】 新鲜桑叶数片。

【用法】 上药洗净捣烂取汁，每次将桑叶汁滴入耳内 1～2 滴，每天 3 次。

【临床】 此方治疗化脓性中耳炎，一般 2～3 天即愈。

【病例】 朱×，男，3 岁。患儿耳内发炎，有脓液流出 20 天。诊为脓性中耳炎。经此药滴入耳内，3 天即愈。

【来源】 朱培忠等，《四川中医》。

中耳炎方

【组成】 鲜蒲公英全草适量。

【用法】 上药用清水洗净晾干，剪成碎片，捣成糊状，用双层消毒纱布裹住用力拧挤取汁，干净器皿盛接。每天早、午、晚用滴管吸取药汁滴入耳孔。滴药前，先将耳道脓血消除干净。3～5 岁每天用鲜蒲公英 3 株，6～10 岁每天用 5 株，10 岁以上每天用 7 株。

【临床】 此方治疗化脓性中耳炎 5 例，全部治愈。

【病例】 张××，女，17 岁，患者从 7 月初双耳道疼痛，继之流脓，伴头痛、听力减退、口苦、小便黄赤。检查双耳道周围红肿，耳孔满是脓血，面色红赤，舌苔黄厚、边尖赤，脉弦数；颈部可触及 2～3 个淋巴肿块。以此方治疗 6 天后痊愈。

【来源】 谷下本，《中医杂志》。

葱蜜滴耳液治中耳炎

【组成】 葱白 5 根，蜂蜜 20 毫升。

【用法】 将葱白捣烂用蜂蜜浸泡半天，用一层纱布滤过，药液装瓶备用。使用前用双氧水冲洗患耳外耳道，用消毒干棉签擦干，用小玻璃管或麦秆吸上药滴入 3～4 滴，每天 2～3 次。滴药后用手轻轻按压患耳屏。

【临床】 此方治疗急慢性化脓性中耳炎伴疼痛者有较好的疗效。

【病例】 刘××，男，8 岁，右耳患脓耳，虽打针服药而痛不止，改用此方治疗 2 次后病除。

【来源】 黄宇康，《四川中医》。

 ## 止聋方治耳聋

【组成】 新鲜连根仙鹤草 150 克。

【用法】 每日 1 剂，加水浓煎频饮。

【临床】 此方治疗肌肉注射链霉素致耳失聪者，收效满意。

【病例】 段××，女，42 岁。患者因浸润性肺结核，每天肌肉注射硫酸链霉素 1 克，连续 1 个月，耳渐失聪，近日加剧，听觉丧失。停用硫酸链霉素，以此方治疗，连服 10 剂，听力恢复正常。

【来源】 陈寿永，《中医杂志》。

 ## 菖蒲甘草汤治耳鸣

【组成】 石菖蒲 60 克，生甘草 10 克。

【用法】 每日 1 剂，水煎，分 2 次服。病久者同时服六味地黄丸或汤剂。

【临床】 此方治疗耳鸣者 26 例，均获愈。

【病例】 邱×，男，45 岁。2 年来耳内常闻蝉鸣之声，由微渐重，以致虚烦不眠，听力减退，头晕目眩，腰膝酸软，遗精，食欲不振，舌偏红、少苔，脉细弱。症属肾精亏损，耳窍失养。初以六味地黄汤加五味子煎剂服 5 天，耳鸣未见减轻，即服此方药 10 剂而愈，随访 2 年未见复发。

【来源】 李孝君，《陕西中医》。

 ## 止晕方治梅尼埃综合征

【组成】 生姜 10 克。

【用法】 上药嚼后咽下。

【临床】 此方治疗脾胃虚寒型眩晕（梅尼埃综合征）有效。

【病例】 董×，女，43 岁。原有内耳眩晕史，因劳累突发眩晕呕吐，频繁发作，投西药降脑压、脱水、镇静止呕无效。诊见：呕吐 10 分钟左右 1 次，饮水即吐即止，眩晕不能起床，行立则欲仆地，舌淡、苔白，脉沉迟弱。遂用此药嚼后咽下，服后呕吐，眩晕顿减，3 天后晕未再发作。

【来源】 任大昌，《四川中医》。

 ## 白姜散治梅尼埃综合征

【组成】 白果仁 60 克，干姜 12 克。

【用法】 上药焙干研细末，分成 8 份，每份 9 克。每天饭后以红枣 12 克，黄芪 20 克，煎水早、晚各服 1 份。体虚不甚者，用温开水送服也可。

【临床】 此方治疗梅尼埃综合征有效。

【病例】 肖××，女，38 岁。有眩晕史 5 年，经常反复发作。此次 2 天前发病。曾服西药治疗不显。诊见：头目眩晕，如坐舟船，耳鸣如潮；目不敢睁，睁目则旋转尤甚，闭目卧床症稍轻，但头身不能随意转侧，转侧则呕吐；行走站立不稳，胸闷，恶心；血压比发作前低，微汗出，神倦无力，舌淡、苔白滑。诊为内耳性眩晕症，经此方治疗 4 天获愈。随访 1 年未再发作。

【来源】 汤平，《江西中医药》。

参萸止晕汤治梅尼埃综合证

【组成】　党参、生姜各 12 克，吴茱萸 10 克，大枣 4 枚。

【用法】　每日 1 剂，水煎服。伴恶寒、四肢不温者加炮附子、桂枝各 10 克；伴呕甚、多痰涎者加代赭石 15～30 克，法半夏 10～15 克；气虚甚者加黄芪 30 克。

【临床】　此方治疗美尼氏综合征 6 例，取得满意效果。

【病例】　李××，女，40 岁。患者眩晕症 3 年，每到年底发作 1 次，既往进中药效不显，诊见：双目紧闭，不敢言动，蜷卧于床，如坐舟车，干呕频作，时吐痰涎，伴耳鸣、恶寒、四肢欠温，舌淡胖，边有齿痕，苔白微腻，脉沉迟。以此方加炮附 10 克，法半夏 12 克，服 4 剂呕吐眩晕止，随访 3 年未复发。

【来源】　聂峰，《江西中医药》。

杏仁散治鼻疮

【组成】　杏仁适量。

【用法】　上药研末，乳汁和敷患处。

【临床】　此方治疗鼻中生疮 10 余例，均 1～2 次即愈。

【来源】　马新风，《浙江中医杂志》。

黄连膏治鼻疮

【组成】　黄连、黄柏、姜黄、黄蜡各 10 克，当归 17 克，生地 33 克，麻油 40 克。

【用法】　除黄蜡外，余药用麻油文火炸枯，过滤去渣，加黄蜡微火

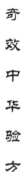

熔化尽，待冷装瓶备用，使用前以温开水擦净鼻腔后，用消毒棉签蘸膏少许外涂，每天 3～4 次。

【临床】 以此方治疗鼻前庭炎 30 例，痊愈 25 例，好转 4 例，无效 1 例。

【病例】 解××，女，46 岁，感冒 3 天，鼻塞流涕，涕止后鼻腔干燥，灼热痛难忍。检查鼻前庭皮肤弥漫性红肿。诊断为鼻前庭炎。用此膏外涂 3 天，症状消失而痊愈。

【来源】 谢美兰，《浙江中医杂志》。

 ## 芪术苍辛汤治过敏性鼻炎

【组成】 黄芪 20 克，白术 10 克，苍耳子 9 克，防风、辛荑各 6 克，炙甘草 5 克。

【用法】 每日 1 剂，水煎服。伴头痛者加白芷 5 克，蔓荆子 9 克。

【临床】 此方治疗过敏性鼻炎 130 例，痊愈 47 例，好转 65 例，无效 18 例。总有效率为 86.5%。

【病例】 张××，女，35 岁。鼻塞、鼻痒、流清涕、打喷嚏、头痛头晕已 2 年余，曾经多种方法治疗效果不显。检查鼻黏膜呈灰白色，双下鼻道有水样分泌物。诊断为过敏性鼻炎。以此方加白芷、蔓荆子，服药 8 剂，诸症减轻，再服 8 剂而愈。随访半年病未复发。

【来源】 陈仁华，《浙江中医杂志》。

 ## 止涕散治鼻窦炎

【组成】 丝瓜藤近根处适量。

【用法】 上药烧存性，研细为末，每次服 10 克，黄酒送服，每天 2～3 次。

【临床】 此方治疗鼻窦炎有良效。临症时可含服市售藿胆丸或用金莲药配伍，疗效尤著。

【来源】 耿鉴庭，《浙江中医杂志》。

塞鼻止涕方治鼻窦炎

【组成】 新鲜青苔适量（以能填塞一侧鼻腔为度）。

【用法】 上药用清水洗净，用 1 小纱布包好，塞入鼻腔，12～24 小时后另换新鲜青苔。单侧者塞单侧，双侧者交替使用。单侧以 5 次为疗程，双侧以 10 次为 1 个疗程，即每侧各 5 次。

【临床】 此方治疗鼻窦炎 169 例，痊愈 154 例，好转 9 例，无效 6 例。

【来源】 张敏，《浙江中医杂志》。

麻黄酒治酒渣鼻

【组成】 生麻黄节、生麻黄根各 80 克，白酒 1500 毫升。

【用法】 前 2 味药切碎，用水冲洗干净，放入干净铝壶中，加入白酒，加盖，即用武火煎 30 分钟后，置于阴凉处 3 小时，用纱布过滤，滤液装瓶备用，早、晚各服 25 毫升，10 天为 1 个疗程。

【临床】 此方治疗酒渣鼻 18 例，治愈 15 例，好转 3 例。一般服药 5～8 天后，患部出现黄白色分泌物，随后结痂、脱落，局部变成红色，20～30 天后皮肤逐渐变为正常，其他症状随之消失。

【病例】 周×，男，42 岁。患酒渣鼻 8 年。鼻尖、鼻翼及面颊部潮红，伴毛细血管扩张，并有红色粟粒大之丘疹。夏季常见脓疮，痒感突出，曾外用肤轻松软膏、硫黄洗剂并配合内服维生素类药物治疗，疗效仍不明显。又服中药 30 余剂仍未效。改服本方 3 天后，鼻翼、鼻尖部出现白色分泌物，8 天后患部痒感消失，1 个疗程后结痂，15 天后结痂脱落，患处皮肤变为红色。1 个月后，皮色复常，其他症状亦消失。2 年后随访正常。

【来源】 张和平，《湖北中医杂志》。

枫核蓖仁泥治小儿冻疮

【组成】 大枫仁、核桃仁、蓖麻仁、杏仁各20克，水银8克。

【用法】 水银用唾沫研开，与药共捣成泥状，用两层纱布包好备用。每天涂擦患处4～5次。

【临床】 此方治疗小儿冻疮，一般用药15～20天即愈。

【来源】 薛维振，《河北中医》。

乌梅肉散治鼻息肉

【组成】 上等乌梅、冰片少许。

【用法】 将乌梅用清水浸透，把肉剥下，焙干研为极细末，加冰片混匀贮瓶备用。用时以消毒棉签或棉球蘸药末敷撒患处，每天3～4次，致息肉脱落为止。

【临床】 此方治疗鼻息肉有疗效。

【病例】 陈××，女，28岁。右侧鼻腔内有一息肉已3年，曾做3次切除，但术后不久又长出。检查右侧鼻腔有一如黄豆大、表面光滑、呈灰白色的半透明体，触之柔软，可移动，无压痛，不出血，自感阻塞鼻腔，呼吸不畅，以此方治疗7天后，息肉自动脱落，无不适感。3年后随访未复发。

【来源】 郭炎林等，《医论坛》。

止衄剂治鼻衄

【组成】 白茅根适量。

【用法】 上药研末，用米泔水调匀，药棉蘸药末填塞出血鼻腔。

并用白茅根 40 克（鲜者 150 克），栀子 20 克，水煎服，每日 1 剂。

【临床】　此方治疗鼻衄疗效满意。

【病例】　文××，男，30 岁。15 天来鼻衄 20 多次，出血量 1200 毫升，血如涌，血色鲜红。出血前自觉有一股热气上冲，面部烘热，目赤，口苦，心烦，尿黄，舌质暗红、苔黄，脉弦细数。症属肝火上炎，灼伤肺窍。治宜泻肝清火，宁络止血。以上方治疗，3 剂而愈。

【来源】　钟兰桂，《湖南中医杂志》。

 ## 地骨皮茶治鼻衄

【组成】　地骨皮 50 克。

【用法】　每日 1 剂，以沸水冲泡代茶饮用。

【临床】　此方治疗热鼻衄有效。

【病例】　李××，男，48 岁。服此方 1 个月前不慎受凉，恶寒发热，咳嗽，经治疗后热已退，咳嗽仍发作，3 天前始鼻衄，量不多，色鲜红，用止血剂效不佳。诊见：鼻衄量不多，色鲜红，伴咳嗽。咯吐少量黄痰，口干欲饮，大便已 5 天未行。舌红、苔薄黄，脉弦数，以此方泡茶饮，第 2 天鼻衄止，大便亦通，咳嗽减轻。坚持饮用 10 天，以巩固疗效。随访半年，鼻衄未发作。

【来源】　张宏俊等，《浙江中医杂志》。

 ## 凉血利咽剂治咽喉炎

【组成】　藕节 1 枚。

【用法】　将生藕节去毛洗净，放入食盐里贮存 2 周以上备用，用时取出藕节，以开水冲洗后放入口中含服。每天 2 次，每次 1 枚。

【临床】　此方治疗急性咽喉炎 26 例，均痊愈。少则含 1 枚，多则含 4 枚病愈。

【病例】 邓×，男，24岁。咽喉疼痛2天，吞咽时加重，声音嘶哑。检查见咽喉黏膜充血、肿胀。用上方治疗1次痊愈。

【来源】 覃志柳，《广西中医药》。

利咽冲剂治咽喉炎

【组成】 青果2枚，菊花、麦门冬、沙参、板蓝根各6克，木蝴蝶、生甘草各3克。

【用法】 每日1剂，用开水冲泡代茶饮，10天为1个疗程。

【临床】 此方治疗慢性咽炎135例，痊愈34例，显效68例，好转27例，无效6例，总有效率96.4%。

【病例】 王××，女，45岁。反复咽痒咽干，咽部如觉烟熏火灼感2年，2月前因食辣椒后出现咽痛，咽部瘙痒，朝轻暮重，有刺激性咳嗽，声音微嘶哑，咽干喜冷饮，大便稍干；检查咽部，咽后壁充血，淋巴滤泡增生，以此方10剂后，痊愈。随访1年无复发。

【来源】 马建伟等，《浙江中医杂志》。

蝉蜕饮治失音（音哑）

【组成】 蝉蜕18克，冰糖少许。

【用法】 将蝉蜕拣净去足、头，与冰糖加白开水泡之代茶饮，每日1剂。

【临床】 此方治疗因外感、情志郁怒等所致猝然失音或声音嘶哑，一般服2～3天即愈。

【病例】 张×，男，57岁。某晚与邻居争吵后又饮酒数杯，次日晨起即欲言无音，而以此方3剂频饮。3天后音亮如常，后以清肝泻火、润肺开音以资巩固。

【来源】 亢泽奋，《四川中医》。

咽喉消肿汤治扁桃体炎

【组成】 金银花 15～30 克，山豆根 9～15 克，生甘草 9 克，硼砂（冲）1.5 克。

【用法】 每日 1 剂，水煎服。同时配合锡类散吹患处。

【临床】 此方治疗急性扁桃体炎 187 例，痊愈 151 例，显效 27 例，有效 5 例，无效 4 例。

【病例】 刘××，女，33 岁。咽喉两侧红肿疼痛，汤水难咽，体温 38.5℃，头痛，苔黄，脉浮数。症属外感风热与肺胃蕴热相搏，上壅咽喉。以此方加荷薄治疗。2 剂后热退肿消；二诊上方去薄荷再服 1 剂，痊愈。

【来源】 程项文，《浙江中医杂志》。

烧盐散治悬雍垂水肿

【组成】 枯矾 2 克，冰片 1 克，精盐 5 克。

【用法】 取精盐放在铁锅中炒去水分，再与枯矾、冰片共研极细末，装瓶备用。使用时用消毒棉签蘸上药末适量，涂搽于患处，涂搽后吐出痰涎，一般涂搽 2～3 次见效。

【临床】 此方治疗悬雍垂水肿获效。

【来源】 郭培康，《福建中医药》。

口腔科

 ## 丁香粉治牙痛

【组成】 公丁香 10 粒。

【用法】 上药研细末贮瓶备用。牙痛时将药末纳入龋齿内或牙隙处。

【临床】 此方治疗各种牙痛，一般数秒钟即止痛，重者可连续使用 2～3 次。

【来源】 沈吉义，《四川中医》。

 ## 牙痛漱口剂治牙痛

【组成】 露蜂房 20 克。

【用法】 煎浓汁含漱口，每天数次。

【临床】 以此方治疗风火牙痛，一般漱口几次即愈。

【病例】 严××，男，50 岁。多年来反复牙痛，时有牙龈红肿疼痛，影响寝食，经用此方漱口几次即愈，几年来未见复发。

【来源】 田业珍，《四川中医》。

 ## 牙痛散治牙痛

【组成】 芒硝 50 克，樟脑 10 克，冰片 5 丸。

【用法】 上药经乳钵研细末，过 90 目筛后混匀，装瓶密封备用。使用前先用棉签蘸盐水清理病灶，遇牙石过硬可用光刀刮净后，取棉签蘸药末涂患处。若有溃疡面，可直接涂药；有化脓灶或红肿，三棱针点刺放血或排脓后再涂药。

【临床】　此方治疗各类牙痛 105 例，有效率达 90％。

【来源】　郭云庆，《辽宁中医杂志》。

冰樟散治牙痛

【组成】　冰片、樟脑各适量。

【用法】　上药混合研细末，入瓶内贮存备用。在患牙处放入少许药末，令患者吸气，敏感者即可止痛。

【临床】　此方治疗早期风火、虚火牙痛 210 例，除 32 例无效外，其余均获效。多数患者得用药 1 次即止痛。

【病例】　江×，男，18 岁。自幼牙痛，曾经中西药治疗无效。改用此方治疗 1 次痊愈。随访近 4 年未复发。

【来源】　钟辉刚，《广西中医药》。

月黄散治牙周炎

【组成】　老月黄 10 克，雄黄 5 克。

【用法】　上药共研细末，装瓶备用。在患处搽少许即可。

【临床】　此方治疗牙周炎有效。

【病例】　张×，男，30 岁。患齿龈出血，牙龈肿胀，不能刷牙，刷时流血，时有隐痛，经西医诊断为牙周炎。虽经治疗未愈，已延 1 年多。以此散搽之，出血止，齿龈肿胀渐收缩，1 周后痊愈。

【来源】　戴祖铭，《浙江中医杂志》。

冰辛花散治牙周脓肿

【组成】　冰片、细辛、花椒等量。

【用法】　上药研末，置器具中加热，取盖内表面升华粉末备用，使用前用 3％过氧化氢（H_2O_2）冲洗患牙周脓肿的牙周袋，取探针蘸少许丁麻油，再沾上药散，送牙周中，可以重复放置。

【临床】 此方治疗牙周脓肿 31 例，用药 1～4 次，均告痊愈。

【病例】 刘×，男，59 岁。左下靠后牙肿痛 3 天，未作任何治疗。检查左颊侧牙龈肿胀、充血，牙周袋深 6 毫米且溢脓，叩痛（＋），轻微松动，用上法局部治疗 1 次痊愈。

【来源】 敬建重等，《陕西中医》。

 柏子茶治口腔炎

【组成】 新鲜柏子 30 克。

【用法】 上药洗净，用开水冲泡当茶饮服，直至液汁色淡为止。可连数天。

【临床】 此方治疗口疮 66 例，服药 2～4 次均获效。

【来源】 徐承庆，《江苏中医》。

 板蓝根汤治口腔炎

【组成】 板蓝根 50 克。

【用法】 每日 1 剂，加水 700 毫升，煎至 450 毫升。取 2/3 药液分次含漱，每天 5～6 次；其余 1/3 药液浓缩为 50 毫升，涂搽患处。

【临床】 上方治疗口腔溃疡 15 例，大多数患者 3～4 天痊愈；个别患者溃疡面缩小，疼痛减轻；1 例未按时用药，疗效不佳。

【病例】 吴×，女，54 岁。患者口腔唇舌有大小不等 5 处溃疡面，疼痛灼热，口干苦，大便秘结，小便黄，舌红、苔薄黄，脉细数有力。曾服中西药物疗效不显。改用上法治疗，配合番泻叶 10 克，开水浸泡当茶饮。第 2 天大便通畅，口腔痛减轻；上方去番泻叶连用 3 天，口腔黏膜破溃面愈合，水肿消失而愈。

【来源】 王莲芳，《陕西中医》。

眼 科

 秦皮汤治结膜炎

【组成】 秦皮 250 克。

【用法】 上药加水 500 毫升，分煎 2 次，合 2 次药液再熬成 250 毫升，用滤纸过滤。将滤液灌注空眼药瓶内，每支 10 毫升，滴眼。

【临床】 此方治疗眼结膜炎有效。

【病例】 饶××，男，成人。两目白睛红赤，眼珠、头额刺痛，迎风流泪，眼眵黏稠，口苦而干，小便黄短，纳差，睡眠不安，苔黄，脉弦数。以此法滴眼，辅以秦皮汤外洗而愈。

【来源】 高国成，《湖北中医杂志》。

 三草汤治结膜炎

【组成】 金钱草、夏枯草、龙胆草各 30 克，菊花 100 克。

【用法】 每日 1 剂，将前 3 药水煎成 500 毫升，分早、晚 2 次服。另用菊花煎水 500 毫升每晚熏洗患眼。

【临床】 此方治疗急性结膜炎 90 例，一般用药 3 天即可痊愈。

【来源】 杜连生等，《山东中医杂志》。

 青叶金银花汤治结膜炎

【组成】 大青叶 40 克，金银花、菊花、蛇床子各 20 克。

【用法】 水煎滤渣后，用毛巾浸药液热敷双眼，每天2次，每次20分钟。敷后避风。同时口服黄连上清丸，每天服2次，每次1丸。

【临床】 此方治疗红眼病23例，痊愈22例，无效1例。

【病例】 范××，男，14岁。每逢春季则发生卡他性结膜炎。诊见：目痒红赤如虫行，畏光惧风流泪，经西药治疗乏效。改用上方治疗5次即愈，随访2年未再复发。

【来源】 郝斌锋，《四川中医》。

 ## 三七散治霰粒肿

【组成】 三七适量。

【用法】 上药研细末，每天服1次，每次1.6克冲服。另取三七粉3克，用小纱布包裹，滴少许温开水浸湿，敷于患处，上面放暖水袋维持温度（不宜过烫），每次温敷2～3小时，每天1次，儿童患者可在睡觉时温敷。

【临床】 此方内服外敷治疗霰粒肿，收到较好的疗效。

【病例】 李××，男，1岁半。患儿因右眼不适，时时揉眼，心烦吵闹。检查右眼上睑皮下可见一黄豆大圆形肿块，皮色未变，触之发硬，推之移动，与皮肤无粘连。翻转眼睑，睑内可见局限性紫色隆起结节。诊断为霰粒肿。以此治疗3天，囊肿明显缩小，5天后完全消散。随访2年未复发。

【来源】 徐云虹，《四川中医》。

 ## 黄连粉治睑缘炎

【组成】 黄连9克，麻油适量。

【用法】 上药研细末后与麻油调敷患处，每天3次。

【临床】 此方治疗睑缘炎，一般2天即愈。

【来源】 薛维振，《四川中医》。

丝瓜络糊剂治眼部带状疱疹

【组成】 丝瓜络、白酒、麻油各适量。

【用法】 取丝瓜络煅存性，研成细末，加白酒、麻油调成糊状，涂敷患部。糊剂干燥后重新涂上糊剂，用至痊愈为止。

【临床】 此方治疗眼部带状疱疹及其并发症，效果尚佳。

【病例】 ××，女，39岁。患眼部带状疱疹。检查见：眼睑眉弓部及额部有10多颗散在性带状疱疹，其周围皮肤充血、水肿，头痛剧烈，夜间尤甚。涂丝瓜络糊剂后疼痛即减轻，1周后告愈。

【来源】 谷雄霖，《浙江中医杂志》。

板蓝根液治急、慢性泪囊炎

【组成】 板蓝根20克。

【用法】 上药加水500毫升，用文火煎40分钟，放冷至30℃，沉淀，用纱布过滤，配成4%溶液，盛入无菌瓶内备用。使用期为3天，过期则重新配制。用注射器抽入上药液5毫升，换上6号无尖针头，按一般常规泪道冲洗法冲洗，至泪道内无脓血性分泌时为止，冲洗完后在结膜内滴上药2～3滴。如鼻泪管不通时，先行常规探通，置探针20～30分钟后拔针，再冲洗，每天冲洗1次。7天为1个疗程。每次治疗后静坐5分钟方可离去。

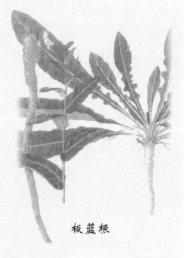

板蓝根

【临床】 此方治疗急慢性泪囊炎100例，显效82例，有效15例，无效3例。

奇效中华验方

【来源】 翟淑宜等，《中医杂志》。

清肝复明汤治病毒性角膜炎

【组成】 板蓝根、珍珠母各 30 克，草决明、青葙子、当归各 15 克，菊花、防风、龙胆草、山栀子、生地、生大黄各 10 克，蝉蜕 6 克。

【用法】 每日 1 剂，水煎取 500 毫升，分早、晚 2 次服。药渣加水煎成 1500 毫升，滤去渣，稍凉后用，干净纱布蘸药液外敷双眼，每次约 30 分钟，每天外敷 2 次。

【临床】 此方治疗病毒性角膜炎 15 例，一般治疗 4～6 天内症状消失，视力恢复正常。

【病例】 阎×，女，61 岁。15 天前觉双目磨痛，流泪伴视物模糊，眼科诊断为病毒性角膜炎，外用病毒唑眼药水治疗无效。改服此方 1 剂后症状减轻，连用 5 剂后痊愈。

【来源】 郭瑞林，《陕西中医》。

豨莶草散治夜盲症

【组成】 豨莶草适量，猪肝（或鸡肝）15 克。

【用法】 将豨莶草焙干研细末，每天服 3 克与猪肝共蒸服。

【临床】 此方治疗夜盲症 20 余例，一般轻症服 3 次，重症服 7 次即愈。

【来源】 彭世松，《湖南中医杂志》。

车前子汤治青光眼

【组成】 车前子 60 克。

【用法】 上药加水 300 毫升，1 次煎服。

【临床】 此方治疗青光眼，有良好的疗效。

【病例】 陈××，女，39 岁。急性充血性青光眼，起病 3 天，诊见：头痛，双目胀痛，痛甚则呕吐，视物不清，伴口干、尿赤、便秘 3 天未行，舌红、苔薄黄，脉滑数；检查：巩膜充血，瞳孔散大色绿，视感满眼云雾。症属绿障，乃肝胆火热炽盛，痰湿郁于目轮。治宜清热泻火利水湿。服此方 1 剂后，小便增多，大便泻下 2 次，头痛目胀减轻，翌晨目能识人辨物。继服 2 剂后，瞳孔收缩正常，视力增加，后改用一贯煎加减善后。

【来源】 严学群，《浙江中医杂志》。

 ## 菊花猪心汤治眼底病

【组成】 菊花 30 克，猪心 1 具。

【用法】 将菊花塞入猪心内，加水适量，用文火煲熟透，吃肉喝汤，每 3 天 1 次。

【临床】 此方治疗中心性视网膜脉络膜炎多例，一般 3～5 次可愈。

【病例】 殷××，男，27 岁。以腰腿痛住医院，并伴右眼视物模糊月余。眼科诊为中心性视网膜脉络膜炎，用西药治疗 50 天无改善，后以上方服 3 次痊愈。随访至今无复发。

【来源】 钟国城，《新中医》。

 ## 睛明饮治飞蚊症

【组成】 生地、茯苓、当归、青葙子、夜明砂各 15 克，山茱萸肉 10 克。

【用法】 每日 1 剂，水煎服。

【临床】 此方治疗飞蚊症 22 例，治愈 21 例，无效 1 例。

【病例】 倪××，女，15岁。自述2年来左目视区外侧，有一黄豆大之阴影上下移动。诊见：面红目赤，溲黄秘，舌红、苔黄，脉弦有力。治宜滋肝阴、泻相火。以上方加山栀子6克，牛膝9克，大黄15克，服11剂后，阴影缩小大半，目赤消失，二便如常，舌淡、苔薄，脉缓。再以上方加枸杞子10克滋养肝肾，服10剂后病愈。

【来源】 熊德先，《湖北中医杂志》。

 ## 祛脓散治前房积脓

【组成】 玄明粉3克。

【用法】 上药烊化内服，每天1次。

【临床】 此方治疗前房积脓（黄液上冲，多为凝脂翳、瞳神紧小、外伤等并发症，属眼科急重症，甚至导致失明）有一定的效果。

【病例】 ××患者，男，15岁。角膜外伤后感染致前房积脓，液平约3毫米，曾以激素、抗生素、全身及局部用药治疗1周无效。以此方药烊化内服，每天1次。2次后前房积脓消退。

【来源】 贾万程，《浙江中医杂志》。

图书在版编目（CIP）数据

奇效中华验方 / 柳书琴主编. —上海：上海科学
技术文献出版社，2016
（中华传统医学养生丛书）
ISBN 978-7-5439-7136-3

Ⅰ.①奇⋯　Ⅱ.①柳⋯　Ⅲ.①验方—汇编
Ⅳ.①R289.5

中国版本图书馆 CIP 数据核字（2016）第 155954 号

责任编辑：张　树　王倍倍

奇效中华验方

QIXIAO ZHONGHUAYANFANG

柳书琴　主编

*

上海科学技术文献出版社出版发行

（上海市长乐路 746 号　邮政编码 200040）

全　国　新　华　书　店　经　销

四川省南方印务有限公司印刷

*

开本 700×1000　1/16　印张 20　字数 390 000
2016 年 9 月第 1 版　　2016 年 9 月第 1 次印刷
ISBN 978-7-5439-7136-3

定价：78.00 元

http://www.sstlp.com